超越瞑想
TMがよくわかる本

第四の意識がすべてを変える

マハリシ総合教育研究所 編

マハリシ出版

The TM Book : How to Enjoy the Rest Your Life
Text Copyright ©1975 Denise Denniston and Peter Mc Williams
Text Copyright ©1986,1987,1991 Denise Denniston
Illustrations Copyright ©1975,1986,1987 Barry Geller
Charts used by permission of Age of Enlightenment Press and MUM Press
Copyright in Japan ©2012 Maharishi Institute of Total Education

本書は「The TM Book」を原著に、原著者の了解を得て、一般社団法人マハリシ
総合教育研究所が日本の読者向けに再構成したものです。

「え〜、最近ちょっとTMに興味がありまして……。」

「こんにちは！　どうぞ、こちらへ。ようこそ、いらっしゃいました。」

「聞きたいことがたくさんあるのですが……、でも納得できたら、すぐにでも始めたいと思っています。
TMのやり方は簡単だと聞いたのですが、今日やり方を教えてもらえるのでしょうか？」

「TMの素晴らしさはすぐおわかりいただけると思いますが、残念ながら瞑想を学ぶには、資格を持ったTM教師からしか学べません。お近くのセンターで日程をご予約いただき、後日学んでくださいね。」

「わかりました。では、さっそく質問させていただきますが……」

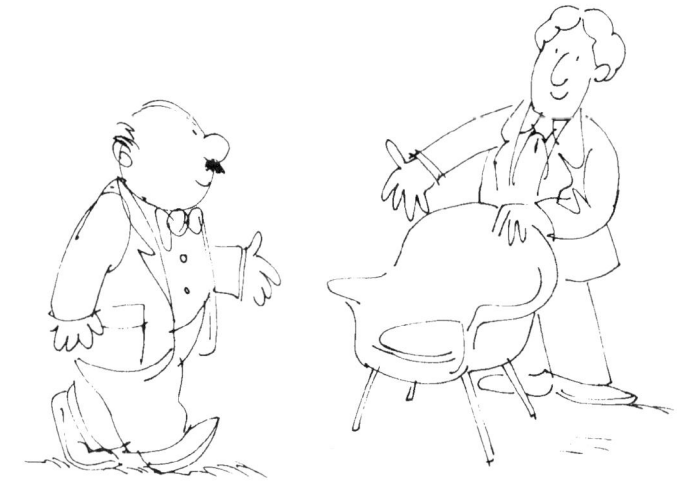

CONTENTS

日本の皆さんへ ………………………………………………………… 6
TM体験談 ………………………………………………………………… 7

I　TMってなに？

第1章　誰にでもできる完全に自然な方法 …………………………… 13
第2章　深い休息をもたらす第四の意識 ……………………………… 32
コラム　「TMとヨーガ」 ……………………………………………… 56

II　TMの効果

第3章　TMは眠れる能力を引き出す ………………………………… 61
第4章　人生からストレスを取り除く ………………………………… 88
第5章　人格を高め、自己実現する …………………………………… 149

III　TMの可能性

第6章　あらゆる問題はTMで解決される …………………………… 178
第7章　統一場に基づく理想の文明 …………………………………… 215

IV　TMを学ぶために

第8章　TMを始めるための7つのステップ ………………………… 264

日出づる国　日本の皆さんへ

　日本は日出づる国です。毎日太陽は日本から昇り、その光は世界を巡っていきます。

　日本という国は、これまで優れた情報伝達手段や電気、電子などの科学技術を世界中に提供し、人類の生活を快適なものにしてきました。

　そういった今こそ、このＴＭという意識のテクノロジーが、大いに必要となるときであると考えます。

　最近、日本の産業界の責任ある立場の人々にＴＭ運動の意義が認められるようになってきておりますが、これはとても喜ばしいかぎりです。

　日本の産業界は社会の理想的なあり方を示しているところがあります。たとえば、どの会社も一つの家族のような一体感を持っています。この一体感は人類全体へと広がらなければなりません。世界は一つの家族のようなものです。どんな人でも、苦しみや病気をなくし、テロや超大国間の対立など世界のさまざまな否定的な状況を改善したいと願っているのです。

　その意味で、日本の皆さんは世界という家族を導く光となることができる、と私は確信いたしております。やがて、世界中の人々が日本の高度な科学技術と、この意識のテクノロジーとを、本当に楽しむことができる時代がやってくることを心待ちにしております。

1987 年　インド　マハリシ・ナガールにて
ＴＭの創設者　マハリシ・マヘーシュ・ヨーギー

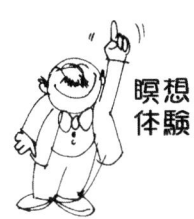
瞑想体験

　　　　　　20歳の頃にＴＭを始めて以来、世界がはっきり見えるようになりました。物事を単純に見ることができ、いろいろなことがスムーズに進むようになったのです。また、世の中で起こる出来事に対して、しなやかにかつ落ち着いて対処できるようになりました。流れに逆らうことなく、周囲の状況をよりよく把握できるようになりました。そうした感覚が、ＴＭを始めてから今日にいたるまで、ずっと続いています。

　ＴＭの効果で素晴らしいのは、疲れやストレスが取り除かれることはもちろん、自分の中にしっかりとした中心が感じられ、本来の自分を生きることができるようになったことです。自分自身にたち返り、自分の内から出てくるエネルギーの流れに沿って行動することで、最高の結果を生み出すことができます。

　私にとって、もっとも重要な優先事項がＴＭです。というのも、20分というわずかな時間をＴＭに投資することで、とても大きな見返りがあるからです。私のビジネスにおける成功は、間違いなくＴＭのおかげであると言えます。

　　　　　　● 世界最大級 投資会社 ブリッジウォーター・アソシエイツ社 創業者・CEO　**レイ・ダリオ**

　ケンブリッジ大学在学中にＴＭを始めましたが、政治家として仕事を始めてから、それがとても助けになることに気づきました。ＴＭは日常生活のストレスに対処するための素晴らしい方法です。

　　　　　　● 英国副首相　自由民主党党首　**ニック・クレッグ**

　私は、毎日２回ＴＭをしており、超越瞑想の熱心なファンです。現在までほぼ40年間続けてきました。計算してみると、私の人生の半分です。

　ＴＭの効果は素晴らしく、特に仕事をしているときに実感します。ＴＭは、他に依存することなく、自分で自分を支えることに役立っています。

　また、どんな職業にもストレスはつきものですが、ＴＭはストレスを克服するためのとてもよい方法だと思います。ＴＭについては充分な研究が行われており、これらストレスに対する効果も含めて、すべての人に役立つことが示されています。

　ＴＭは誰もが実践でき、人生全般において使える素晴らしい方法です。そうでなければ、私もこれだけの年月実践することはなかったでしょう。

　　　　　　● 映画監督、俳優　**クリント・イーストウッド**

瞑想の実践が良いことは、親孝行が良いのと同じことだと思っています。すぐに何か変化があるとか、何か良いことがあるとか、そういうことは期待していません。それでも、TMを始めてからの従業員の意識は本当に変わりました。従業員が心の底から自分たちの幸福を願い、自分の幸福の根源が何であるかを自覚し、自ら欲して行動するような動きが出て来たのです。

　従業員が瞑想で気持ちが充実して楽しくなってくると、私も気分が良くなりますから、やはり、やさしい顔をするようになります。それでまた、従業員も元気づいてくるという好循環が始まります。TMがもたらす調和的相乗効果にはすばらしいものがあると思います。

　　　　　　　●Mランド（MDS）代表取締役会長　**小河二郎**（TM歴23年）

　会社の社長をしていると、判断を間違えることによって多くのお客様や従業員に影響を与えてしまう、というストレスが常にあります。自分自身を重要な決断ができるような状態に常に保つために、TMは不可欠なのではないかと思います。瞑想をすることによって正常な意識を常に保ち続け、物事の本質がはっきり見えるというのは、たいへん重要なことです。そして行動に迷いがなくなるので、無駄な行動も心のストレスもずっと減少しました。

　瞑想を始めてから何がどういう風に良くなった、というよりも、生活全体が非常に落ち着きを増しました。心のなかにいつも静かな部分があるのだけれど、同時にエネルギーに満ちている、ということを非常に強く感じます。気持ちよく、楽しく日常を送っていることは間違いありません。

　　　　　　　●I-Oウェルス・アドバイザーズ株式会社代表取締役社長　**岡本和久**（TM歴16年）

　TMで人間の深い可能性、この先どんどん成長していけるということを身を持って感じたので、どんなことに陥っても動じないような強さを得たように思います。扉がどんどん開いていって、周りの壁がなくなって、今まで狭い考えしかできなかった自分が、広い視野の中にいて、どこでも手が延びる感じがするんです。

　どんなルートを選んでも、間違った道で踏み外す心配がないという、人生の基盤での安らぎと安心感。これは日常生活すべてにおいてもっとも心に強く影響している効果であって、何かお金が入ってきたとか、宝くじに当たったとか、そういった相対的な効果をはるかに超えた、生命としての一番大切な宝をもらったというのが、自分にとっての最大のTM効果だと思います。

　　　　　　　●漫画家　**万乗大智**（TM歴28年）

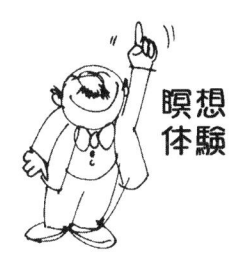

あまり現世利益を謳うようなことはさけたいですが、しかし、実際に、仕事上でもプライベートでも、願望成就が早くなり、本当に自分がしたかったことがどんどん実現しています。利益も確実にあがっています。

毎日２回、こころのスイッチを切って、純粋意識と呼ばれるものに触れているからだと思います。こう、大いなる自然の源にタッチして、エネルギーチャージして、戻ってきている感じです。

大企業の経営者たちがこのTM瞑想を実践し、会社にも導入されたということですが、体験してみて、とてもうなずけます。

集中力が増して、自分の力が発揮できるようになったことはもちろん、人間関係もびっくりするほど良好になり、スムーズに、穏やかに、楽しくなっているからです。（会社勤めなどで、最も疲れるのって、人間関係だったりしますからね！）

わたしが経営者だったら、社員のひとたちに、ぜひ瞑想を習ってもらいたいと思うと思います。だって、みんなのしあわせ度がアップして、仕事の効率もよくなったら、いうことありませんものね。

――MYLOHAS より

● マーマーマガジン編集長　**服部みれい**（TM歴5年）

勝つか負けるかで評価が決まる勝負の世界。その中で私は、勝てば陽気、負けるとヒステリーを起こす、ジェットコースターのような日々を送っていました。大事な対局で勝ちたいと思えば思う程、自分でミスして勝手に負けてしまう……。そんな時にTMと出会いました。

TMを始めると、自分の中に絶対的な基盤ができたという安心感からか、いつも同じ安定した気持ちで碁盤に向かえるようになったのです。対局中は、結果のことを考えず、一手一手に集中できるようになりました。そうすると、突然のひらめきがやってきたり、相手の考えがパッと浮かんだりすることもあるのです。

また、不思議なことに、相手がミスをし、自然に勝ってしまうことも増えています。その結果、勝率は断然良くなりました。もうTMは、やめられません。

● 囲碁棋士 六段 女流名人四期　**小山栄美**（TM歴17年）

I

TMってなに？

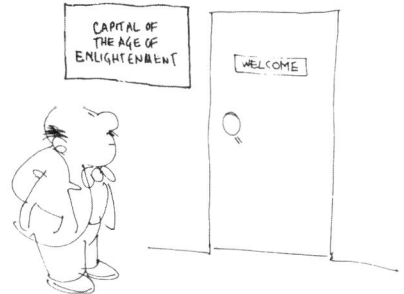

第1章
誰にでもできる完全に自然な方法

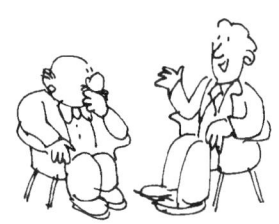

　最近、いろんな学校でTMを取り入れているとか、ストレス対策や社員教育などに利用されているとよく耳にするのですが、いったいどういうものなのですか？
＝TMは、1958年、マハリシ・マヘーシュ・ヨーギーによって紹介されて以来、世界中で行われるようになった瞑想法です。始まりはインドでしたが、翌1959年には米国に渡り、その簡単で自然なやり方、現代人のかかえるいろいろな問題にまさにうってつけの方法だったところから、またたく間に、ヨーロッパやアジアなど世界中に広まりました。現在140カ国、500万人以上の人々が行っています。
　TMは、トランセンデンタル・メディテーション（Transcendental Meditation）の略で、日本では「超越瞑想」、「TM瞑想」、あるいは「TMテクニック」と呼ばれています。
　この方法に関しては、これまで600を上回る研究論文が発表されており、その効果の科学的裏付けはよく知られているところです。

その先駆的な研究として、たとえば、米国のロバート・キース・ワレス博士の1970年の研究があります。この研究では、ＴＭが心と体にどのような効果を及ぼすかが論じられましたが、そのさまざまな生理学的測定の中で、睡眠と比較してＴＭ中の方が、新陳代謝率が大幅に減少することが確認され、この短時間に得られる深い休息状態は、大いに注目されるところとなったのです。

　ここで特筆に値するのは、この深い休息状態にも関わらず、心がはっきり目覚めているということです。これは睡眠中に意識がなくなることとは明らかに違った状態であり、ワレス博士はこの独特の状態を「安らぎの鋭敏さ（restful alertness）」と呼びました。

　その後、ＴＭに関する数多くの研究が行われてきましたが、その結果は科学雑誌や新聞などを通じて、大いに人々の関心を集めました。こういった科学的研究は、ＴＭがストレスや緊張、不安を取り除いて、豊かな心を養い、完全な健康を実現していくうえで極めて有効であることを明らかにしてくれました。これによって長い歴史の中で「人生は苦である」と言われてきたことが、マハリシが語るように「人生は楽しむべきもの」へと転換できるようになったと言えましょう。

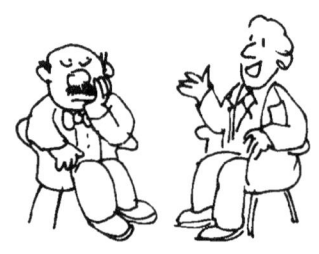

第1章　誰にでもできる完全に自然な方法

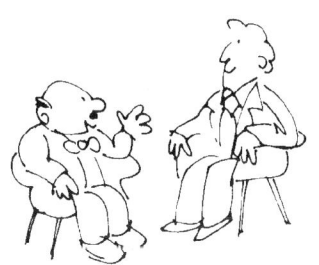

何だか夢みたいなお話ですね。
＝これは、今や時代の最先端とも言えるものです。初めは夢みたいに思えるかもしれませんが、そのうちそれが当たり前になっていくことでしょう。
　たとえば、ペストとか天然痘といった病気がありますが、ほんの少し前、こういった病気が当たり前と思われていたこともありました。ワクチンが発見されるまでは、まさかそれがなくなるとは誰も思っていなかったはずですが、現在は一部の地域を除いてお目にかかることはまずありません。

　ＴＭはとても実際的な方法です。心と体に深い休息を与えて、疲労や緊張を取り除き、より安定した心、より明晰な頭脳を養っていく、ということが科学的にも証明されています。ＴＭはまさに科学における偉大な発見であり、人生から苦しみを取り除くことができるものです。これからいろいろな科学的データを挙げながら、順次お話ししていきますので、そのことが段々ハッキリしてくると思います。

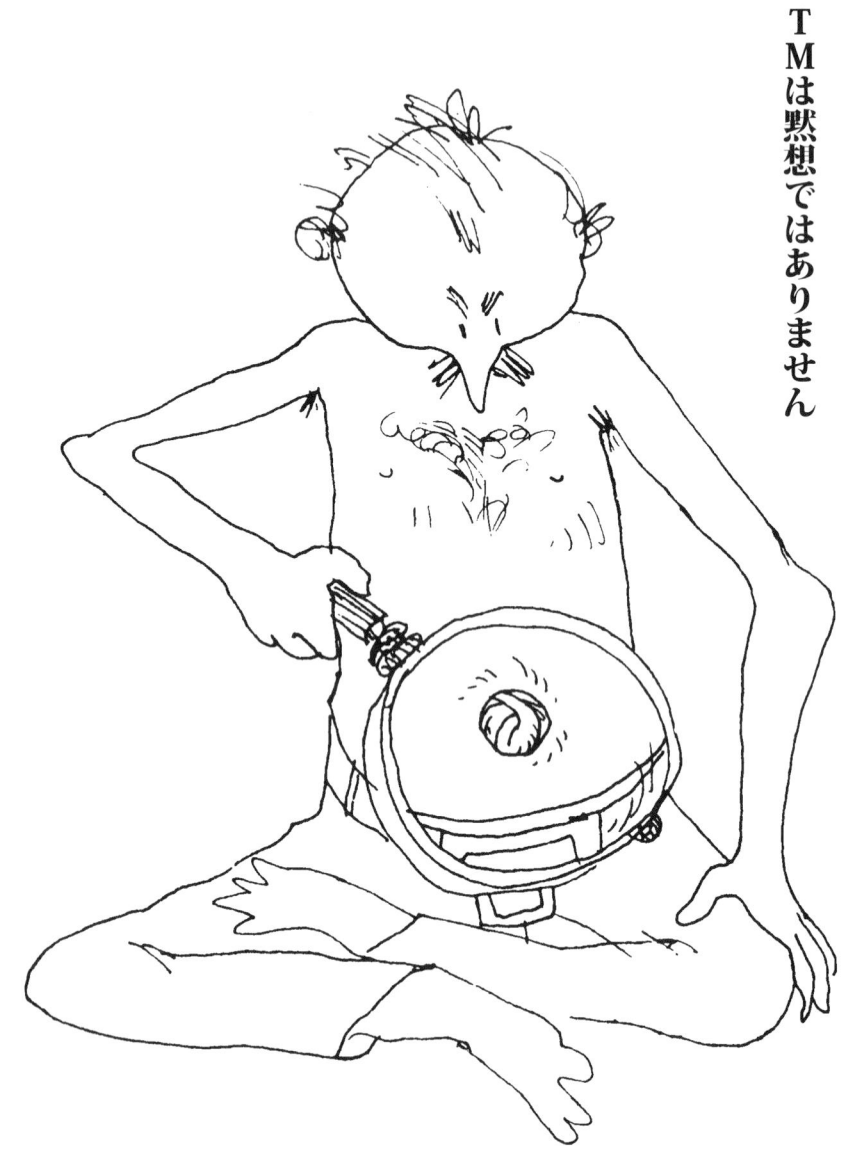

TMは黙想ではありません

第1章　誰にでもできる完全に自然な方法

　何だか今まで考えていたのと違いますね。無念無想とか、雑念を払って心を空っぽにするとか、神秘的で難しそうなイメージがあったんですが……。
＝それは難しそうですね。「瞑想」とか「超越」といった言葉がずいぶん誤解を生み出してきたようです。それでは、あなたがイメージしている「瞑想」でけっこうですから、疑問点を挙げてみていただけませんか。

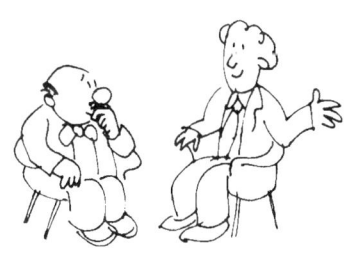

　瞑想というと、目を閉じて、ただジーッとしている感じでしょうか？
＝一般的に「瞑想」というとそう思う人が多いかもしれません。黙って座っているのは、「黙想」と呼ばれます。やり方としては黙って目を閉じているとか、静かに物思いにふけるというものがあります。また、その中で何か一つのこと（哲学的問題や人生論など）を突き詰めて考える方法、あるいは特定の方向づけをせずに、次から次へと考えを追いかけていくというやり方もあります。
　けれども、それがどんな考えであろうと、どこまでいっても考えは考えでしかありません。いずれも心の表面的な活動にすぎないのです。ＴＭではもっと内側の微妙な状態を経験していきます。

17

集中する必要はありません

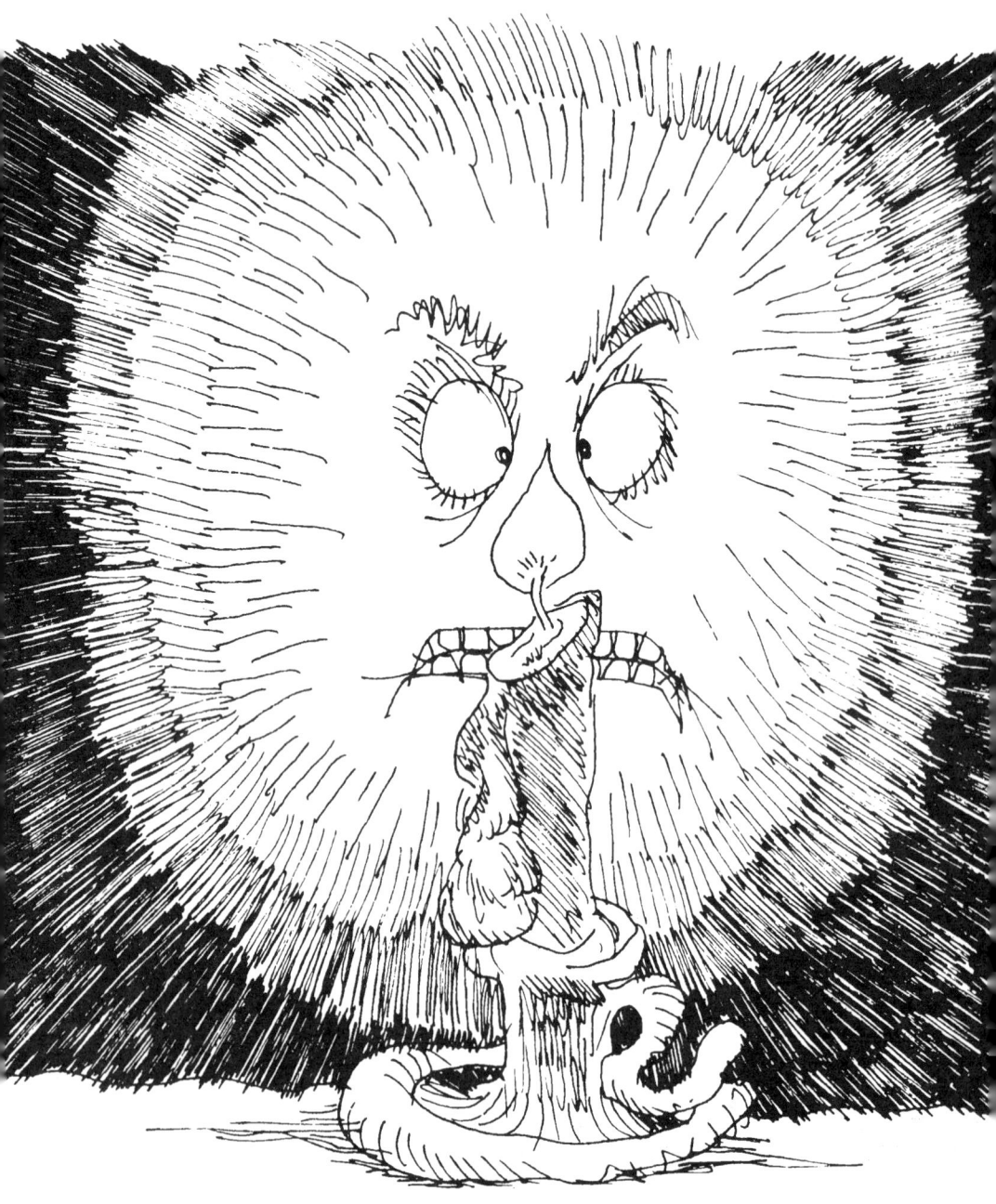

そういえば、よく精神統一といいますね。心を集中させるのはなかなか大変ではありませんか？
＝いえいえ、ＴＭではそのようなことをする必要はありません。心を一生懸命何かに集中させようというやり方は集中法と呼ばれ、これも一つの方法として知られていますが、かなり努力を要する方法です。

　ろうそくをじっと見つめたりする方法ですね。
＝ええ、ろうそくを使ったり、あるいは頭の中で一つのことを念じたりというのもありますね。

　実は一度、ろうそくで試してみたことがあるんです。一時間ぐらいがんばってみようと思ったのですが、じきに頭が痛くなりました。
＝それが普通です。そういった努力をしたり緊張したりしても、単に疲れを生み出すばかりで、かえって自然な効果を妨げてしまいます。

　ＴＭでは集中しなくてもよいのですか？
＝集中はまったく必要ありません。

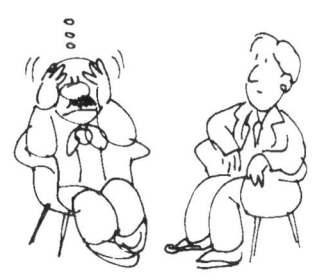

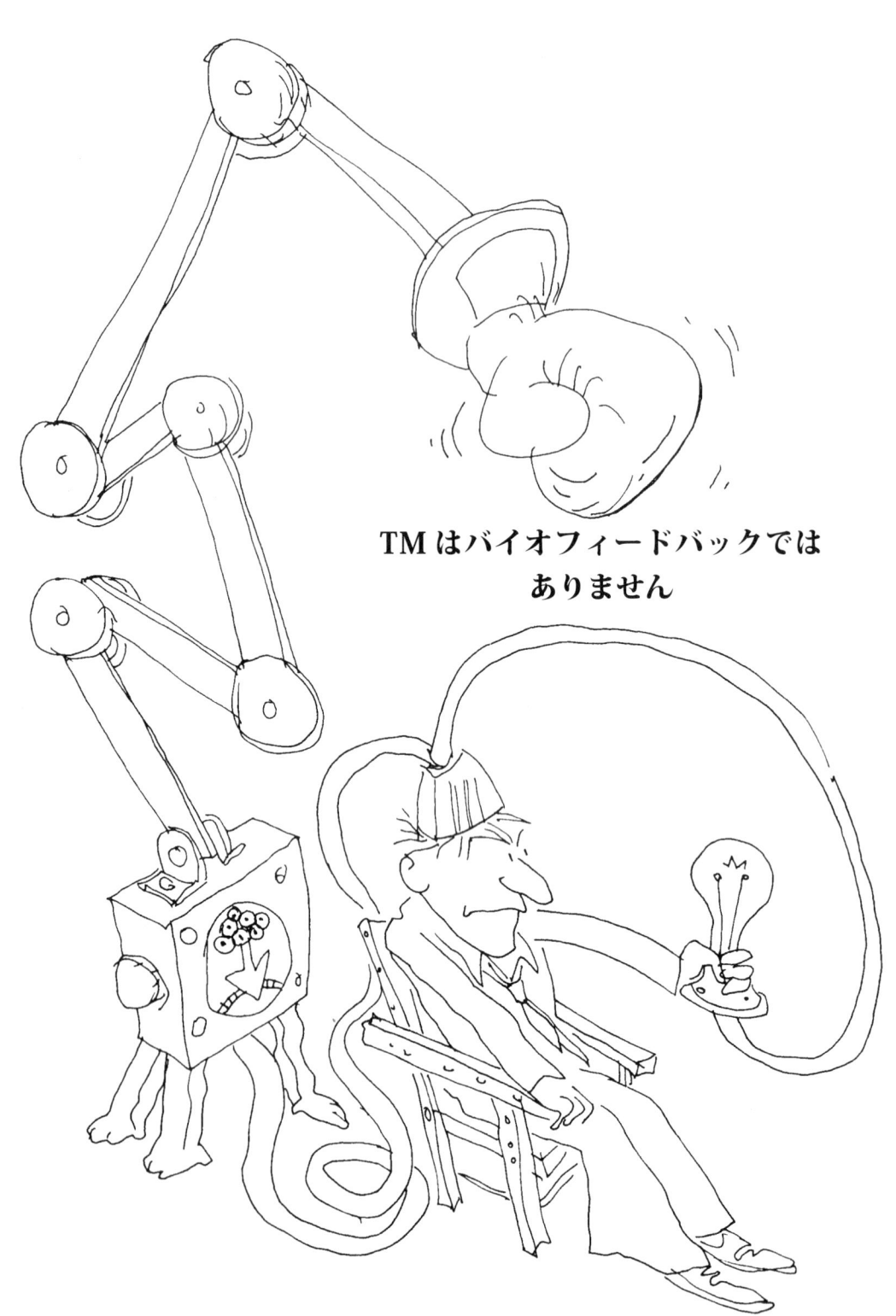

TMはバイオフィードバックでは
ありません

第1章　誰にでもできる完全に自然な方法

ＴＭはバイオ・フィードバックとは違うのですか？
＝まったく違うものです。
　バイオ・フィードバックという方法は、普通、意識的にコントロールできない身体の機能のある部分、たとえば、心拍数とか、血液の循環とか、脳の活動などを、意識的にコントロールしてみようという方法で、その部分の活動を光や音に置き換え、被験者は自分の身体がどういう状態になっているのかを知ります。
　そこで、その光や音を目安に自分の生理状態をコントロールすることを学ぶわけです。代表的なものに、アルファ波（脳波の一つ）を目安にしたものがあります。

　ここで、ＴＭとバイオ・フィードバックとの大きな違いがあります。
　一つは、ＴＭは、まったく努力を要しない無理のないものであるという点です。ＴＭ中に起こるいろいろな変化は、すべて自動的に自然に起こりますから、バイオ・フィードバックのように、特定の変化を生み出すために意識的にコントロールしたり、努力したりする必要はまったくありません。
　ＴＭ中の心と身体の変化は、私たちの意志とは無関係に生じます。

　もう一つ、これは大切なことですが、ＴＭはたとえばアルファ波の増加などという一つの特定の変化だけではなく、もっとたくさん、全体的な変化を生み出すという点です。ＴＭ中に心と身体は、鋭敏に目覚めた状態を伴った深い安らぎを自然に体験していきますが、これは、脳波も含めて、広範囲にわたる生理的反応として現われてきます。

ＴＭ中に見られる脳波はアルファ波だけではなく、心も、身体も、情緒も、あらゆる面での機能改善を示す独特の状態を反映しており、それが「安らぎの鋭敏さ」（P49参照）と呼ばれる状態なのです。しかも、これらは、完全にバランスのとれた変化として示されます。

アルファ波が出ればよいというものではないのですね。
＝アルファ波というのは、脳波の中の8Hz（ヘルツ）から12Hzのものを指します。これまでのいくつかの研究によって、瞑想中の落ち着きや主観的な心地良さと関連づけられてきました。そのためにバイオ・フィードバックなどいくつかの方法で、アルファ波を意図的にもっと生み出す訓練をしようというやり方が考えられたのです。

　しかし、心が安らいでいる結果としてアルファ波が出てくるからといって、アルファ波が必ずしも安らぎを生み出すとは限りません。
　逆は真ならず、ということです。

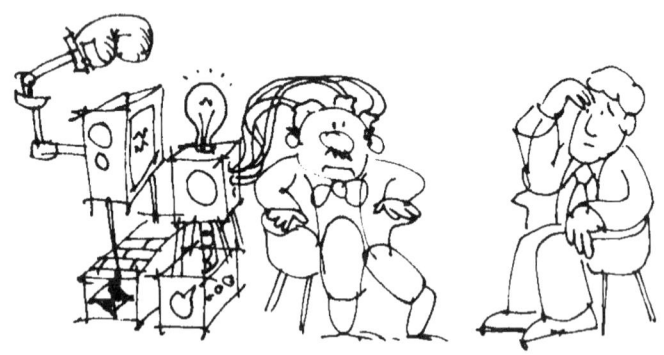

第1章　誰にでもできる完全に自然な方法

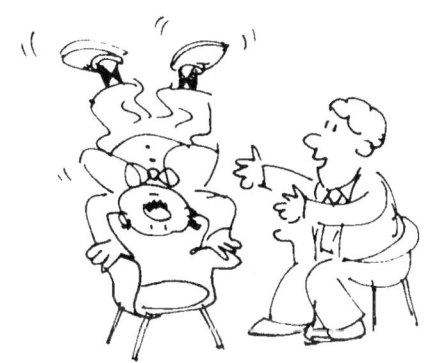

ＴＭはヨーガと関係がありますか？

＝はい。「ヨーガ」はサンスクリット語で「統合」（心と身体と行動との完全な結合、個人と宇宙との統合、絶対と相対との統合など）を意味します。ヨーガには、この「統合」というゴールを達成するために、いろいろな方法があります。

　一般的には、さまざまな体位を練習するハタ・ヨーガ、いわゆるヨーガ体操が広まっていますが、これは身体の面からアプローチする方法です。

　それに対して、ＴＭは心の面からアプローチする方法と言えます。ＴＭの大きく優れている点は、私たちの心と身体の機能を根本的なところから改善し、心と身体の完全な統合、完全で自然な生命の統合を速やかにもたらしてくれることです。しかも努力をまったく必要とせず、快適にできます。

　ニューヨークからロスへ旅行するとしましょう。歩いても行けるし、自転車でも、自動車でも行けます。その中でＴＭは、ジェット機の、しかもファーストクラスで旅行するようなものです。つまり、ＴＭは一番速くて、快適にヨーガのゴールである「統合」を達成する、簡単で自然な精神的テクニックなのです。

（P56「ＴＭとヨーガ」参照）

瞑想というと何か宗教的な感じがするのですが、ＴＭは宗教とは関係ないのですか？

＝ＴＭは宗教ではありません。これは意識を扱うテクニックであり、いわば人間の自己実現を促す方法なのです。ＴＭにはこれまでの何百という科学的データによる裏付けと理論体系があり、何かわけのわからない力に頼るとか、神秘的なことをするわけではありません。

また、ＴＭには宗教的教義も礼拝もありませんから、どんな仕事に携わっていようと、どんな宗教をもっていようと、ＴＭをすることの妨げにはなりません。

ＴＭはどんな宗教とも矛盾しないのですか？

＝もちろんです。実際、さまざまな宗教において、それを信仰する人たちがＴＭを学んでいます。むしろ、ＴＭの実践によって認識力や理解力、さらに純粋な心が養われていきますので、それぞれの宗教に対する理解がもっと深まっていくはずです。僧侶の方とか牧師さんなど、さまざまな宗教家の方々が実践し推奨しています。

最近、ある日本人僧侶によって、スリランカとタイの4000名以上の僧侶がＴＭを始めたという例もあります。

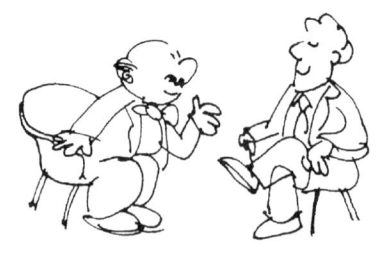

第1章　誰にでもできる完全に自然な方法

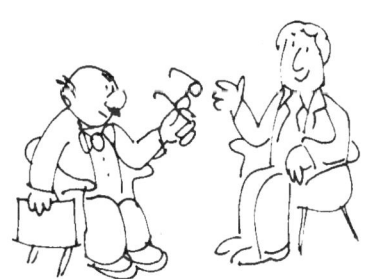

神秘的な感じもします。山にこもるとか、隠遁生活をするとか……。
＝ＴＭは日常的な活動を支えるためにします。人間の活動は自らを高めていく上でとても大切なものです。現実の生活から逃げる必要はありません。心と身体を整えて、さらに豊かな生活を築いていくためにこそＴＭを行うのです。

では別に、禁欲生活をするとか、肉を食べないようにするといったことは必要ないのですね。
＝生活や習慣を変える必要はありません。

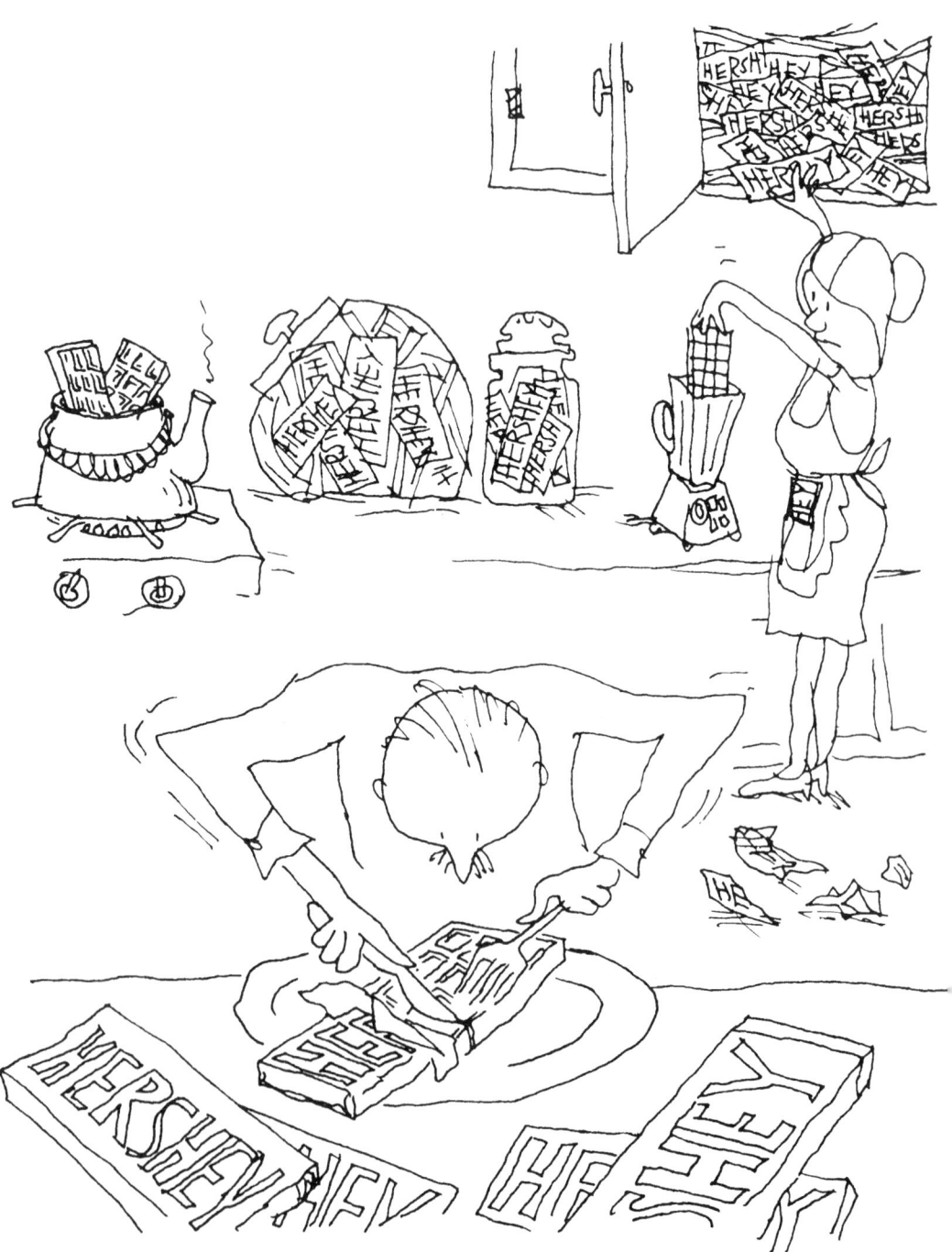

第1章　誰にでもできる完全に自然な方法

じゃあ、特大のハンバーガーを食べてもかまいませんね。
＝何でも食べたいものを食べてください。

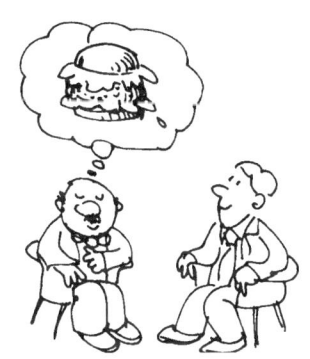

お酒やたばこはどうですか？
＝無理にやめようとする必要はありません。私たちの心と身体が内側から整えられてくるにしたがって、何が自然で何が不自然かを感じられるようになっていくでしょう。実際、TMを実践している人たちの間で、お酒やたばこの量が減ってくる、あるいは完全にやめてしまったという体験は多いようです。

TMをするときは、信じてやったほうが効果があるのでしょうね。
＝いいえ。その必要はありません。

自然で、信じる必要もありません

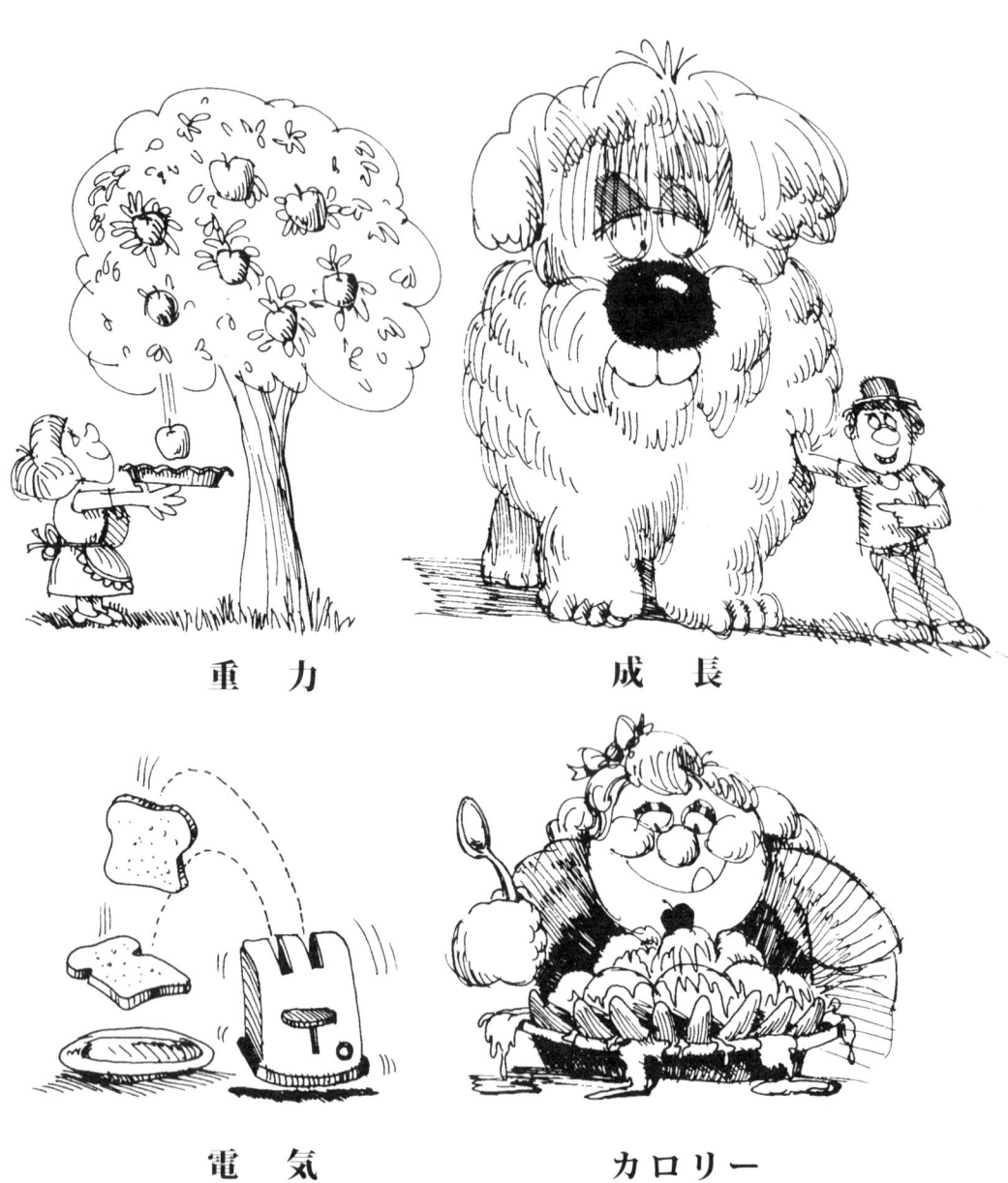

でも、疑問に思いながらやるよりは、信じてやったほうが効果が出るのではありませんか？
＝信じることと効果は関係ありません。

なぜでしょうか？
＝それというのも、ＴＭは完全に自然な方法だからです。

自然な方法？
＝心には、より魅力あるものに魅かれていくという自然な傾向があります。また身体には、ストレスを取り除き、生理機能のバランスを維持しようとする自然な傾向があります。ＴＭはこの二つの自然な傾向に基づいた方法なのです。

　それはたとえば、重力と同じようなものです。別にニュートンの重力の法則を知らなくても、あるいは信じなくても、そこに重力は働いています。ボールを投げれば、きちんと重力の法則に従って落ちてくるでしょうし、それを信じているからといって速く落ちてくるものでもありません。自然な働きとその知的な理解とはまったく別のものです。信じる信じないに関わらず、重力は働きます。

　同様に、ＴＭは自然法則にかなったものであり、自然で、自動的で、努力の要らない方法です。ＴＭの背景にある知的な原理を理解しているいないに関わらず、当然、それはすべての人に同じように役立ちます。

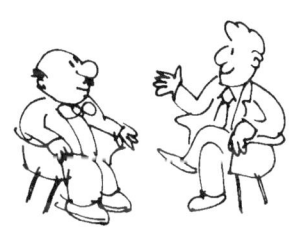

TMは、ランニング、ジョギング、競歩、夕方の散歩、ボディビル、エアロビクス、魚釣り、木かげに座る、音楽を聴く、ビタミンをとる、セーターを編む、うたた寝をする、チョコレートを食べる、断食をする、本を読む、ニュースをみる、パンを焼く、植物に水をやる、絵を描く、心地良い思いにふける、などなど……ではありません。

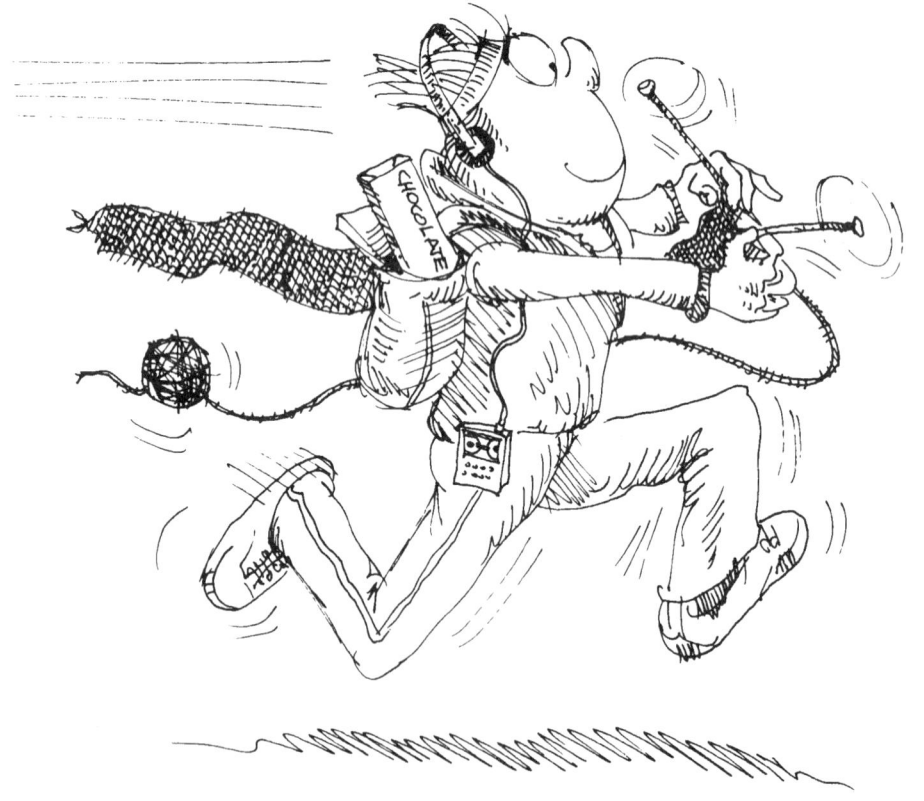

簡単で、自然で……、ＴＭって何だかすごく気楽にできるもののようですね。
＝ええ、本当に気楽に、毎日の日課の一つに取り入れてもらえればよいのです。あまり堅苦しく考える必要はありません。ランニングやジョギングや魚釣り、本を読んだり、チョコレートを食べたり、誰も難しく考えてやってる人などいません。

　ＴＭも同じようなものです。気楽にできます。

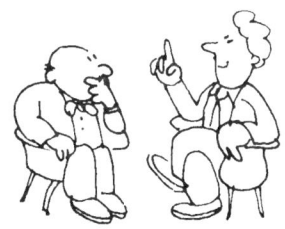

ＴＭが他のものと違った、かなりユニークなものであることがわかってきました。結局、生活の中で楽にできるということですね。私の生活はまったく変化なしに従来どおり続けられるわけですね。
＝強いられた変化なしに、ということです。人生というものは常に変化しています。ましてや、ＴＭはさらにめざましい成長と進歩を促しますから、どんな人であっても、もっと豊かで、実りと喜びのある方向へと変化し続けていくことでしょう。

　ただし、自分自身の成長を最終的に決めるのは自分である、ということも忘れないでください。途中の一歩一歩があなたの決断と責任にかかっているのです。

第2章
深い休息をもたらす第四の意識

　　ＴＭは実際にどのようにするのですか？
＝まず楽に座ります。姿勢は楽であれば、どんな形でもかまいません。椅子であっても、床の上であっても、足を伸ばしても足を組んでもかまいません。そうして眼を閉じます。

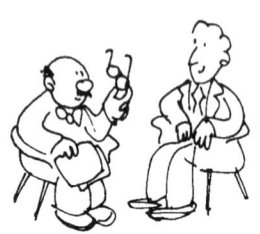

　　眼を閉じて、心の中でなにかが成功することを思うのですか？
＝いいえ、そんなことはしません。

第2章　深い休息をもたらす第四の意識

　では何をするのですか？
＝「ある特定のキーワード（言葉）」を心の中で適切に用います。すると、これまであなたが感じたことがなかったような、深い安らぎとエネルギーに満ちた状態を経験します。これを純粋意識または超越意識と呼んでいます。

　純粋意識？　超越意識？　それは何ですか？
＝その意識状態では、心は無限の静けさの中にありますが、意識は完全にはっきり目覚めています。クリスタルのように透明で純粋な意識の状態です。この意識のとき、脳は最も秩序立ち、体はとても深く安らぐことが科学的に明らかにされています。

　前に禅を研究している友人から似たような話を聞いたことがあります。「無の境地」とか言っていましたが同じものでしょうか？
＝はい、同じものだと言えるでしょう。純粋意識の状態は禅だけでなく、昔から多くの賢人、哲学者によって、すべてのものの究極、万物の源であり、人がこの意識の純粋なレベルに気づけば、永遠の平安と無限の知恵の宝庫を手にしたことになる、と強調されてきたものです。

　しかし、純粋意識という境地を体験することは、普通の人には大変難しいことだと聞いていますが。
＝いいえ、簡単です。誰でもＴＭを習ったその日から経験できます。

　ほう、ＴＭを習ったその日からですか？　ではＴＭとはどういうものなのか、じっくりうかがうことにしましょう。
＝まず大まかなところからお話しして、それから一つ一つポイントを挙げて説明していきましょう。

一言でいうと、ＴＭは、考えるという心の活動のプロセスを逆にたどるというやり方をします。つまり心は、考えのはっきりした意識のレベルから、より微妙で繊細なレベルへと向かっていきます。そしてさらに、その思考の領域をも超越して、思考の源泉、想念の源にまで達します。そのとき私たちは心の活動が停止した純粋な意識を体験します。ＴＭは、その純粋意識を努力することなく体験するための、自然な方法です。

　ただし、ＴＭは実際に体験するためのものであって、あれこれ理屈を並べたり、考えたりするものではありませんから、そのことは念頭に入れておいてください。どんなことでもそうですが、実際の体験を口で言ったり、言葉で定義付けたりするのは容易なことではありません。

　たとえば、私が一生懸命「いちご」について事細かに説明したとしても、あなたがそれを食べたことがなければ「いちご」を理解することは難しいでしょう。いくら説明しても、それはどこまでも抽象的なもので終ってしまいます。必要なことは、実際に「いちご」を目にし、触れ、味わうことです。これが生き生きとした具体的な体験というものです。

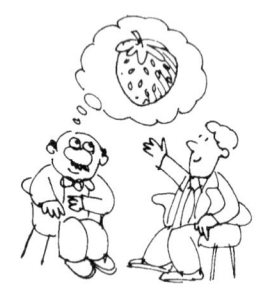

想念の源というのがよくわからないのですが。
＝これまで、考えや想念がどのようにして心に浮かんでくるか考えたことがありますか。

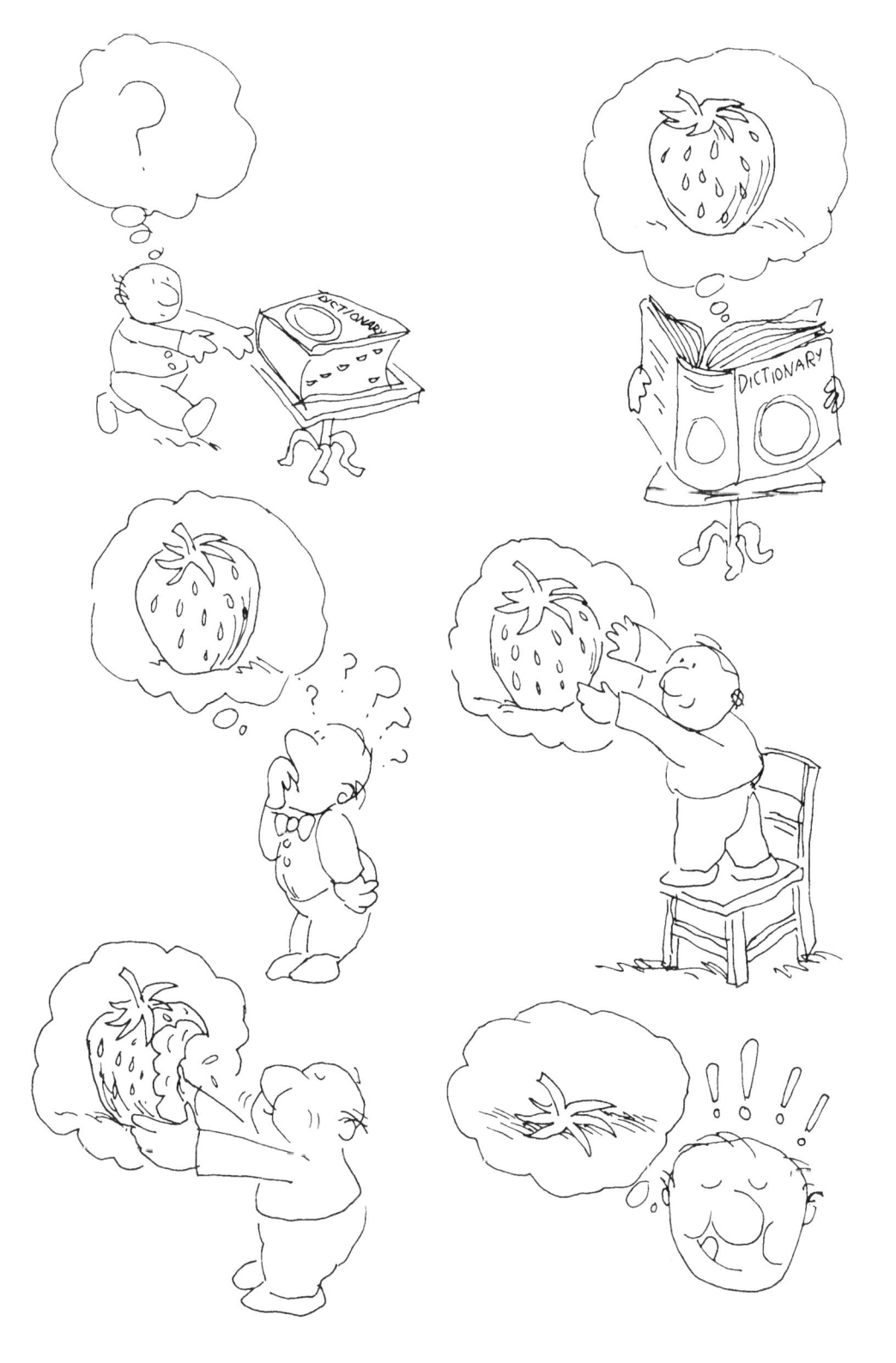

考えたこともありませんね。
＝ちょっと考えてみてください。初めから完全な形ではっきり心に浮かんでくるのか、それとも、はっきりする前にもっと抽象的で微妙な心のレベルを経てきているのか。心のどこか深いところから湧いてくるような気はしませんか。

そうですね。確かに最初からそこにあるわけではありませんね。どこか心の内側から生まれてくるような気はします。
＝そうです。想念は私たちの心の内側のどこかから浮かんでくるようです。実は、想念はすべて単一の源から出てきます。そしてその源が、心のもっとも深いレベルにある純粋なエネルギーの場なのです。

ちょっと抽象的ですね。
＝ええ、でももう少し話を聞いてください。そうすれば想念の源がどんなものかつかんでいただけるでしょう。

　一つひとつの考え、想念というものには、それぞれ意味や一定の方向性があります。馬鹿げた想念であろうと、夢の中の想念であろうと、何らかの意味をなしています。つまり、私たちはそれを視覚的な場面として、あるいは感情として、または一つの観念として認識するわけです。これは各々の想念がある種の知的目的や方向性を持っていることを意味します。私たちはでたらめに考えているわけではありません。これは想念自体に知性が含まれているためです。
　ということは、ここで想念の源について一つのことが言えるでしょう。それは、想念の源とは創造的であり、知性にあふれている場であるに違いないということです。私たちが日常生活で示す知性というものは、どんな些細なものであっても、想念に含まれる知性を反映しています。

　また、私たちは毎日何千という考えを体験していますね。想念は後から後から湧いてきます。ですから、これは尽きることのない無限のエネルギーの源から湧いて

くるに違いありません。

　想念の源は、私たちの生活に表れる何百万という個々の創造性、知性、エネルギーの源泉なのです。

中には、それほど知性を発揮しているとは思えない人もいるようですが……。
＝ええ、でも私たちは皆いろいろな行動を通して、それぞれの程度に応じた知性を示そうとしているのです。ここにＴＭの価値があります。誰でも、何をするのであれ、最大限の知性を発揮したいと願っています。私たちの活動の基盤は思考にあります。活動は物事を達成するためにあります。その達成が私たちに満足感を与えてくれるのです。

もう少し具体的になりませんか？
＝ではもっと違う見方をしてみましょう。物理学によると、この宇宙に存在するものはすべて、さまざまなエネルギーの層から成り立っていると言われています。物質も単なるエネルギーの一形態であり、アインシュタインはそれを $E=mc^2$ という方程式で表しました。また植物の成長から惑星の動きに至るまで、天地万物には整然とした秩序、計り知れない英知がそこに働いていることがわかります。想念もまた存在するものの一つですから、同じようにエネルギーの現れと見ることができます。天地万物のもとにある同じ創造的知性とエネルギーの場に、その源と基盤をもっていると言えるのです。

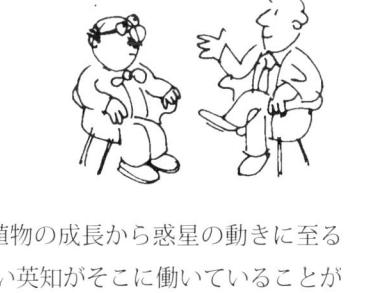

　最近の物理学では、宇宙万物を支配しているさまざまな自然法則をまとめる、統一場というものが明らかにされつつあります。この統一場は、エネルギーも、物質も、そして宇宙を維持しているすべての秩序性も、そこからやってくると言われています。この統一場が、そのエネルギーと創造的知性の源泉ということになるでしょう。

それとＴＭにはどのような関係があるのですか？
＝ＴＭを規則的に行うことによって、そのエネルギーと知性を日常生活で活用し、楽しむことができるようになります。知性とエネルギーの源に触れるのですから、私たちはもっともっと知的に、もっともっと活発になっていくはずです。さらに、創造性の源でもありますから、私たちはもっと創造的にもなります。

　ＴＭは考えの基盤、心の根底にあるこの純粋な創造性と知性の源に触れるための方法であり、豊かな心を養い、実りある行動を育て、充実した生活を築いていくための方法なのです。

なかなか難しいお話ですね。
＝難しく聞こえるかもしれませんが、実際にすることはちっとも難しくありません。これは完全に自然なものです。純粋な創造的知性のこの場に接することがとても楽しいということは、実際にやってみればきっとわかります。誰でも、楽しいもの、心地よいものに魅かれていきます。仲の良い友だち、音楽……。心はいつでも喜びを与えてくれるものを自動的に選びます。喜ばしいものに魅かれていくのは自然なことですから。

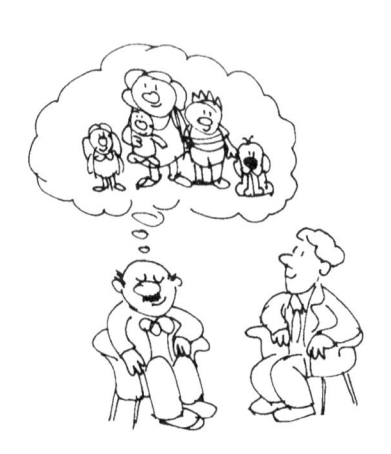

TMは自然です

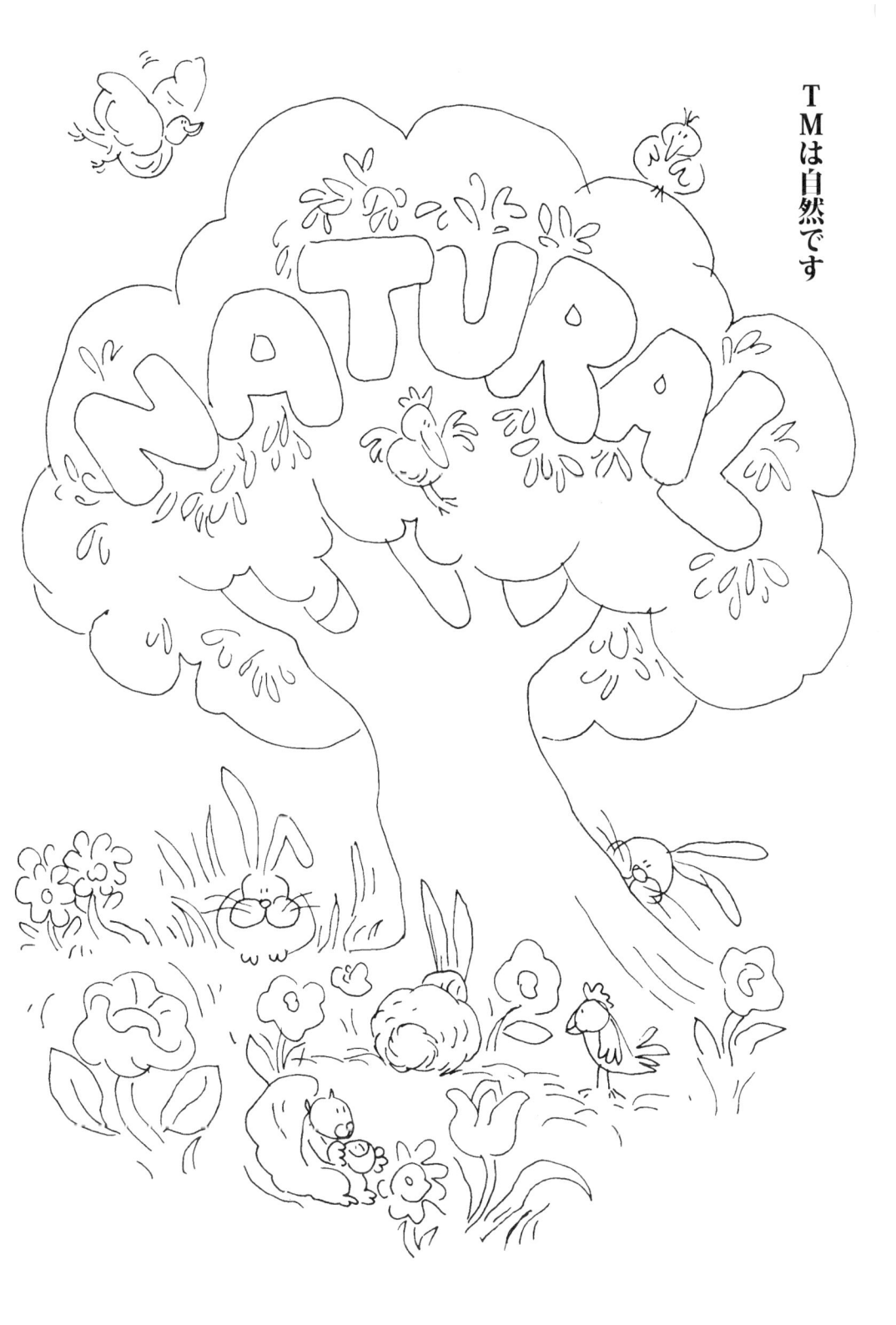

心は自然に魅かれていく？

＝そうです。もっともっと喜びたいという心の自然な性質です。これも前に説明しましたが、純粋意識の場というのは、あらゆるエネルギーと知性の源です。当然そこはとても魅力的なところですから、心は自然にそこに魅かれていきます。私たちに必要なのは、その方向へ心が正しく向かうよう、きっかけを作ってあげることです。

そのきっかけを作るのがマントラと呼ばれる、一つの簡単な言葉です。それぞれの人に適したマントラがきちんと選ばれ、それを正しく使うことで、心は自動的に純粋意識へ向かってスタートします。そして、純粋意識に近づけば近づくほどエネルギーと喜びは増してきますから、心は自動的に加速されて、まったく努力なく純粋意識に向かいます。

マントラとはいったい何ですか？

＝「マントラ」は、ある意味のない簡単な言葉、あるいは音といったもので、正しい使い方をすることによって、精神、肉体、環境とあらゆる面に効果を作り出すことがわかっています。ＴＭで使われる「マントラ」は、数千年も昔から純粋に維持され、その素晴らしい効果が実証されてきました。人を超越の体験へ、純粋意識の体験へと導く、たいへん価値のあるものです。

そして、知識の純粋性を維持するために、伝統的な方法で教えられています。

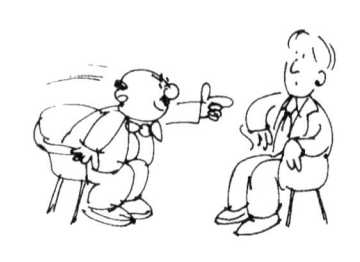

第2章　深い休息をもたらす第四の意識

ＴＭをしている友人は、自分のマントラがどんな音で、それをどのように使っているのかということについて話してくれません。何か秘密があるのですか？
＝そうですね。マントラはある特定の音の組み合わせで、マントラとその使い方は、たいへんデリケートなものです。そのために、ＴＭ教師がマンツーマンで指導します。そして生徒は、自分のマントラがどのようなもので、どのように使うのかということを、他の人に口外しないことになっています。

というのも、もし他の人のマントラや使い方を聞いてしまうと、それが先入観となって無邪気なＴＭの体験ができません。それだけでなく、心の技術は微妙なレベルで影響を受けやすいので、ＴＭ教師以外からの余計な情報によって、ＴＭの実践が混乱したり、効果が損なわれたりしてしまう恐れがあるからです。

東洋では、伝統のある芸術や技術の一番大切な部分は口外しません。師匠からその弟子へ、あるいは親から子へと、直接口伝で伝えました。ＴＭも同じです。それによって、一番大切な効果を、あるいはその奥義を確実に保持してこれたのです。

しかしＴＭが本当によいものなら、マントラのリストと使い方を本にして出版すれば、もっと多くの人がＴＭを始めるのではありませんか？
＝ええ、そうかもしれません。しかし、そのようにできないのにはいくつかの理由があります。

まず、その人が正しい体験をしているかどうか確認するために、教師が、その都度的確な質問と指示を与える必要があるということです。二つ目は、その人に適したマントラとその正しい使い方について、充分訓練されたＴＭ教師が一人ひとりに適した指導をする必要があるということです。

ＴＭの実践で無理なく効果を上げるためには、これら二つが絶対に必要なのです。

ＴＭはどのようにしてできたのですか？

＝ＴＭは、何千年も昔に遡る偉大な師たちの伝統の下、純粋な形で保持されてきました。昨日今日に発見されたり開発されたりしたものではありません。マハリシの恩師、聖スワミ・ブラフマーナンダ・サラスワティ大師はこの伝統の後継者の方です。大師はインドに連綿としてつながる大聖シャンカラーチャーリヤの位を継承された最も優れた聖人です。

マハリシはこの卓越した大師の身近に仕え、愛弟子として13年間かけてこの英知を学びました。

マハリシはどういった方なのですか？

＝マハリシもまたインドの方であり、大学では物理学を学び、哲学者、教育家として知られています。新しい時代の要請に応え、偉大な伝統の下に保護されてきた至高の知識と、それを応用した簡単な方法をＴＭとして科学的に体系化し、世界中で教えてきました。

米国、英国、オランダ、スイス、インドなど、世界中に大学や教育機関を設立し、病気や苦しみから解放された新しい世界の構想を提言し、世界平和の実現に向けて、その実際的な方法を科学的に立証しながら、1958年より2008年までの50年間、世界中の人々を啓発しました。

また、マハリシによって養成されたＴＭ教師が世界中にいますので、この知識と方法が、どこでも同じ純粋な形で手に入るようになっています。

なかなか大きな背景を持っているわけですね。ところで、ＴＭ中の体験としてはどんなものがあるのですか？

＝体験についてはいろいろな人がいろいろの表現で、それこそ十人十色で述べています。とても静か、深い安らぎ、落ち着き、とても楽になる、等々。ただ頭に入れておいていただきたいのは、ＴＭはＴＭ中に良い体験をするためにあるのではなく、日中の活動をより効果的にし、もっと大きな達成を生むためにあるのだということです。

第2章　深い休息をもたらす第四の意識

ＴＭは簡単です

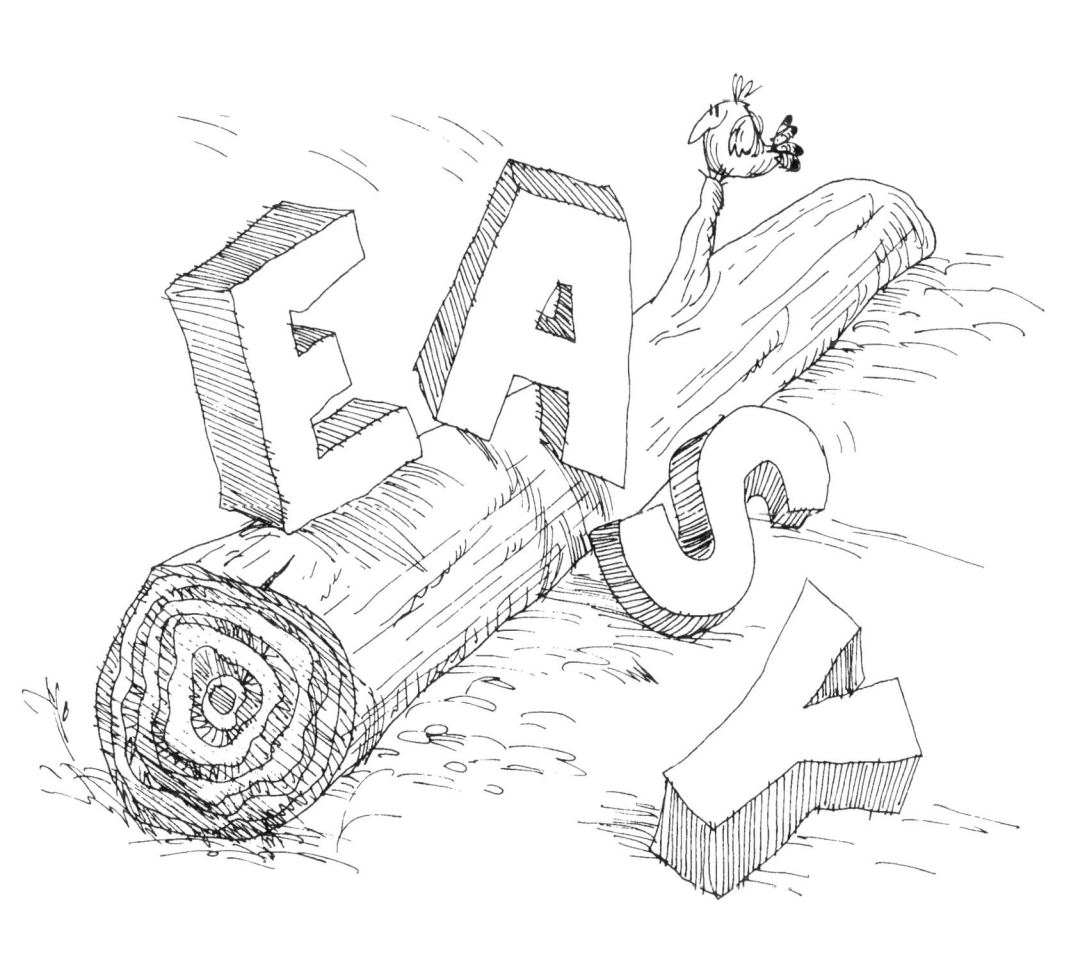

ＴＭは楽にでき、努力がいりません

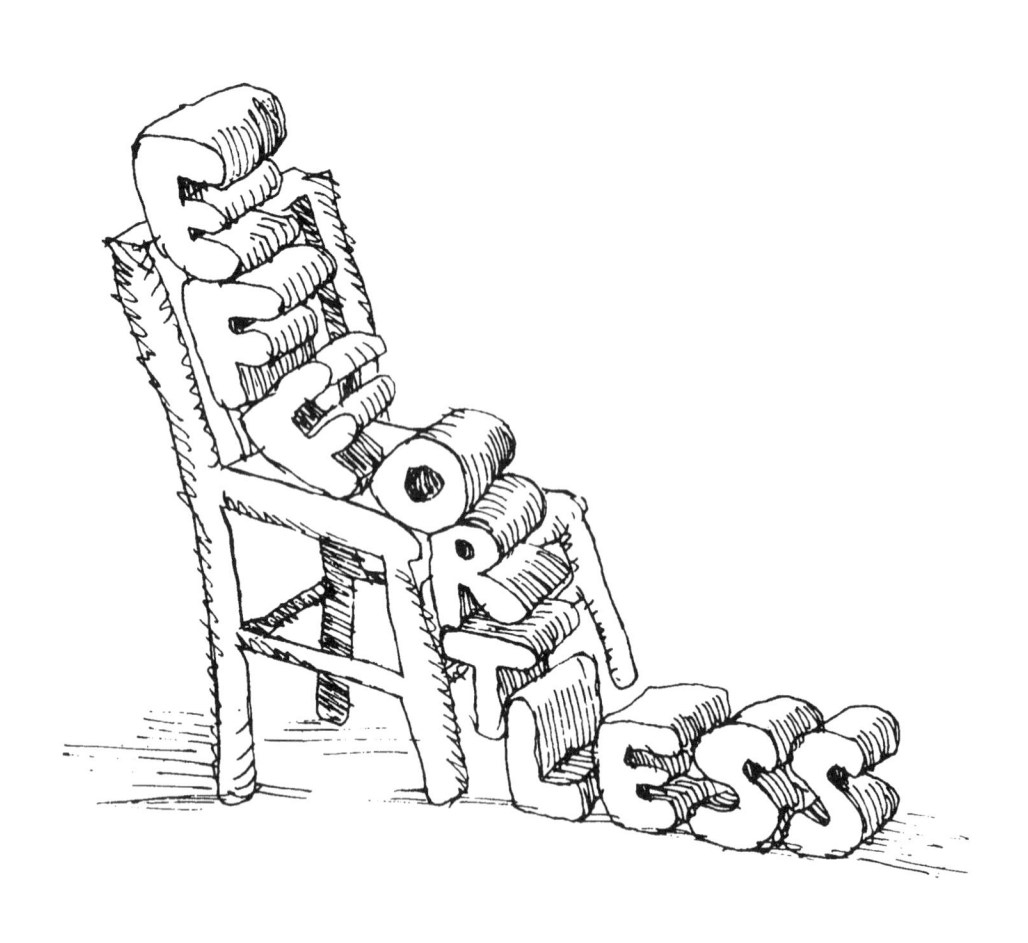

楽？　努力しない？

＝何でも自然なものは楽で無理がありません。話すこと、食べること、眠ること、友達と楽しむこと、どれをとっても楽なものです。努力することなどありません。ＴＭも同じです。一度やり方を学べば、後は楽に努力なくできるのです。

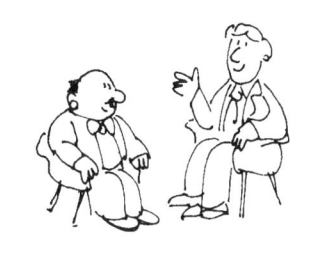

そのやり方を習得することが問題ですね。何年ぐらいでものになるのですか？

＝何年？　とんでもありません。何日、何時間の問題です。ＴＭを教える資格を持つ教師との一日１～２時間ずつのセッションが数回、それだけです。

それで、後はやりたいときにやれば良いわけですね。

＝いいえ、ＴＭはやりたいときにやるというものではありません。一日２回、朝夕20分ずつ行います。ＴＭは行動の準備のためにするものです。場所はどこでもかまいません。楽に座って行います。ベッドに腰掛けて、職場で、家の居間で、どこででもかまいませんが、とにかく毎日２回すること、これがＴＭの基本です。

毎日２回ずつ続けるのは大変ではないですか？

＝いいえ、それはかえって毎日の楽しみになることでしょう。

たとえば朝、目を覚まします。何となく寝足りないな、すっきりしないなというときもあるでしょう。でも20分のＴＭをし創造的知性の源泉に触れると、あなたは爽やかによみがえり、生き生きとしてくるでしょう。その後活動をするわけですが、時間の経過とともにこの効果は薄らいで疲労が出てきます。

そこで、夕方の瞑想をする時間になるわけです。日中にため込んだ疲労やストレスも、その深い休息でことごとく解消されます。こうして夕方以降も快適に過ごすことができるというわけです。

ＴＭが楽しみになります

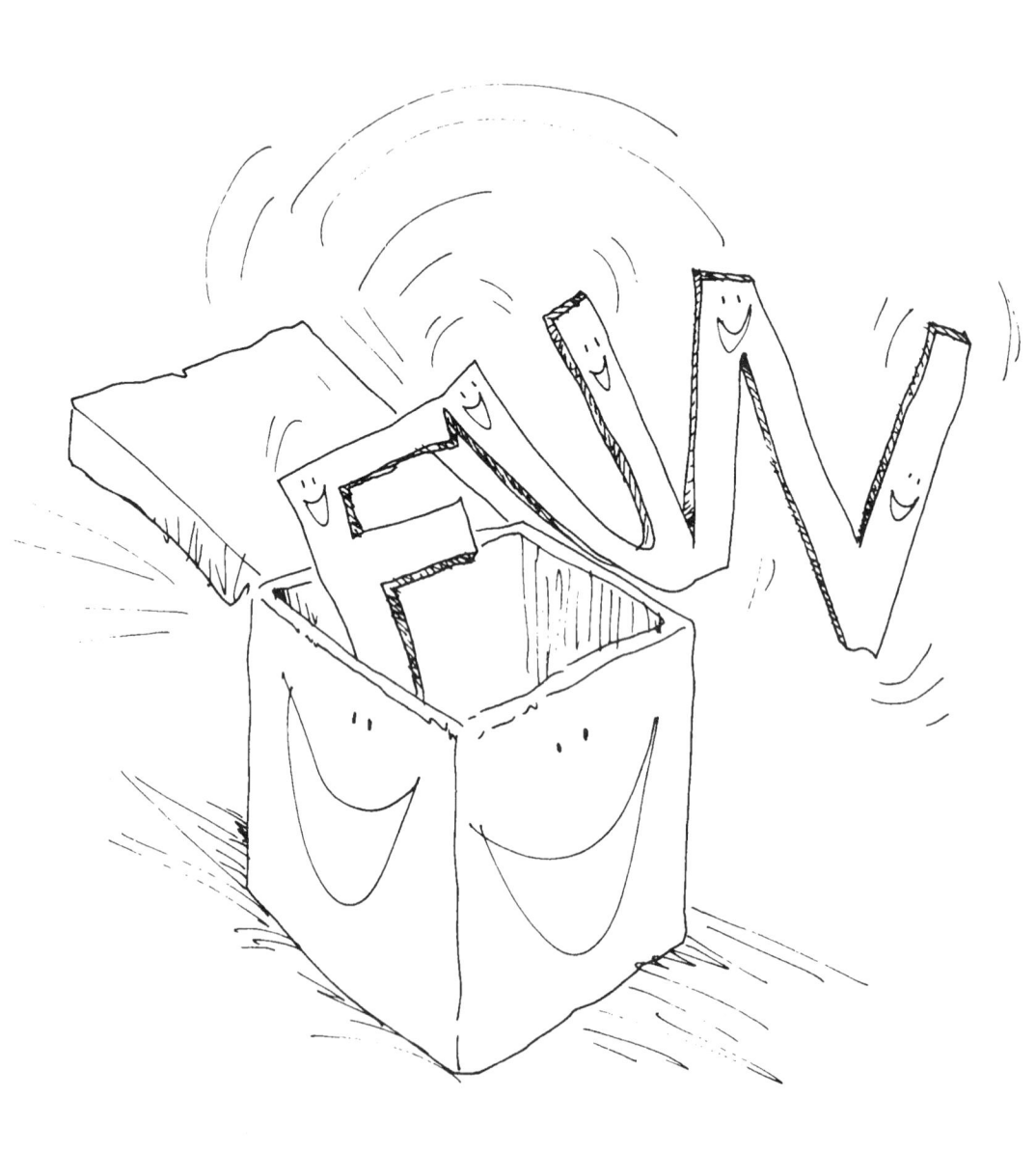

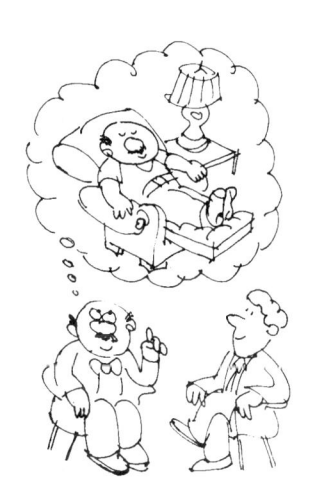

第2章　深い休息をもたらす第四の意識

ＴＭで「深い休息」ですって？
＝休息はあらゆる活動の基盤です。いかに効率よく行動できるか、これはいかに休むかということにかかっているのです。夜ぐっすり眠れたときには、昼間の行動も能率が上がりスムーズになります。逆に、よく眠れなかったときには、能率を上げるどころか、仕事をするのも億劫でやる気もなくなるでしょう。

　ですから、休息をとるということが、活動を成功させる基盤となります。活動の成功は私たちに喜びや満足感を与えてくれますから、これは幸福へと結び付いていくわけです。今や私たちの幸福は、いかに休息をとるかにかかっているのです。ＴＭは、これまでの方法の中で最も深い休息を得られることが知られています。それは睡眠よりも深いものです。

　私たちの毎日の生活は、休息（夜の睡眠）と活動（日中）のサイクルから成り立っています。ＴＭによる２回の休息を付け加えることで、このサイクルは活性化され、活動がもっと柔軟で、実りと喜びのあるダイナミックなものになるのです。

休息

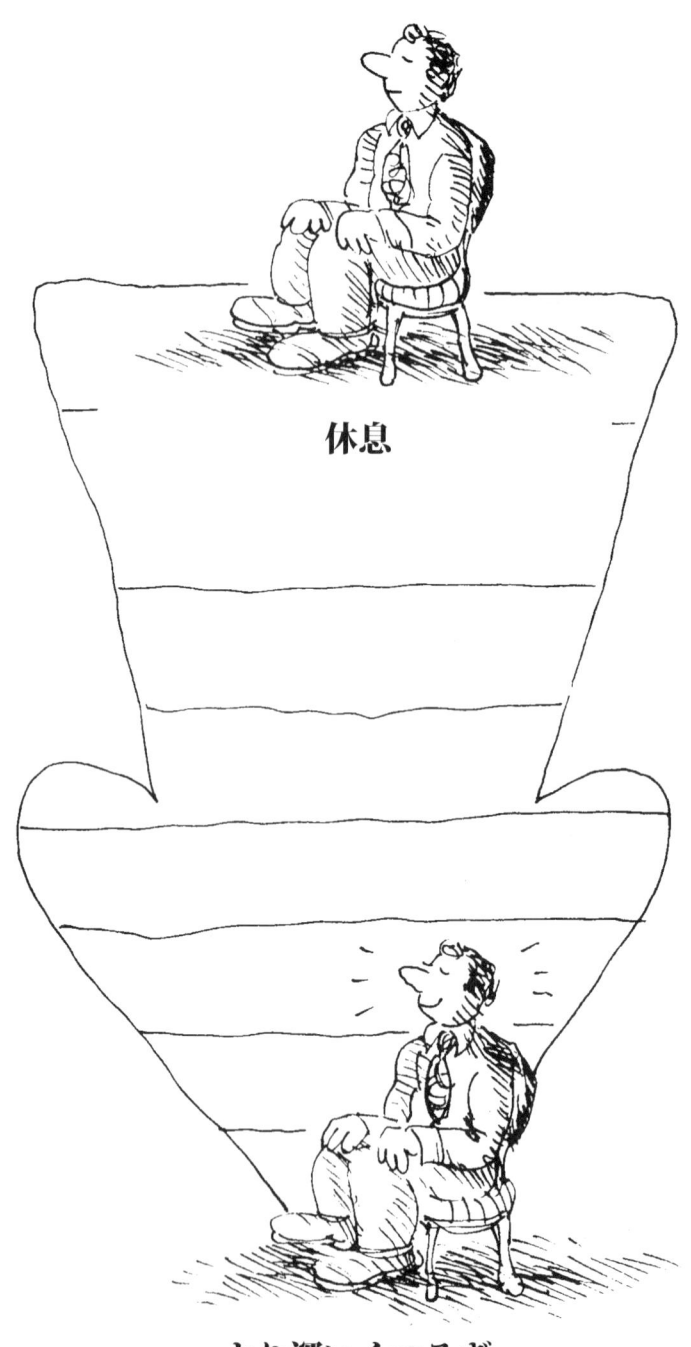

より深いくつろぎ

安らぎに満ちた鋭敏さの生理

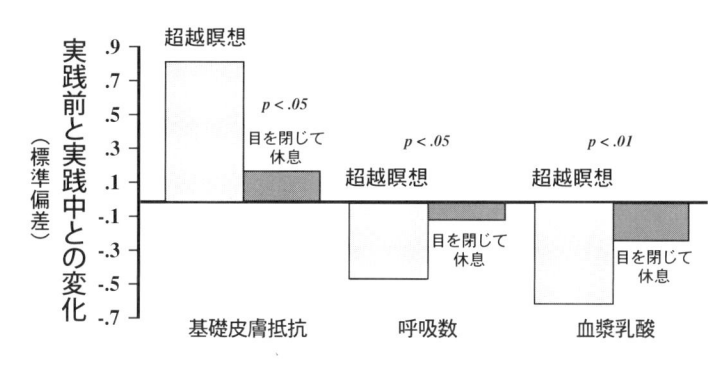

(グラフ: 実践前と実践中との変化（標準偏差）
- 基礎皮膚抵抗: 超越瞑想 約+0.8, 目を閉じて休息 約+0.15, p < .05
- 呼吸数: 超越瞑想 約-0.5, 目を閉じて休息 約-0.1, p < .05
- 血漿乳酸: 超越瞑想 約-0.6, 目を閉じて休息 約-0.2, p < .01)

研究結果

　TMテクニック中の生理的変化に関する研究論文（全部で31）をメタ分析した結果、TMテクニックの実践者たちは、閉眼安静状態にある人たちよりも、基礎皮膚抵抗が大幅に高く、呼吸数と血漿中の乳酸塩濃度が大幅に低いということがわかりました。

解説

　TMテクニックは、閉眼安静状態よりもはるかに深い休息を生み出します。基礎皮膚抵抗の増大は、緊張が低くなっていることを示しています。呼吸数が減少していることは、より深いリラクゼーションを反映しています。また、血漿中の高濃度の乳酸塩は、不安や高血圧と関係があるとされていますから、低濃度の乳酸塩も、深いリラクゼーションを反映していると考えられます。これらの生理的な変化は、心が純粋意識として知られている最も静まった状態に落ち着いていくときに、自発的に起こります。これらの発見は、他の生理学的な研究や、TM中の内側での目覚めについての主観的経験と合わせて、TMは安らぎに満ちた鋭敏さを特徴とするユニークな意識状態を生み出す、という提唱を裏付けています。

参照文献
1. M. C. Dillbeck and D. W. Orme-Johnson, "Physiological Differences Between Transcendental Meditation and Rest", American Psychologist, in press, 1987.
2. P.Gallois, "Neurophysiological and Respiratory Changes During the Pactice of Relaxation Techniques," L'encephale 10 (1984)：139-144.
3. R. Jevning, A. F. Wilson, J. P. O'Halloran, and R. N. Walsh, "Forearm blood flow and metabolism during stylized and unstylized states of decreased activation," American Journal of Physiology 245：R110-R116
4. David W. Orme-Johnson, "Autonomic Stability and Transcendental Meditation," Psychosomatic Medicine 35, no.4 (U.S.A.:1973) : 341-349.

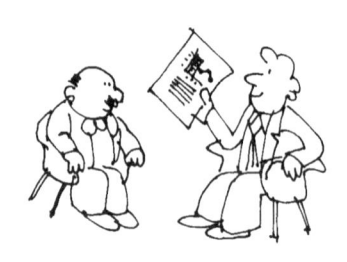

＝前のページのグラフに見られるように、ＴＭの場合には、ただ目を閉じて静かに座っている普通のリラクゼーションよりも、ずっと深い休息が得られます。

ＴＭは睡眠とどう違うのですか？
＝ＴＭ中に身体は、とても速くたった数分で深い休息状態に落ち着いていきます。身体のさまざまな器官がすべてバランスのとれた状態になり、睡眠でも解消されないような根深いストレスが癒されます。それと同時に、目覚めているときや眠っているときに比べ、脳がより秩序的に同調して働くようになります。ＴＭ中、身体は深い休息を楽しんでいるのですが、心は目覚めていて鋭敏な状態にあるのです。

休息している間中、心が目覚めている？　それなのに、身体は眠っているときよりもずっと深く休んでいる？
＝そうです。これは、私たちが今までに経験してきた眠り、夢、目覚めといった意識状態とは異なる、第４の意識の状態です。身体は休んでいるにも関わらず、心は目覚めて鋭敏な状態になるので、「安らぎの鋭敏さ」、第４の意識状態と呼ぶのです。

ＴＭをする人は、毎日この安らぎの鋭敏さの状態に達するのですか？
＝はい、自動的に。

深い眠りの意識

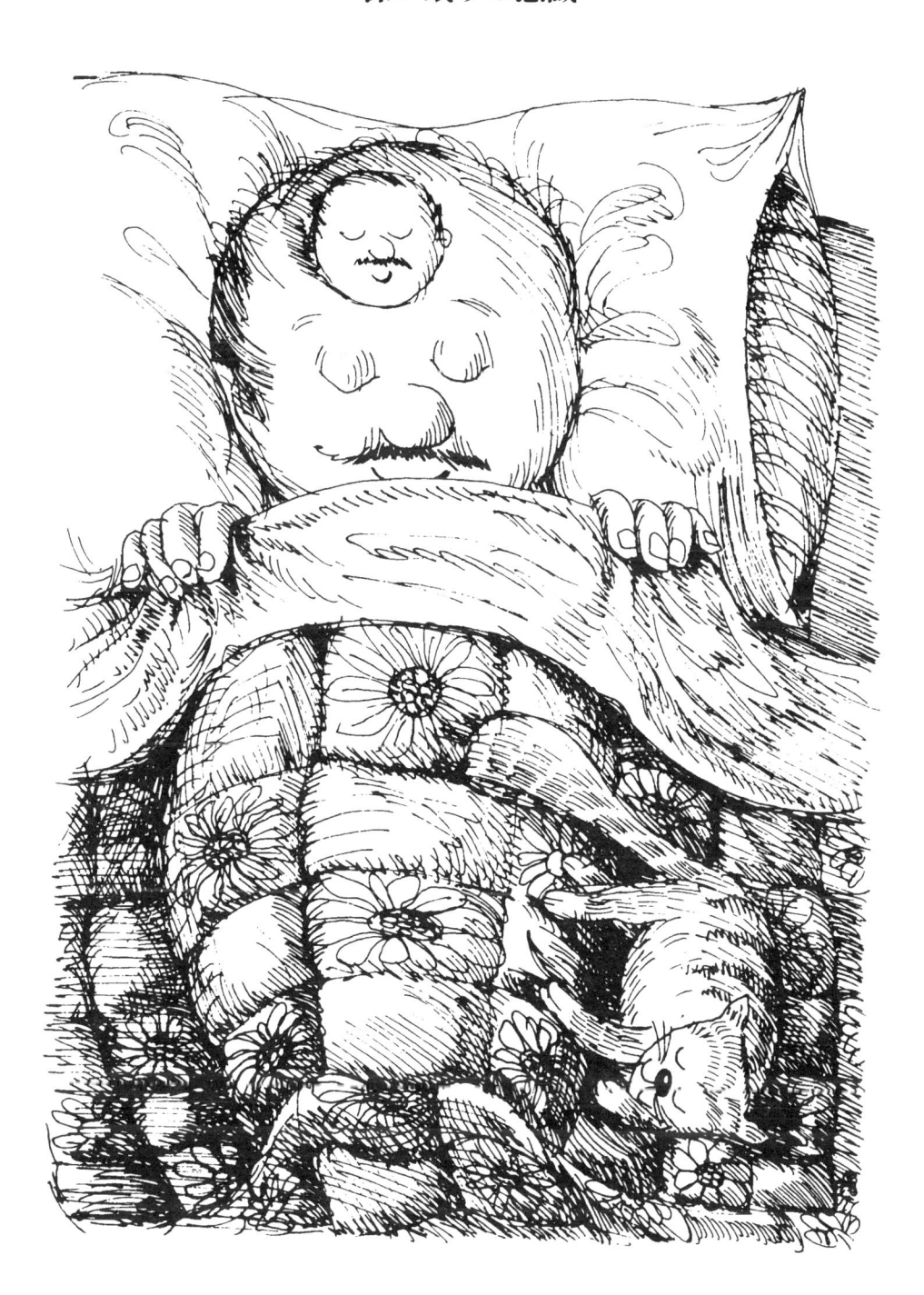

夢の意識

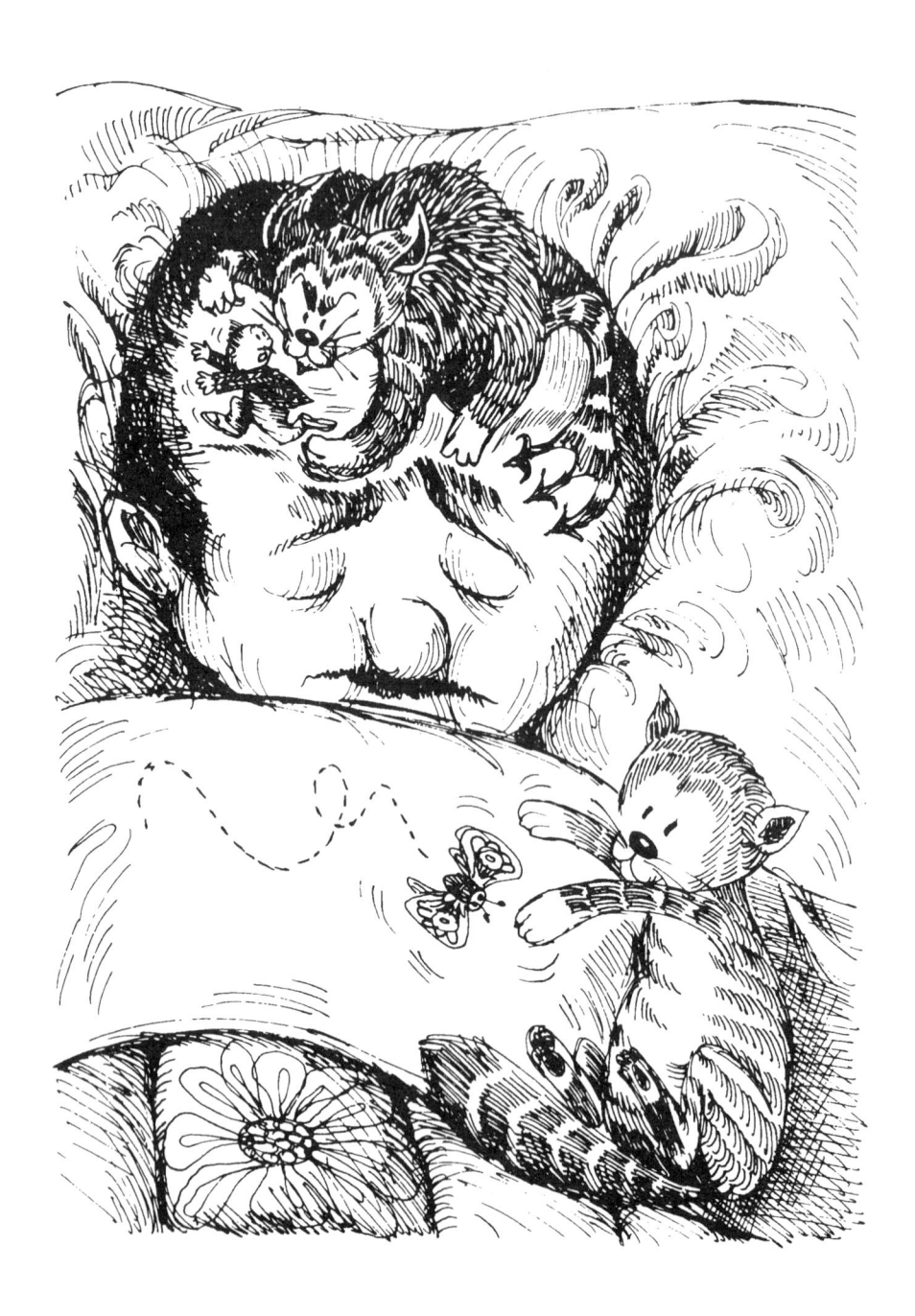

目覚めの意識

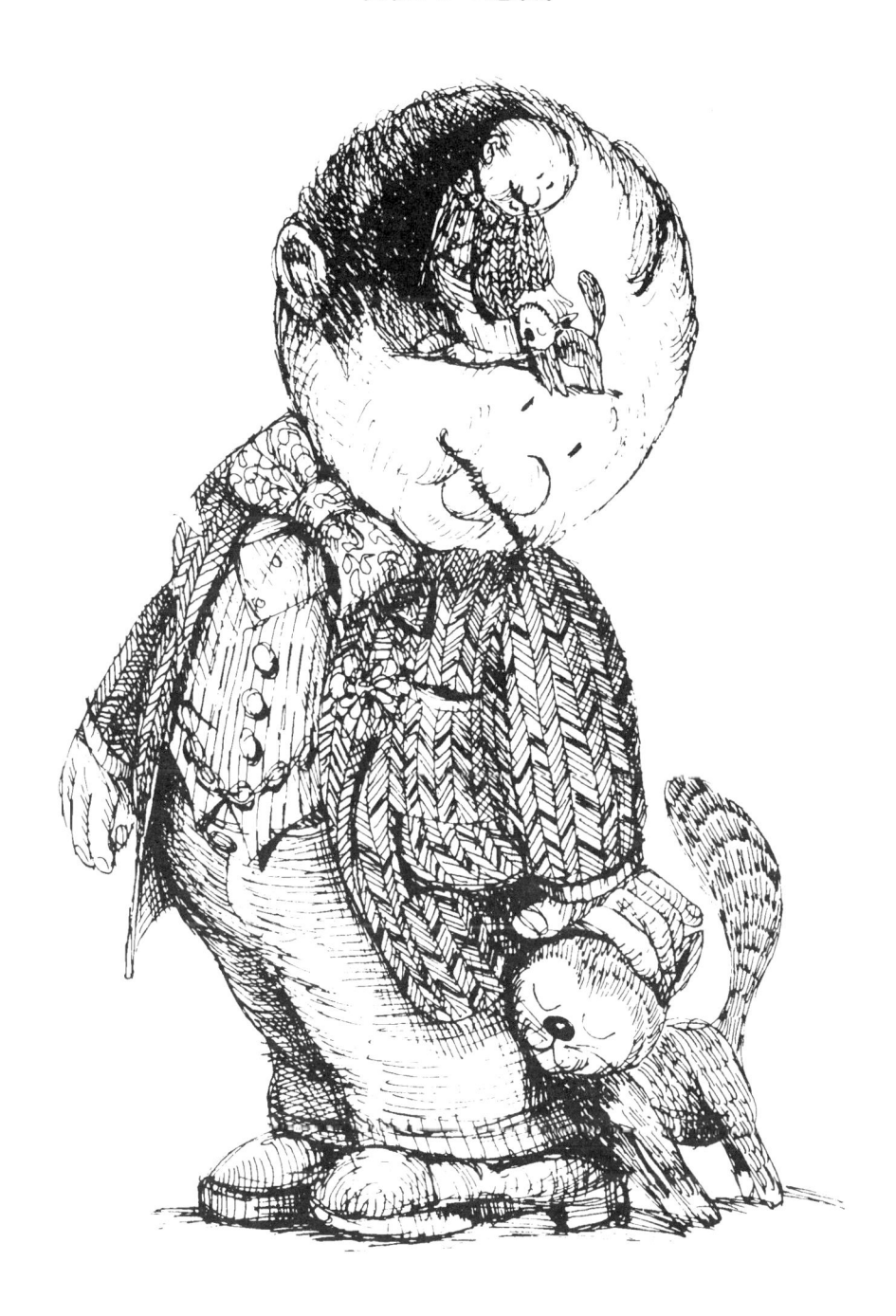

安らぎに満ちた鋭敏さ

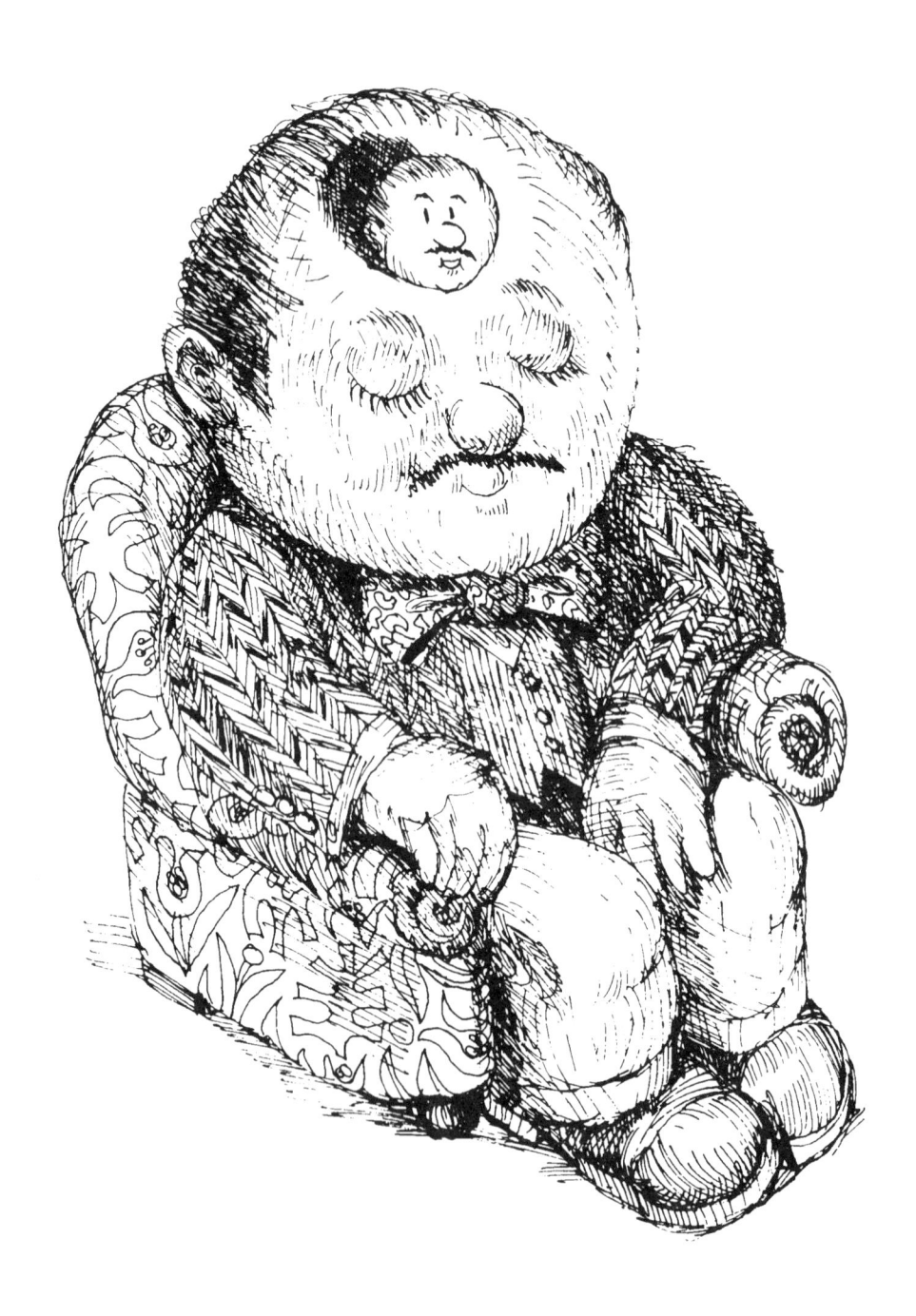

第2章　深い休息をもたらす第四の意識

安らぎの鋭敏さ ― 休息状態での目覚め

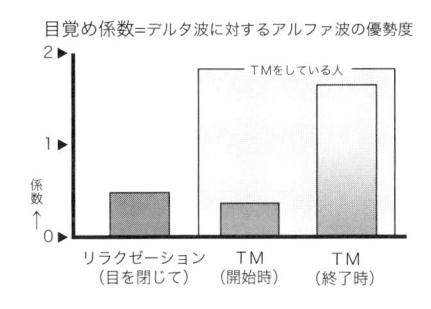

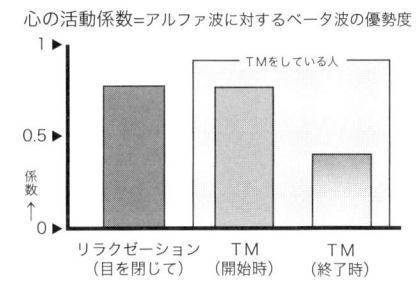

目覚め係数=デルタ波に対するアルファ波の優勢度

（リラクゼーション（目を閉じて）／TM（開始時）／TM（終了時）、TMをしている人）

心の活動係数=アルファ波に対するベータ波の優勢度

（リラクゼーション（目を閉じて）／TM（開始時）／TM（終了時）、TMをしている人）

研究結果

　この研究は、EEG（脳波図）をもとにした、脳波の定量的スペクトル分析によって行われたものです。それによると、TM中、周波数の異なる脳波の分布に変化がみられます。TM開始時においては、ただ目を閉じてリラックスしているときとそれほど変わりはありませんが、TM終了時点までには、肉体の活動が低下し、それと同時に心の鋭敏さが高まっていることがわかります。

解説

　TM中に生み出される休息は、ただリラックスしている状態や睡眠状態と比較して、生理的に深いというだけではありません。この研究にみられるように、鋭敏さを伴っていることがわかります。これによって、行動への準備が整えられていることが明らかになります。肉体の活動が少なくなるにつれて、心の鋭敏さが増すということ。これは内面に静けさが広がっていき、さらに完全な静寂を経験しているときでも意識がはっきり目覚めている、という実践者の主観的報告を裏付けるものです。TMによって、心は内側の静寂かつ鋭敏な場を経験し、それから日常の活動へとおもむいて、それを支えます。TMが単なるリラックスや眠りと違うのはこの点があるからです。TM中のこの独得の状態は「意識の第4の状態」と呼ばれ、さまざまな効果が生み出されます。

参考文献：M. C. Dillbeck and D. W. Orme-Johnson, "Physioligical Differences between Transcendental Meditation and Rest," American Psychologist, in press, 1987.

● TMとヨーガ

　ヨーガは、古代インドの聖人であるパタンジャリによってまとめられた知識体系です。その目的は、人間をヨーガ、すなわち完全に統合された状態、最高に完成された状態へと高めることにあります。しかし残念ながら、これまで長い間ヨーガは誤って理解され、真価を発揮できないままでした。

　パタンジャリによるヨーガの解説書である「ヨーガ・スートラ」が、本来の意図とはまったく正反対に解釈されてしまったのがその原因です。

　「ヨーガ・スートラ」においてパタンジャリは、生命全体にヨーガをもたらすために、生命を八つの領域に分けて考察しました。

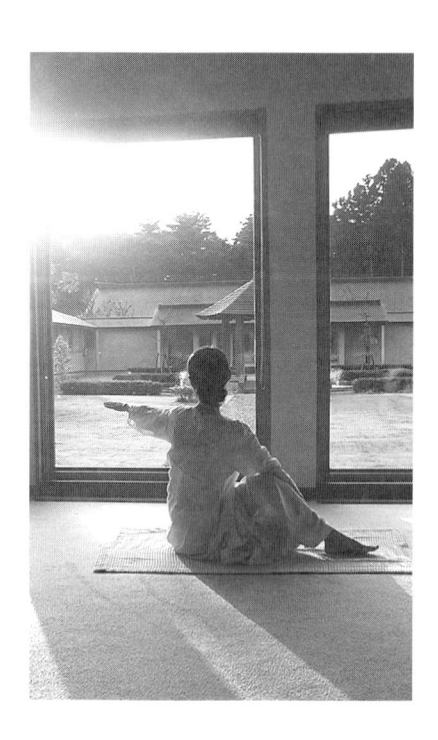

1. 道徳（ヤマ）
2. 生活の規律（ニヤマ）
3. 姿勢（アーサナ）
4. 呼吸（プラーナーヤーマ）
5. 感覚（五感）が対象から離れること（プラティヤーハーラ）
6. 心の安定（ダーラナー）
7. 瞑想（ディヤーナ）
8. 純粋意識・絶対存在（サマーディ）

　ところが人々は、ヨーガを達成するためには、ヤマ、ニヤマ……とこの順番で実践しなければならない、と誤解してしまいました。道徳心や行動面を向上させる努力をする、五感を無理に対象から引き離そうとする、心を一点に集中させようする、といったことが、純粋意識の経験には必要だと考えられてしまったのです。

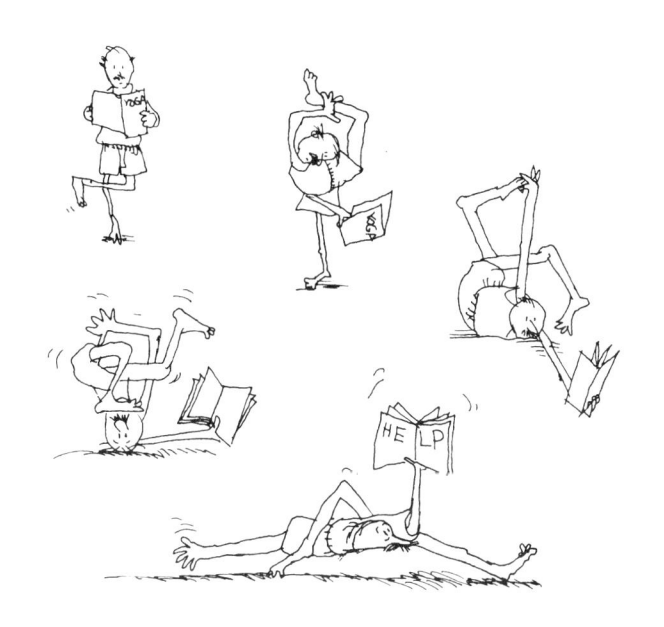

しかし、これらはまったくの誤りです。いくら道徳的な努力をしても、あるいは心を集中させようとしても、純粋意識に到達することはできません。まず最初に純粋意識を経験し、その経験を繰り返すことが、道徳性をはじめとするすべての領域を自然と向上させ、ヨーガを得られるようにしてくれるのです。

　ＴＭを実践すれば、とても自然で努力なく純粋意識を経験することができます。その経験は生命のすべての面を改善・統合し、ヨーガの確立を促進してくれます。
　したがって、ＴＭはヨーガの目的を達成するのに最適な方法である、と言えるでしょう。

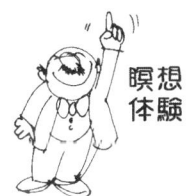

・・・・・・・・・・・・・・・・・・・・・・・・・・・・・・・・・・・・・

瞑想体験

　他の瞑想をしていましたが、ＴＭを習ってみると、努力が要らず、時間はあっという間に過ぎ、これまで経験したことのない深い体験ができて驚きました。瞑想中はリラックスし、幸福感を感じます。
　ＴＭ後は、頭や体がとても軽くなりました。自分の欠点に気づいても、それに対して落ち込むわけでもなく、もっと広い観点から自分を見られるようになった気がします。
（ヨーガインストラクター・女性）

Ⅱ

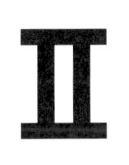

TMの効果

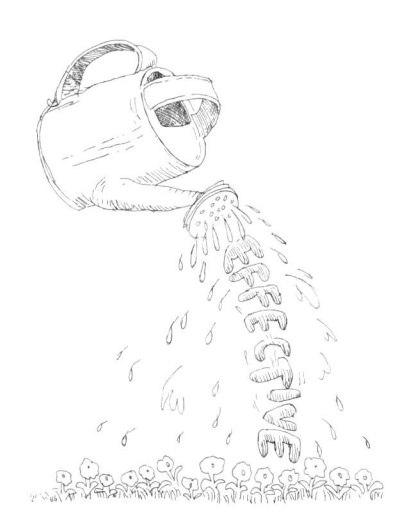

第3章
ＴＭは眠れる能力を引き出す

ＴＭにはどのような効果があるのですか？
＝心と身体はとても密接な関係にありますので、効果を厳密に分類するのは容易ではありませんが、とりあえずわかりやすくするために、精神面における効果、肉体面における効果、そしてそれらを統合した全体的な効果、という観点から見ていきましょう。

それと同時に、私たちがもっともっと進歩し、豊かな毎日を送っていくうえでの基盤づくりも必要ですから、その点からも考察していきたいと思います。

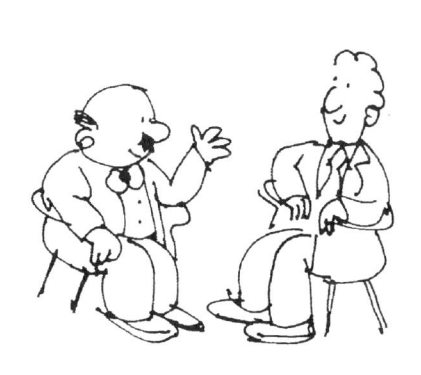

どのような基盤が必要なのですか？
＝進歩の基盤として挙げられるのは、順応性、安定性、浄化、統合、成長、この五つです。これらについては、これからＴＭの効果をお話しする中で説明していくことにしましょう。

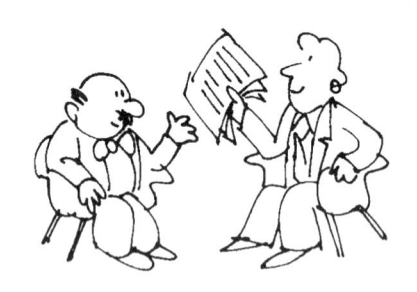

ＴＭで能力が開発がされるということですが、それはどういうことですか？
＝あらゆる活動の基盤は休息にあるということは、これまでもお話ししてきました。充実した休息は、明確な思考を生みます。その思考が、行動を成功へと導くのです。明瞭できちんとした考えは、無駄のない、いつも実りある行動を自然に生み出します。心理学では、私たちの精神潜在力は５〜15％ぐらいしか活用されていないと言っています。なんと非効率なことでしょう。

　これが機械であったら、一生懸命改良に取りかかるはずです。ところが今まで、私たちの精神の効率を高めるための実際的な方法がありませんでした。このような人間の限界は当り前のこととされてきたのです。

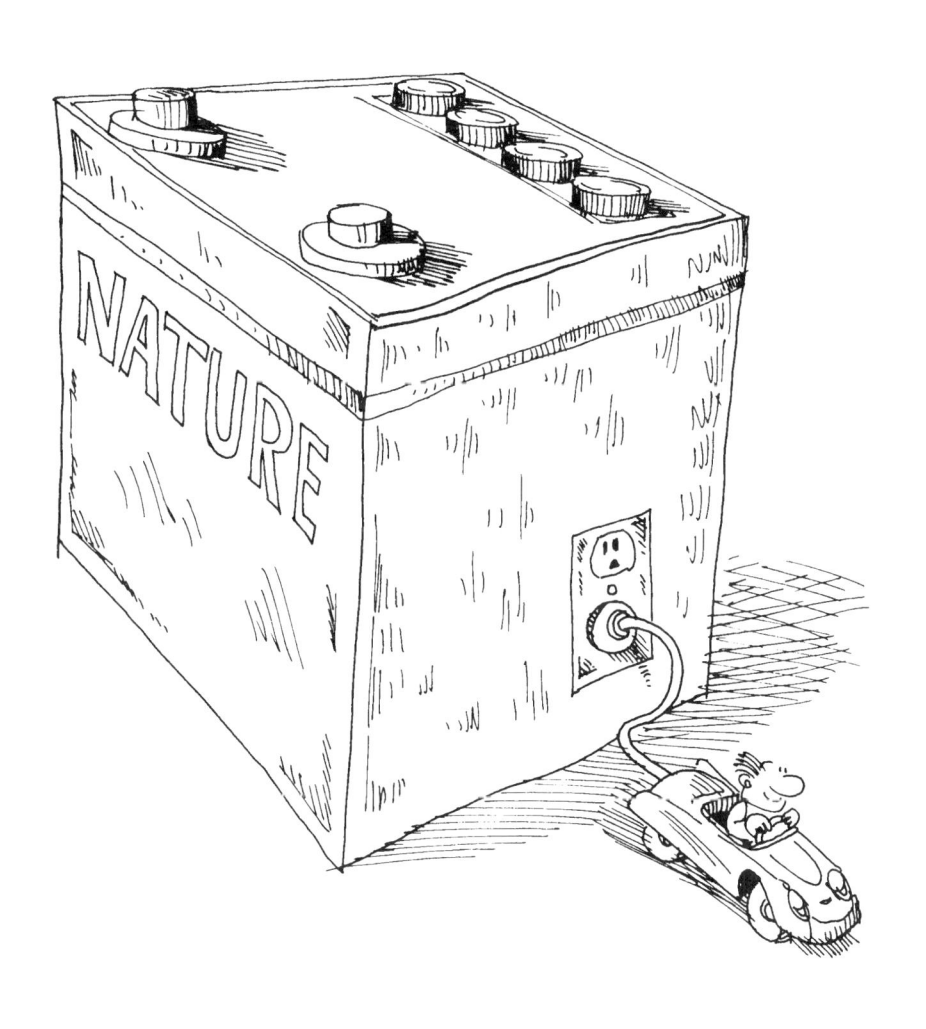

第3章　ＴＭは眠れる能力を引き出す

　ＴＭ中、私たちはそのいまだ活用されていなかった 85〜95％につながりを持つことになり、毎日の実践を通して、それは日常的に大いに利用できるようになっていきます。そして、意識は拡大し、大きな心が育まれていきます。

知能が伸びます

知能の伸び（図形推理検査）

研究1
差異適性検査図形推理サブ検査

- TMをしていない人（N=6）: 約3.5
- TMをしている人（N=7）: 約7
- P＜.032
- 縦軸：1年間にみられた知能の伸び（素点）

研究2
図形推理知能検査

- TMが不規則な人（N=28）: 約2%
- TMが規則的な人（N=36）: 約10%
- P＜.025
- 縦軸：1年4ヶ月間に見られた知能の伸び（％）

研究結果

　研究1は高校生を対象としたものであり、TMを実践しているグループ、していないグループについて1年間の伸びを比較してみました。その結果、TM実践グループに大幅な知能の伸びが見られました。これは研究2においてさらに明確になります。研究2は大学生および成人を対象とし、TM実践開始後1年4ヵ月の間について、規則的に実践していたグループ（36人）とそうでないグループ（28人）を比較しました。やはり規則的に実践していたグループの方が、大幅に知能が伸びていることがわかります。（$p < .025$）

解説

　この結果は、TM実践によって一般変動知能が増すことを示しています。ということは、TMをしていくと創造性や理解力が高まり、さらにそれは、新しい状況に対処するための順応力を高めることにも役立つということです。

　しかも、知能はある年齢以上になると伸びない（プラトー状態）とされてきましたが、TM実践者はその年齢を過ぎても成長し続けます。創造的な知性が発達することを示すものです。

参考文献 1. Andre S. Tjoa, "Some Evidence That the Transcendental Meditation Program Increases Intelligence and Reduces Neuroticisim as Measured by Psychological Tests," (University of Leiden, Leiden, the Netherlands).

2. Andre S. Tjoa, "Meditation, Neuroticism and Intelligence: A Follow Up," Gedrag, Tijdschrift voor Psychologie 3 (the Netherlands: 1975): 167-182.

学習能力が増します

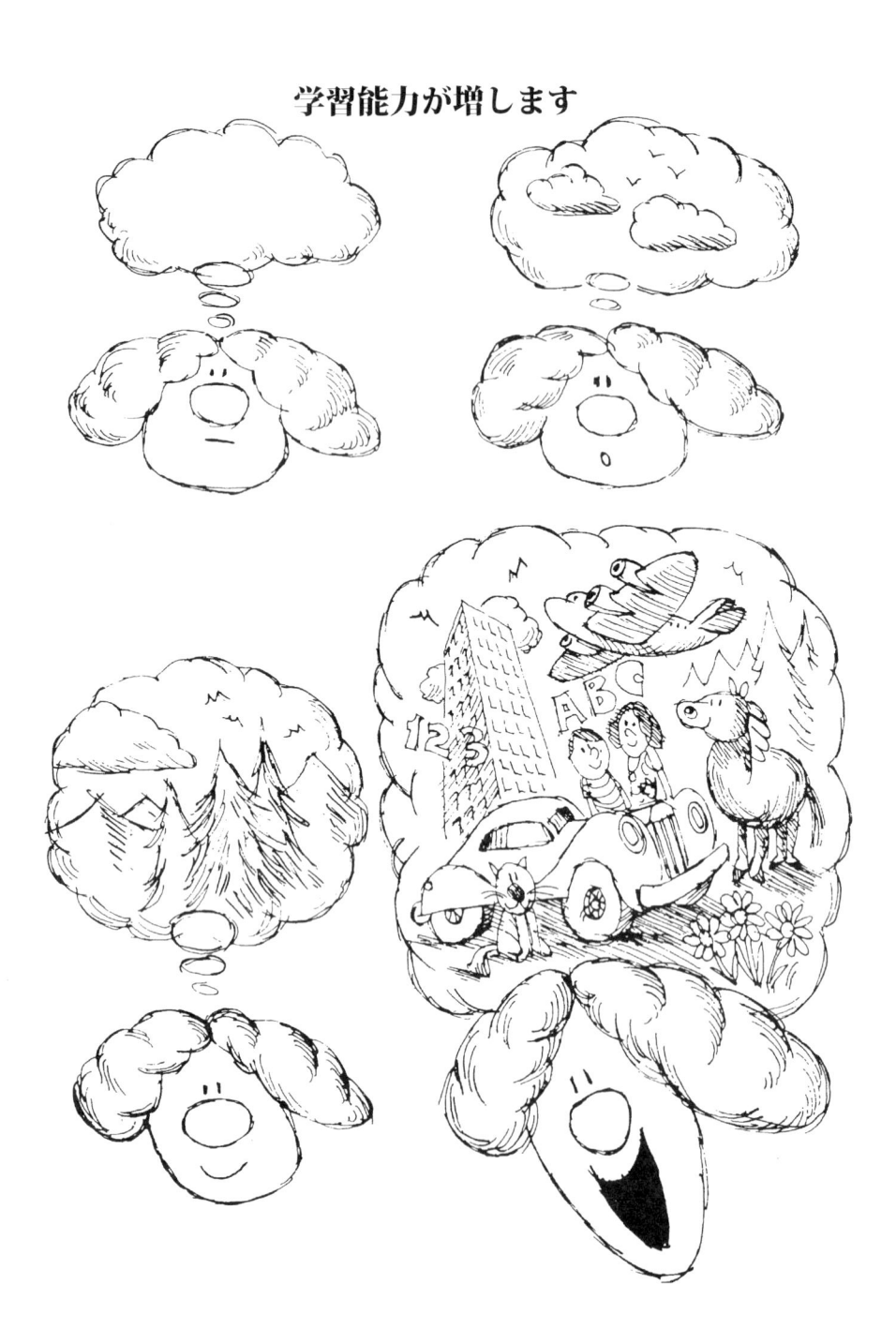

第3章　TMは眠れる能力を引き出す

学習能力の増大

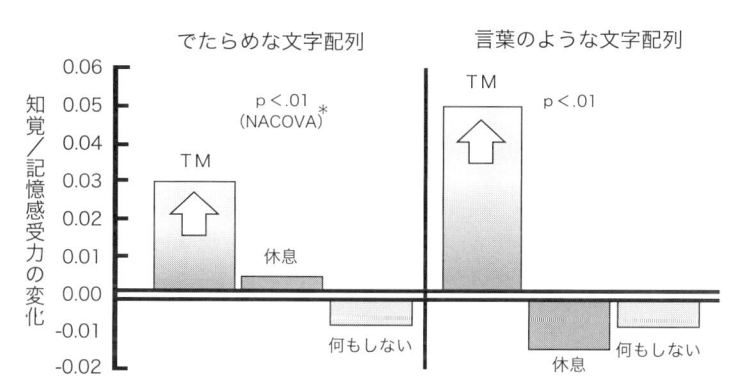

でたらめな文字配列　　　言葉のような文字配列

知覚／記憶感受力の変化

TM　p<.01 (NACOVA)＊　　TM　p<.01

休息　　何もしない　　休息　　何もしない

＊このグラフは、TMテクニックを行った人たち、目を閉じて安静にした人たち、何もしなかった人たちの長期的変化を比較した結果をまとめたものです。

研究結果

TMを学んだ大学生には、素早く提示された文字配列を識別する知覚・短期記憶テストにおいて、2週間で大幅な向上が見られました。無作為に被験者を割り当てた、1日2回、目を閉じてリラックスするグループと、特に何もしないグループとが対照群として設定されました。

解説

TM中における落ち着いて拡大された意識状態の経験により、知覚・記憶機能の向上に見られるように、情報処理における効率性と柔軟性が増大します。また、TMにより理解力が高まると同時に集中力も増す、ということがわかっています。TM中に安らぎに満ちた鋭敏さの状態を繰り返し経験することで、不安のような学習の阻害要因が軽減し心の潜在力が開発されるので、学校での学業成績や職場での業務成績が向上するのです。

参考文献 1. M. C. Dillbeck, "Meditation and Flexibility of Visual Perception and Verbal Problem Solving," Memory and Cognition 10 (1982): 207-15.
2. D. E. Miskiman, "Performance on a Learning Task by Subjects Who Practice the Transcendental Meditation Technique," in Scientific Research on the Transcendental Meditation Program, Collected Papers, Vol 1, ed. D. W. Orme-Johnson and J. T. Farrow (Livingston Manor, N.Y.: MERU Press, 1977): 382-84.

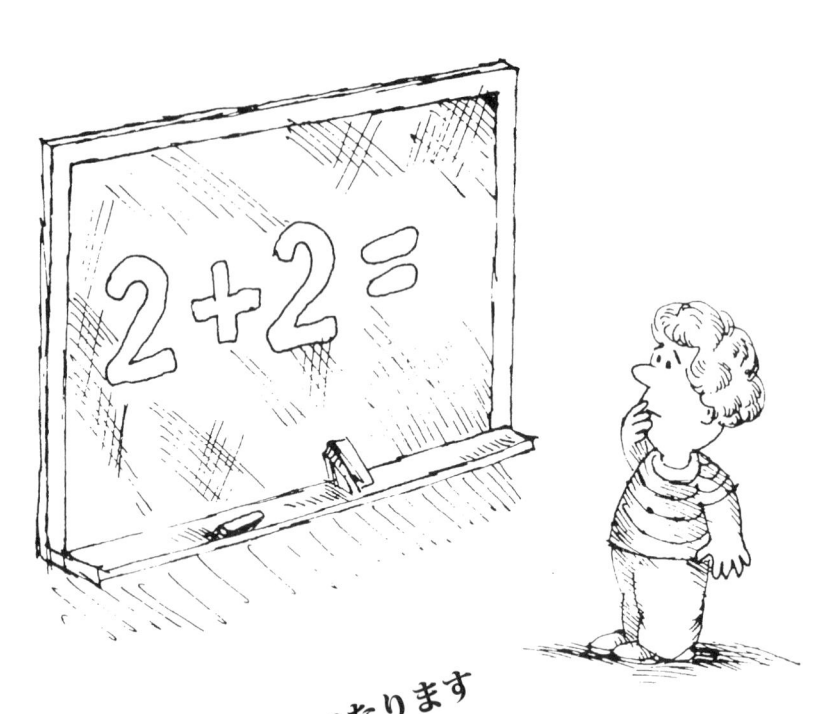

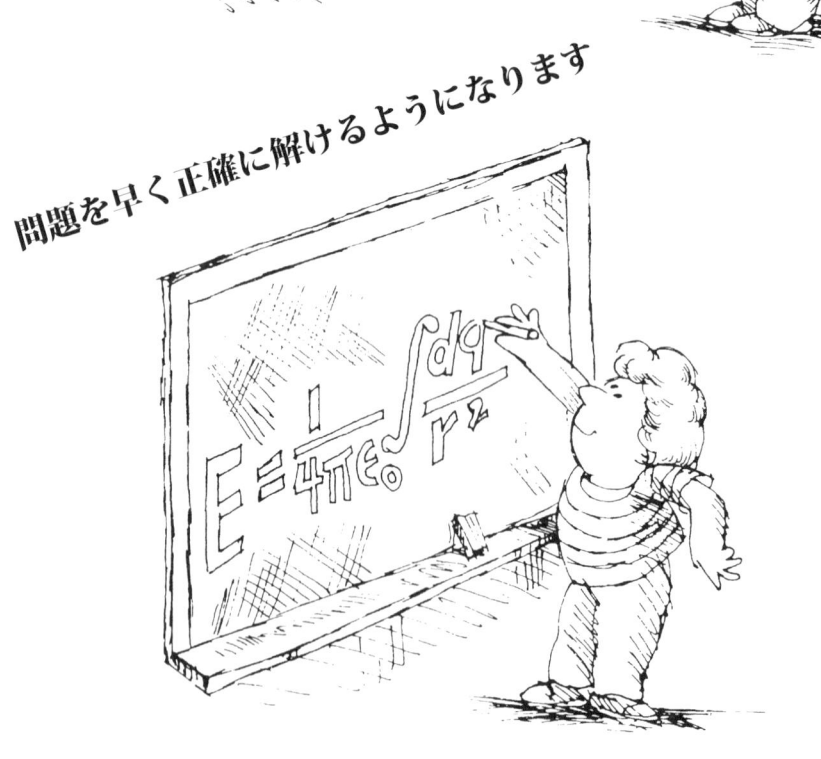

問題を早く正確に解けるようになります

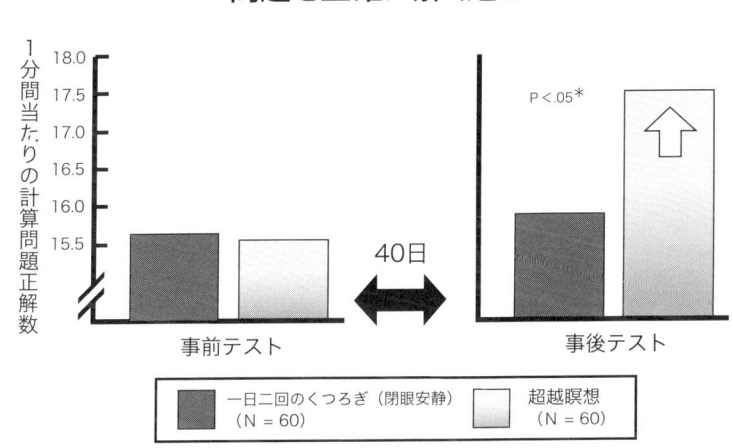

問題を正確に解く速さ

縦軸:1分間当たりの計算問題正解数
凡例:一日二回のくつろぎ(閉眼安静)(N=60) / 超越瞑想(N=60)
事前テスト → 40日 → 事後テスト($P<.05^*$)

＊分散分析—グループ×試験相影相互

研究結果

　計算問題を速く正確に解くという能力に関して、TMの実践を開始したグループが目覚ましい伸びを示しました。このことから二つのことがわかります。
①TMを1日2回20分ずつしているグループは、1日2回同じ時間、目を閉じてリラックスする比較対照グループよりも優れた結果を示した。
②さらに他のテストによると、TMを実践している人たちは問題を解いている間でも、記憶をより組織化し安定化し続けていることが明らかになった。

解説

　このことから、TMは意識的に考えるプロセスを明確にし、その効率を増すとともに、無意識下で自然に考えを整理し構成する、という点も発達させることが示唆されます。秩序だち、目的にかなった知的な考えが育ってくるというのは、人間の精神潜在力が展開されはじめている証拠です。

参考文献：Donald E. Miskiman, "The Effect of the Transcendental MeditationProgram on the Organization of Thinking and Recall (Secondary Organization)," (University of Alberta, Edmonton, Alberta, Canada)

学生の成績が向上します

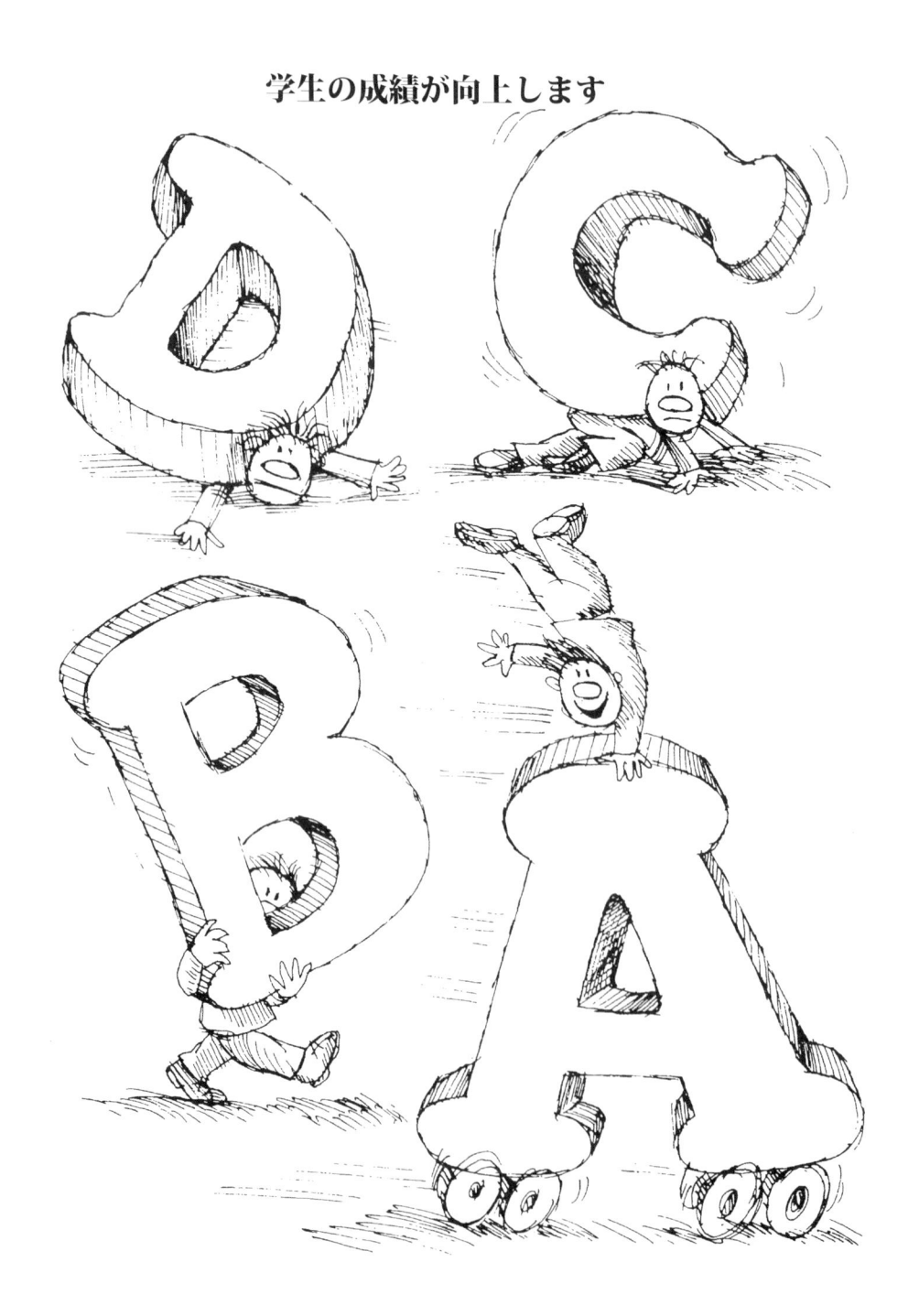

第3章　ＴＭは眠れる能力を引き出す

学業成績の向上

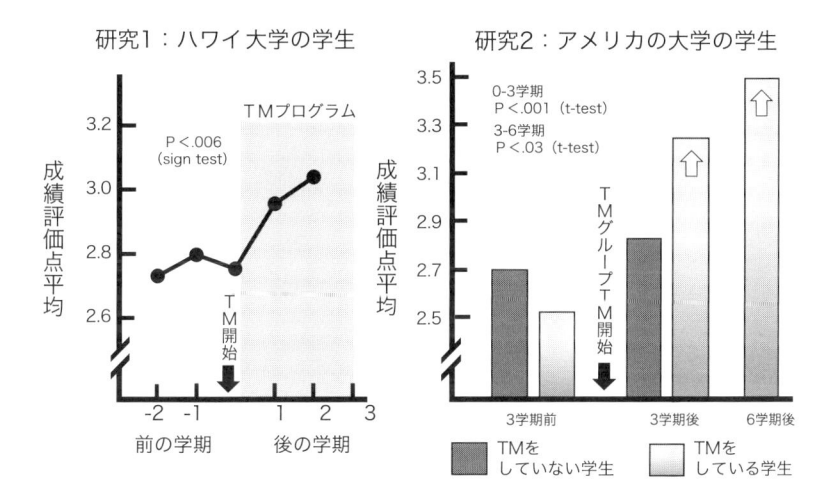

研究1：ハワイ大学の学生　　　研究2：アメリカの大学の学生

研究結果

　成績の平均点（4段階評価、最高4点）をもとにした研究ですが、ＴＭ実践開始後、急速に向上しているのがわかります。研究1はハワイ大学について事後調査したものです。ＴＭの実践を始める前の2学期と、ＴＭ開始後2学期間の平均点を比較しています。

　研究2は、ＴＭグループと成績が同等の対照グループとを比較した研究です。

解説

　ＴＭの実践は、神経生理・心理機能を総合的に改善し、学問における業績向上など、心を有効に活用できるようにしてくれます。ＴＭは体系的に創造的知性を発達させることがわかります。

参考文献（研究1）：Roy W. Collier, "The Effect of Transcendental Meditation upon University Academic Attainment," Paper presented at the Pacific Northwest Conference on Foreign Languages, Seattle, Washington, U.S.A.).
　　　　（研究2）：Dennis P. Heaton and David W. Orme-Johnson, "The Transcendental Meditation Program and Academic Achievement," (Maharishi International University, Fairfield, Iowa, U.S.A.).

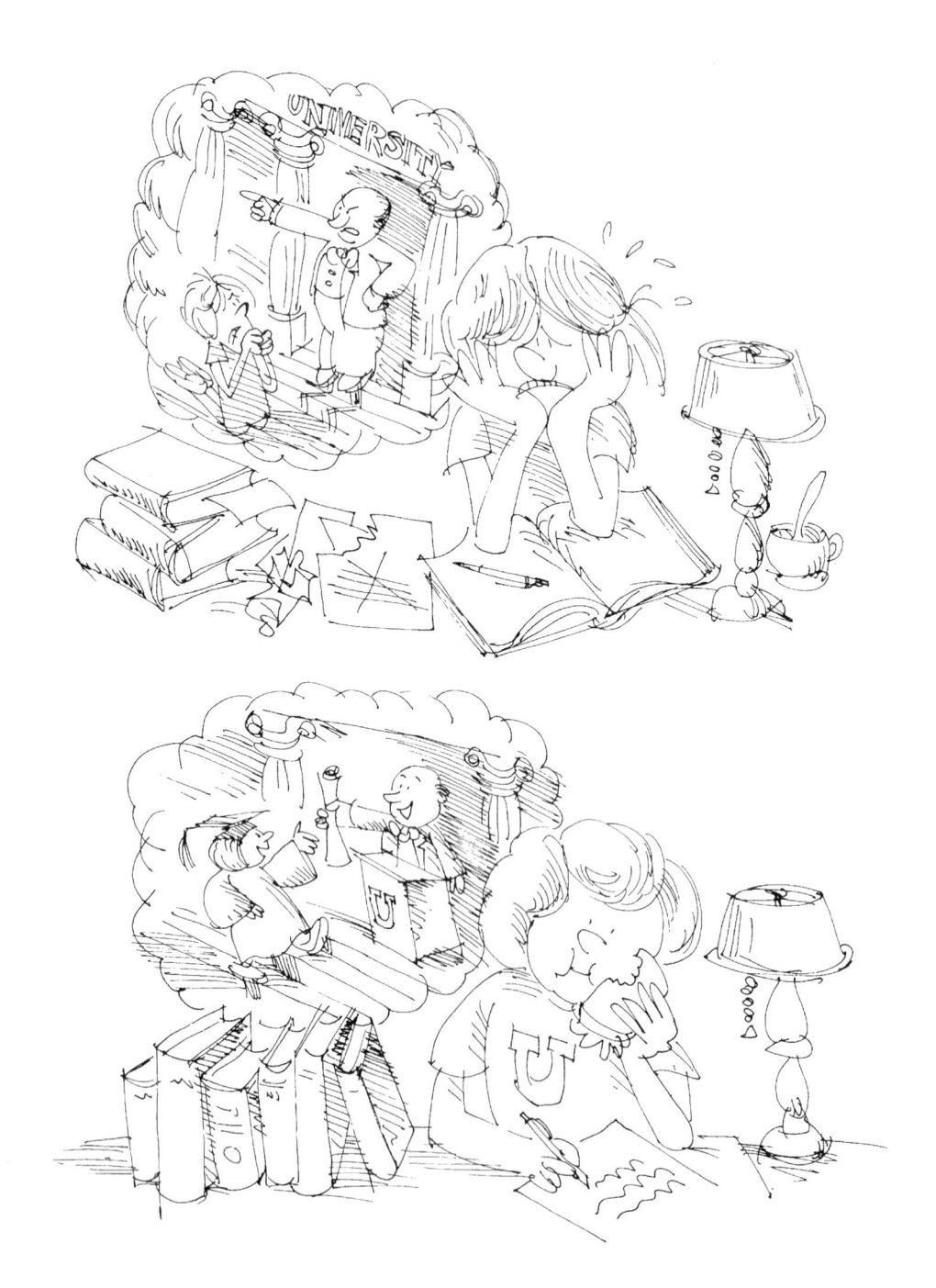

第3章　ＴＭは眠れる能力を引き出す

学生がＴＭを始めると成績が良くなるというのですか？
＝はい、そのことがこれまで確かめられてきました。成績が上がり、友達との学校生活も楽しく過ごせるようになった、という体験を何千という学生たちがしています。

一般の人たちの場合にはどんな効果が出てくるのですか？
＝仕事の能率が向上し、職場の人間関係が改善されるなど、めざましい効果が現れてきます。
　実際に起こっていることはとても単純なことです。ＴＭの実践によって知性が増していきますから、何をするのであっても、その能力が向上していくわけです。

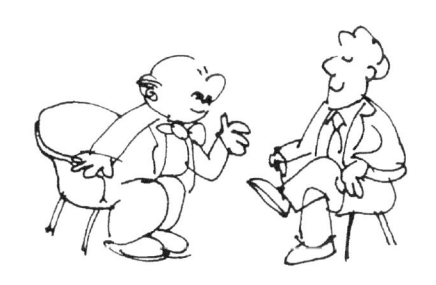

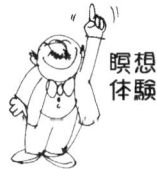

瞑想体験

　受験勉強で本当に疲れた時にＴＭをすると、スッキリして次の日の目覚めも良いです。ストレスが無くなると、やっぱりモチベーションが変わりますね。効率も上がって記憶力も良くなったと思います。小さい頃からＴＭを続けていますが、精神的に追いつめられたような時に、これをやれば何とかなるというものがあるというのは強いですね。
（TM歴9年・医大生・東京）

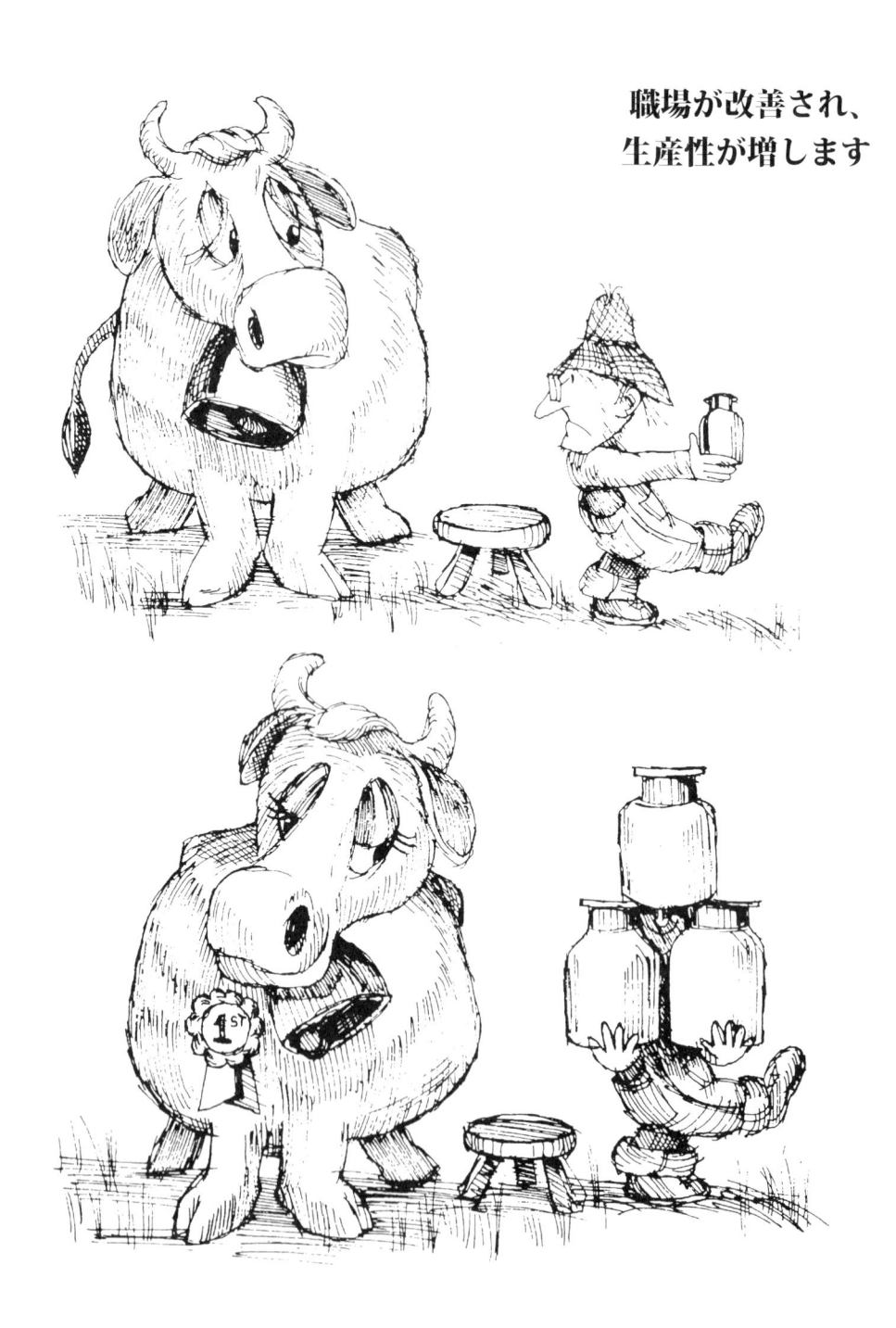

職場が改善され、
生産性が増します

第3章　TMは眠れる能力を引き出す

仕事への取り組みが良くなる(1)
TMをしている人と、していない人との比較

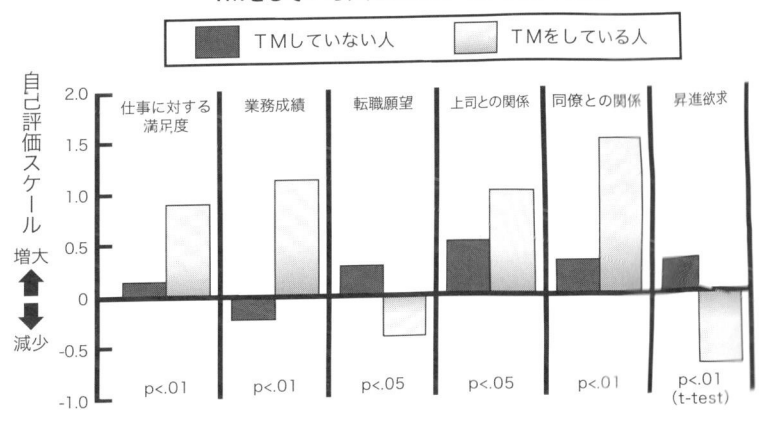

凡例：■ TMしていない人　□ TMをしている人

自己評価スケール（増大↑／減少↓）、縦軸 -1.0 〜 2.0

項目	有意水準
仕事に対する満足度	p<.01
業務成績	p<.01
転職願望	p<.05
上司との関係	p<.05
同僚との関係	p<.01
昇進欲求	p<.01 (t-test)

注：縦軸の2.0は最大の変化を意味する

研究結果

　この研究では、TMテクニックを平均11ヵ月している42人の職員と、TMテクニックをしていない対照グループとが比較されました。TMグループは、仕事に対する満足度、業務成績、転職の願望、上司や同僚との人間関係において、ずっとよい結果を示しました。TMグループは、昇進に対するこだわりの減少に見られるように、昇進に対する心配をあまりしなくなったと報告していますが、実際には、他の人たちより早く昇進するということがわかっています。

解説

　組織のどのレベルでも、その構成員がTMテクニックをしている場合には、業務成績が向上します。組織内でTMを行っている人たちは、他の人たちよりも早く成功を収め、不安もあまり感じていません。これは、TMテクニックを行っている人にとってはより速い進歩が自然である、ということを示しています。

参考文献：David R. Frew, "Transcendental Meditation and Productivity," Academy of Management Journal 17, no.2 (U.S.A.:1974) : 362-368.

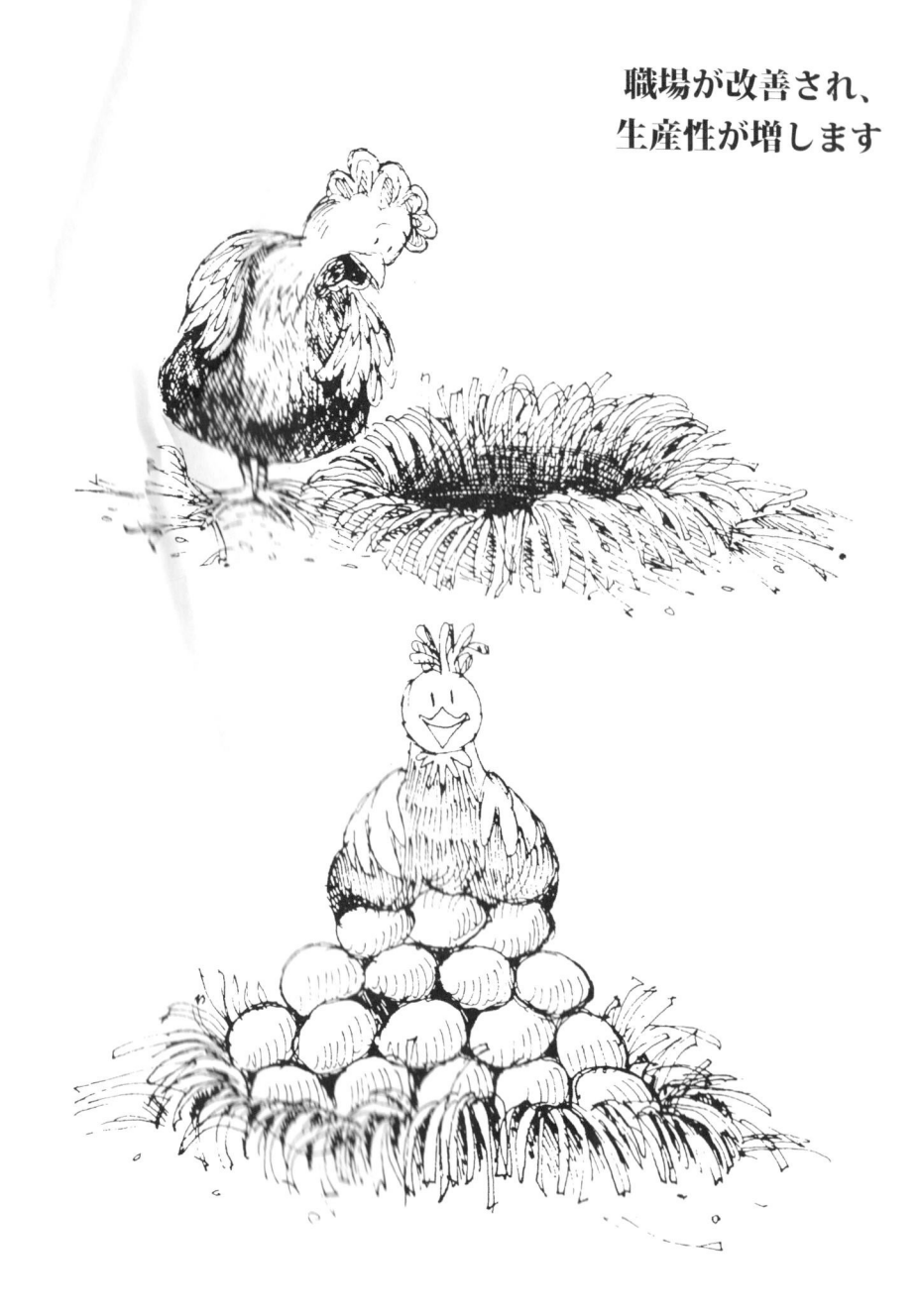

職場が改善され、
生産性が増します

第3章　ＴＭは眠れる能力を引き出す

仕事への取り組みが良くなる（2）
TMをしている従業員と管理職との比較

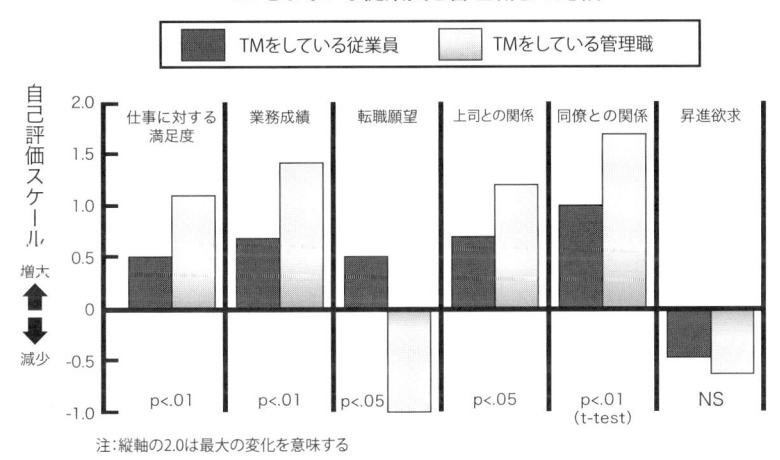

（棒グラフ：TMをしている従業員／TMをしている管理職）

自己評価スケール（増大／減少）

項目	従業員	管理職	有意差
仕事に対する満足度	0.5	1.1	$p<.01$
業務成績	0.7	1.4	$p<.01$
転職願望	0.5	-0.7	$p<.05$
上司との関係	0.7	1.2	$p<.05$
同僚との関係	1.0	1.7	$p<.01$ (t-test)
昇進欲求	-0.4	-0.5	NS

注：縦軸の2.0は最大の変化を意味する

研究結果

責任の重い地位にある管理職と一般従業員とを比較したところ、管理職のほうが、仕事に対する満足度、業務成績、転職の願望、上司や同僚との関係において、よりよい結果を示しました。

解説

その人の権限が大きければ大きいほど、ＴＭから得られる生産性の伸びも大きくなります。ＴＭによる生産性の伸びは、組織のあらゆるレベルの人たちに見られるのですが、より高い生産性を要求されている責任ある地位の人たちほど、ＴＭによって系統的に開発され増大する創造的知性を、いっそう上手に活用しているようです。

参考文献：David R. Frew, "Transcendental Meditation and Productivity," Academy of Management Journal 17, no.2 (U.S.A.:1974) : 362-368.

仕事がうまくできるようになります

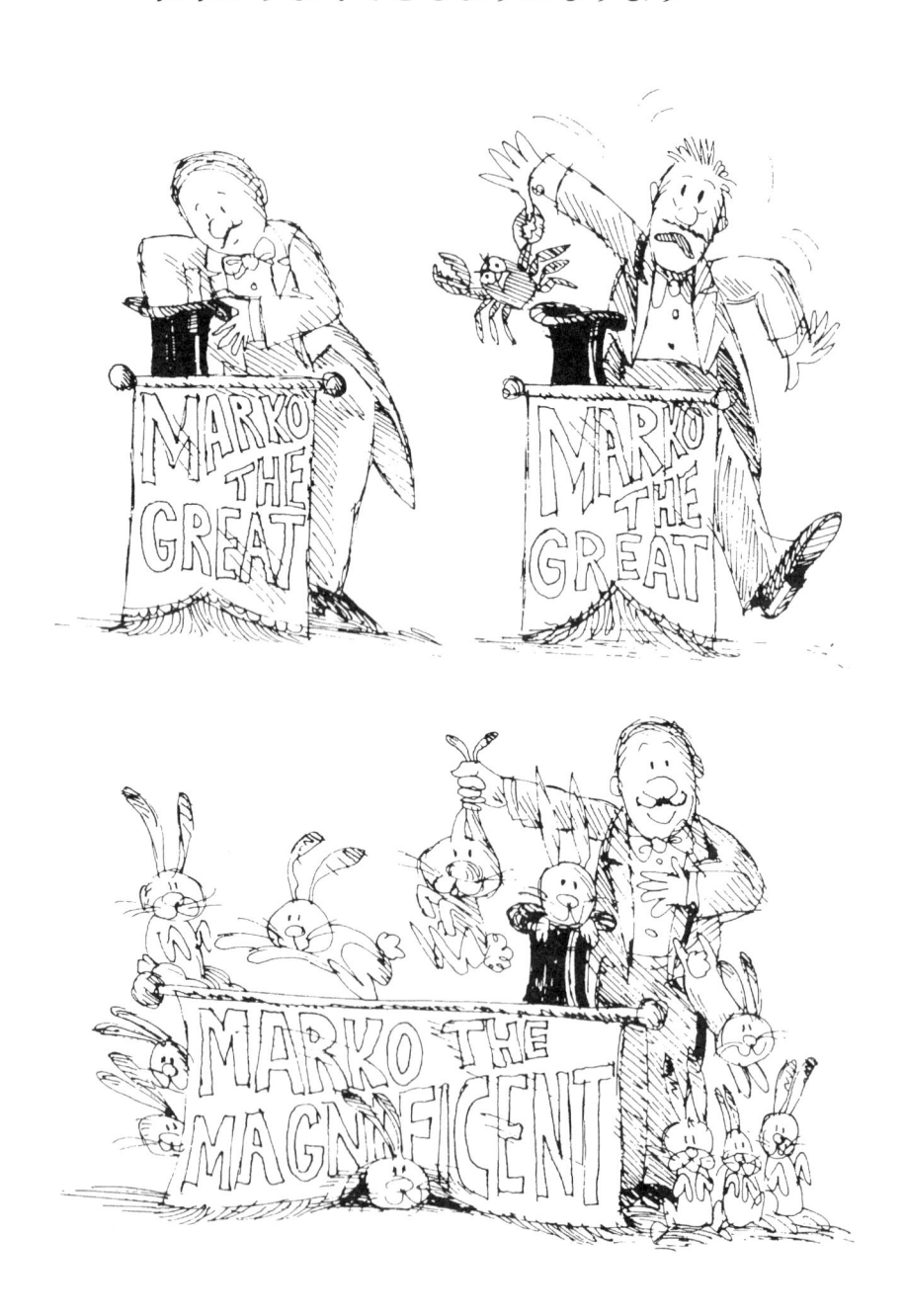

第3章　ＴＭは眠れる能力を引き出す

業務成績の変化

(1) TMをしている人たちと、していない人たちとの比較
(2) TMをしている従業員と管理職との比較

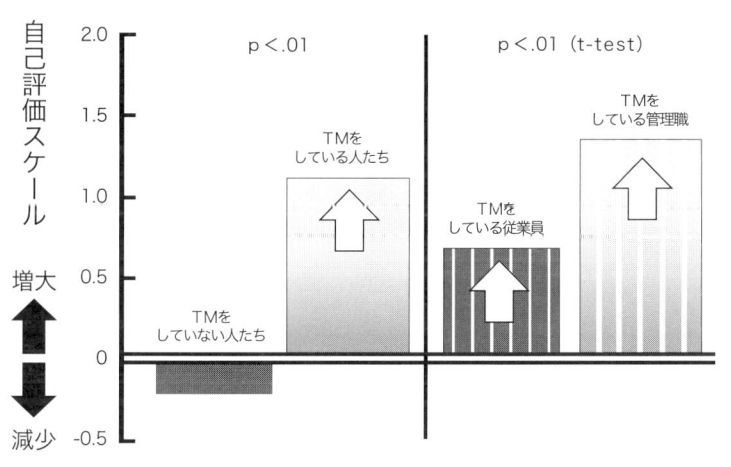

縦軸：自己評価スケール（増大／減少）、-0.5 ～ 2.0

左側：p＜.01
- TMをしていない人たち（減少）
- TMをしている人たち（増大）

右側：p＜.01（t-test）
- TMをしている従業員
- TMをしている管理職

注：縦軸の2.0は最大の変化を意味する

研究結果

組織におけるすべてのレベルにおいて、ＴＭテクニックを行っている人たちは、ＴＭテクニックを行っていない対照グループに比べて、大幅な業務成績の伸びを示しました。責任の重い地位にある管理職の業務成績の伸びは、責任の軽い地位にある従業員たちの業務成績の伸びよりも、いっそう大きなものでした。

解説

組織のどのレベルにある人でも、ＴＭテクニックの実践をとおして創造的知性を開発し、そこから恩恵を得ることができます。より大きな創造性を要求されている責任の重い管理職の人たちは、増大した創造的知性をいっそう上手に活用しているようです。

参考文献：David R. Frew, "Transcendental Meditation and Productivity," Academy of Management Journal 17, no.2 (U.S.A.:1974) : 362-368.

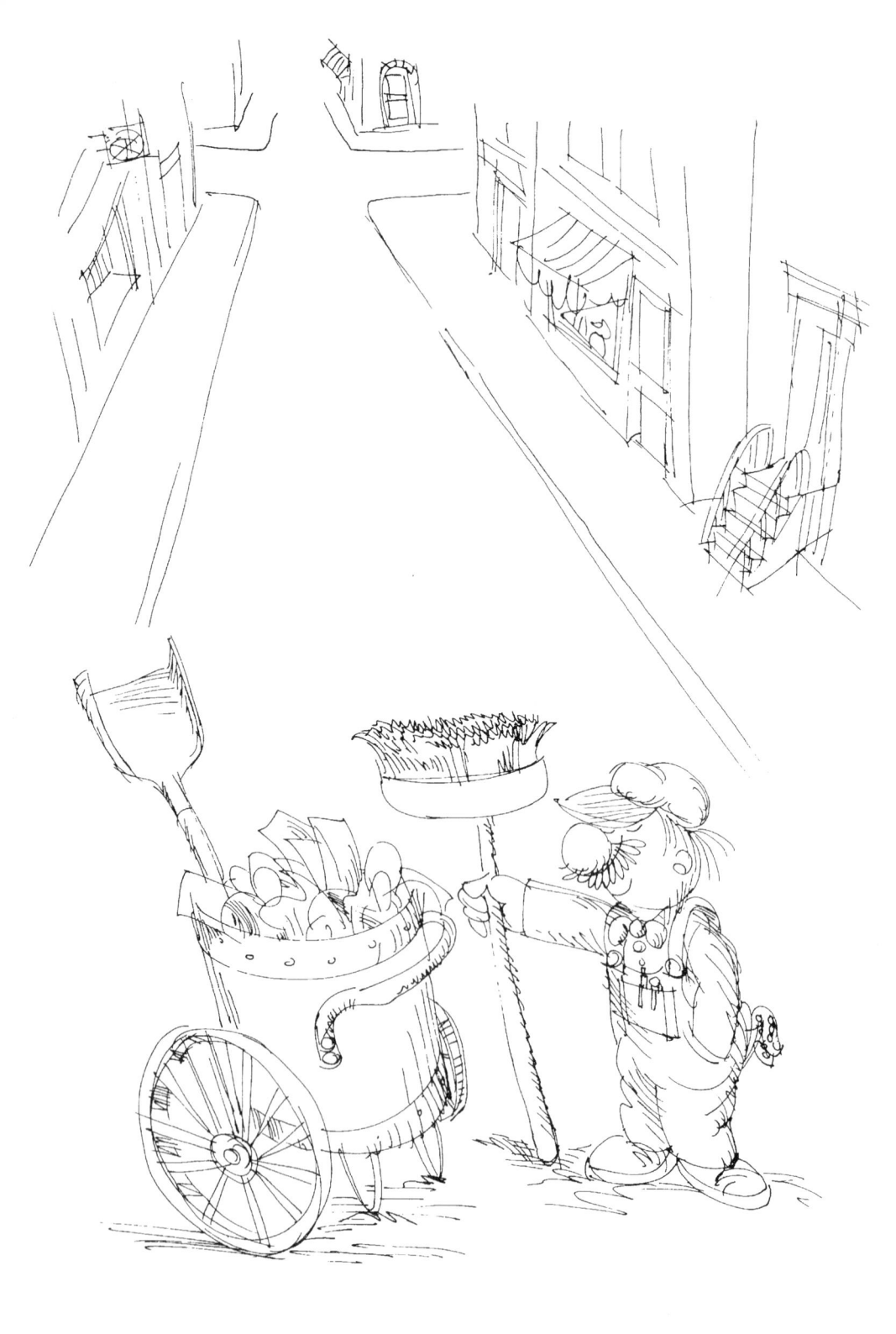

第3章　TMは眠れる能力を引き出す

仕事に対する満足度の変化

(1) TMをしている人たちと、していない人たちとの比較
(2) TMをしている従業員と管理職との比較

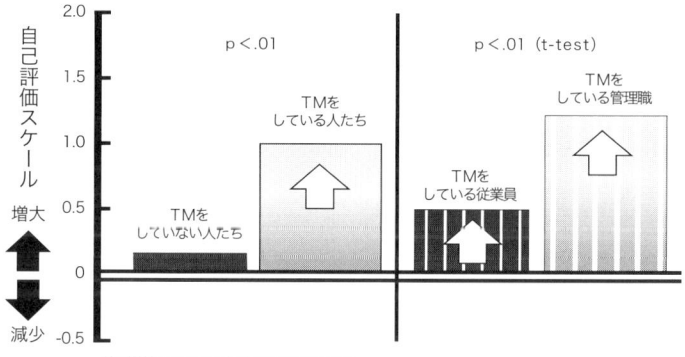

注：縦軸の2.0は最大の変化を意味する

研究結果

平均11ヵ月間TMテクニックを行っていた42人の仕事に対する満足度の伸びは、TMテクニックを行っていなかった人たちの同じ期間の伸びよりも、大きなものでした。高い地位にある管理職の人たちは、最高度の伸びを示しました。

解説

TMは、組織内のあらゆるレベルで一人ひとりの業務成績を伸ばし達成度を高めるので、仕事に対する満足度が自然に高まります。

参考文献：David R. Frew, "Transcendental Meditation and Productivity," Academy of Management Journal 17, no.2 (U.S.A.:1974) : 362-368.

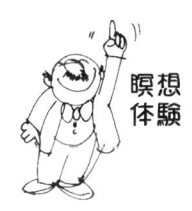

瞑想体験

　瞑想を始めて1ヵ月ほどで強力な効果が現れてきました。これまでにないほどの活力があり、仕事にもやる気が出てきました。瞑想の深い体験の後の爽快感は、本当に素晴らしいものです。また、人生観にも変化がありました。周りで起こる様々な状況に対する受け取り方が、肯定的に、前向きに変化してきたのです。そのせいか、他人に対する好き嫌いも激減しました。瞑想は、肉体的にも、精神的にも、良い影響を与えるものだとの認識をますます深めています。

(TM歴3年・男性・名古屋市)

上司との関係がよくなります

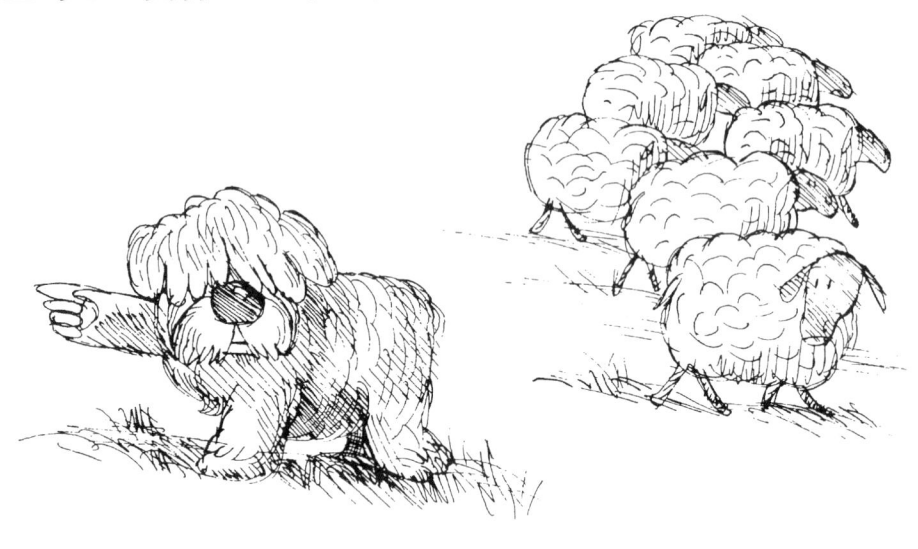

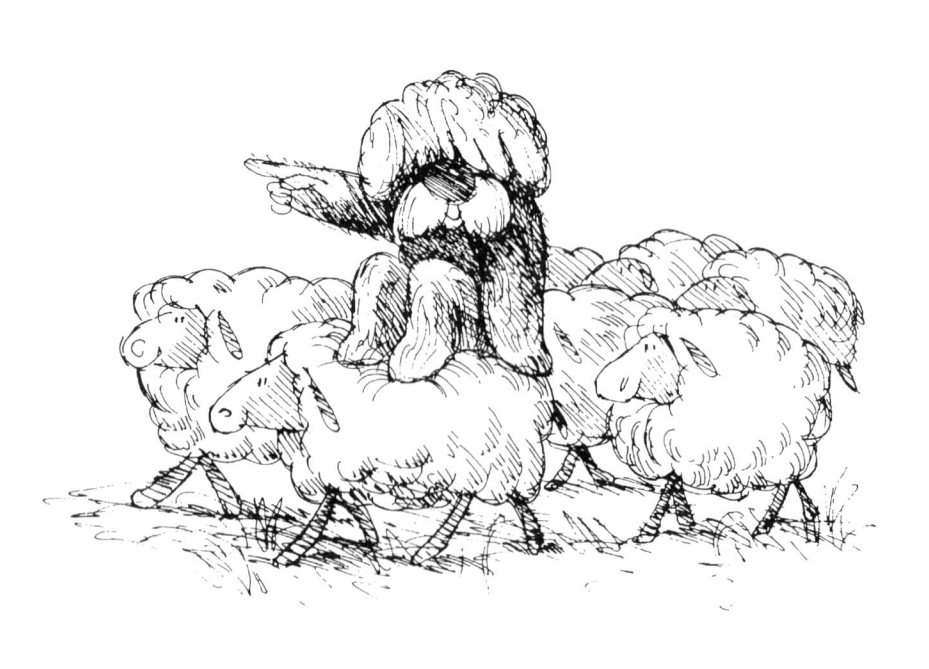

第3章　ＴＭは眠れる能力を引き出す

上司との関係に見られる変化

(1) TMをしている人たちと、していない人たちとの比較
(2) TMをしている従業員と管理職との比較

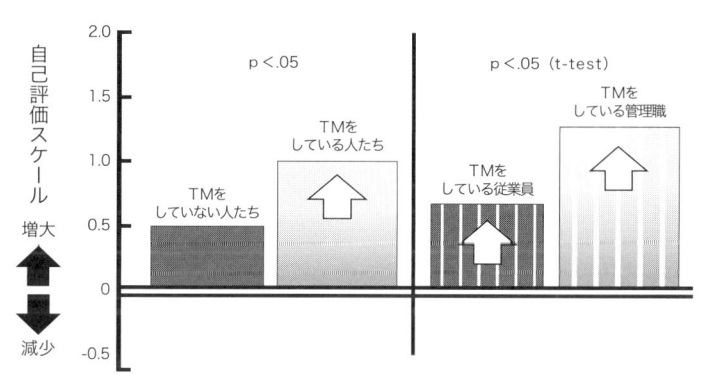

自己評価スケール
増大 ↑ ↓ 減少

p<.05　　　p<.05 (t-test)

TMをしていない人たち／TMをしている人たち／TMをしている従業員／TMをしている管理職

注：縦軸の2.0は最大の変化を意味する

研究結果

この研究は、職場での従業員と上司との関係を向上させるのに、ＴＭテクニックがとても効果的であることを示しています。組織の中で高い地位にある人たちほど、いっそう大きな向上が見られます。

解説

ＴＭテクニックは、個人の性格の安定性や温かさを増すと同時に、仕事を効率的にしかも友好的に行う能力を伸ばしますから、職場の人間関係が報いある生産的なものとなります。

参考文献：David R.Frew, "Transcendental Meditation and Productivity," Academy of Management Journal 17, no.2 (U.S.A.:1974) : 362-368.

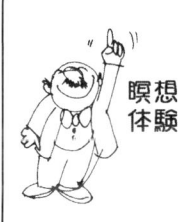

瞑想体験

　TMを始めてから、人との関係がスムーズになりました。もともと私は、相手を傷つけまいとする気づかいから、かえって緊張してしまったり、人から自分の欠点を指摘されたらどうしようとビクビクしてしまったりするところがあったんですが、最近はそれがなくなりました。それと同じように、他の人の欠点に気づいても、それが気にならなくなりました。誰に対しても身構えることなく自然な形で対応できるようになり、とても楽になりました。

（精神科医・男性・茨城）

同僚との関係も改善されます

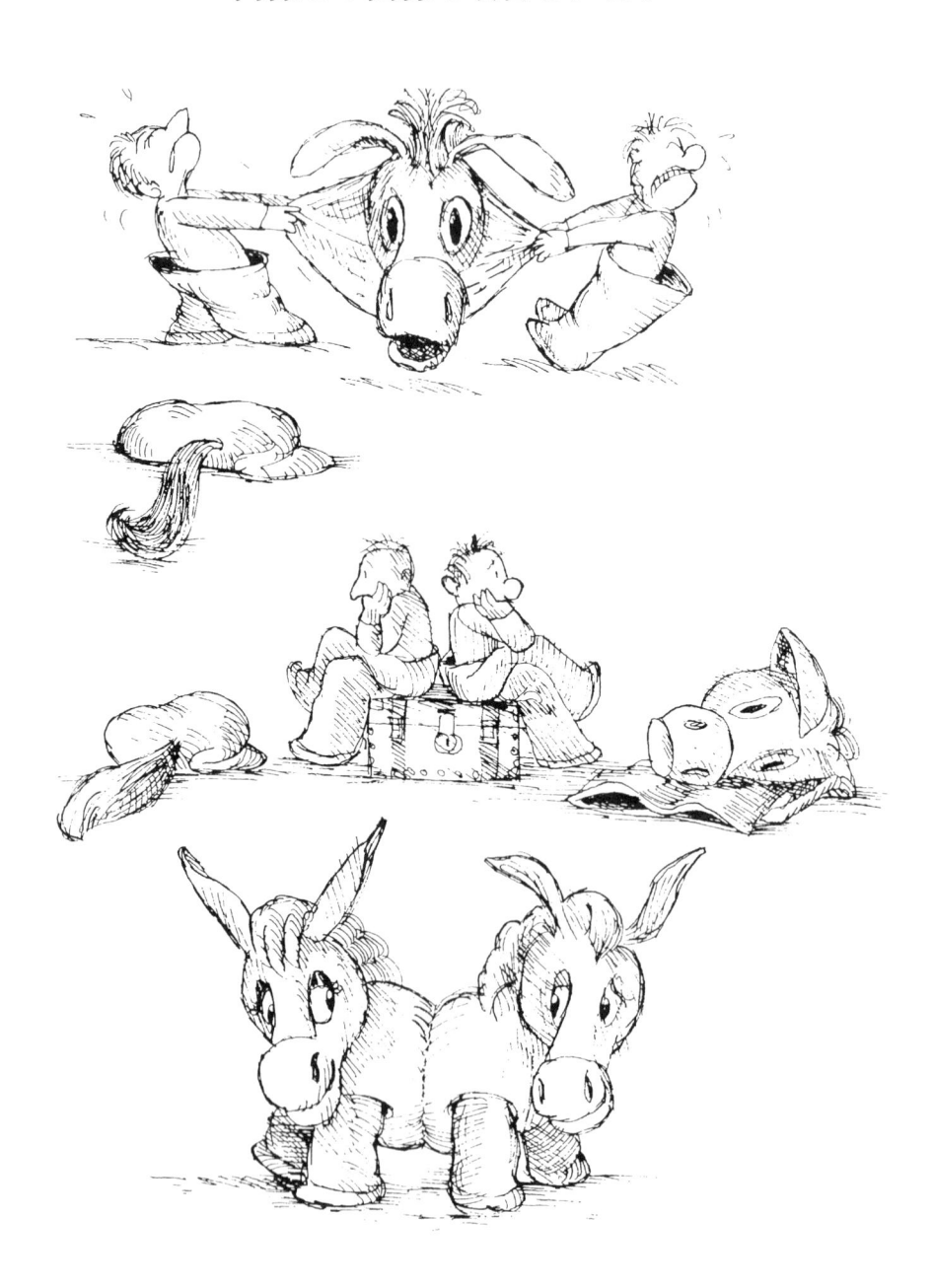

第3章　ＴＭは眠れる能力を引き出す

同僚との関係に見られる変化

(1) TMをしている人たちと、していない人たちとの比較
(2) TMをしている従業員と管理職との比較

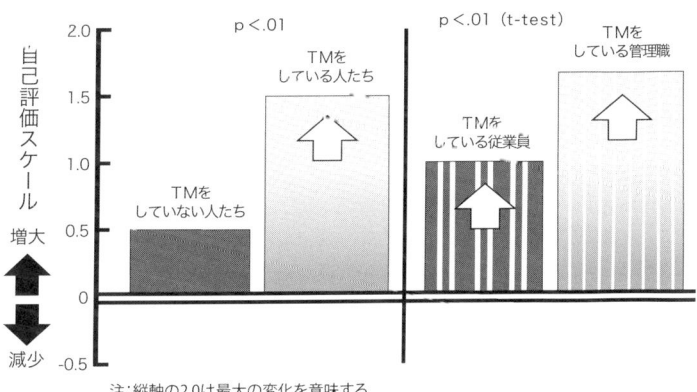

- 自己評価スケール（縦軸：-0.5 ～ 2.0、増大／減少）
- p<.01：TMをしていない人たち（約0.5）／TMをしている人たち（約1.7）
- p<.01 (t-test)：TMをしている従業員（約1.0）／TMをしている管理職（約1.8）

注：縦軸の2.0は最大の変化を意味する

研究結果

この研究は、職場の同僚との関係が、ＴＭテクニックを行うことによって大幅に向上する、ということを示しています。このような人間関係の向上は、従業員レベルと管理職レベルの両方に見られます。

解説

この研究は、ＴＭテクニックが組織内のあらゆるレベルでの人間関係を向上させる、ということを示しています。これは、組織内で一緒に働いている従業員同士の相互関係がより調和的になる、ということを意味しています。これは、集中力と拡大した意識が同時に発達するというＴＭテクニックの個人への効果が、社会的になった結果であると言えます。

参考文献：David R. Frew, "Transcendental Meditation and Productivity," Academy of Management Journal 17, no.2 (U.S.A.:1974) : 362-368.

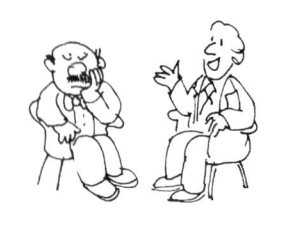

TMで能力が発揮されるのはわかりました。でも、これではみんな同じになってしまって、つまらないのではありませんか？

＝いいえ、同じにはなりません。その鍵は、潜在力です。私たち一人ひとりは異なる潜在力を持っています。異なる才能や能力です。悲しいかな、私たちはその持っている能力のほんのわずかしか活用していません。これは特定の能力であっても同じです。そこが問題なのです。みんながみんな同じ能力を持つようになるわけではありません。たとえば、ある人はコンピュータを簡単に使いこなせますし、またある人は長編小説を書くのが朝飯前かもしれません。

　ＴＭを実践することで、成長期を過ぎ成人に達してからでも、知性と創造性を大幅に発達させることができます。これは心理学においても画期的なことです。人生経験を積むにしたがって、それはさらに磨かれていきます。

　私たちの考え方はもっともっと柔軟になっていくでしょうし、活発になっていくはずです。そうなると、時は敵ではありません。良き友です。普通であれば、「もう５年も経ってしまった。だんだん歳をとっていくんだな」と非哀をこめてつぶやくところ、ＴＭを実践してからは逆に、自分の成長を待ち遠しく思うことでしょう。というのも、ＴＭ実践の５年間は知性の増大、意識の拡大、安定性の成長など、確実に進歩が得られる５年だからです。

では、むしろみんなが同じになっていくというよりは、逆にどんどん個性を発揮するようになるというのですね。

＝そのとおりです。果樹園の木を見てください。同じ土壌に根を張りながらも、それぞれ違った実を結んでいます。私たちも、同じ創造的知性の基盤にもっと強く根をおろしますが、一人ひとりの創造的知性の表現はさらに個性的になっていきます。そしておもしろいことに、個別性が強くなるにもかかわらず、同時に環境も含めたお互いの調和は高まっていくのです。

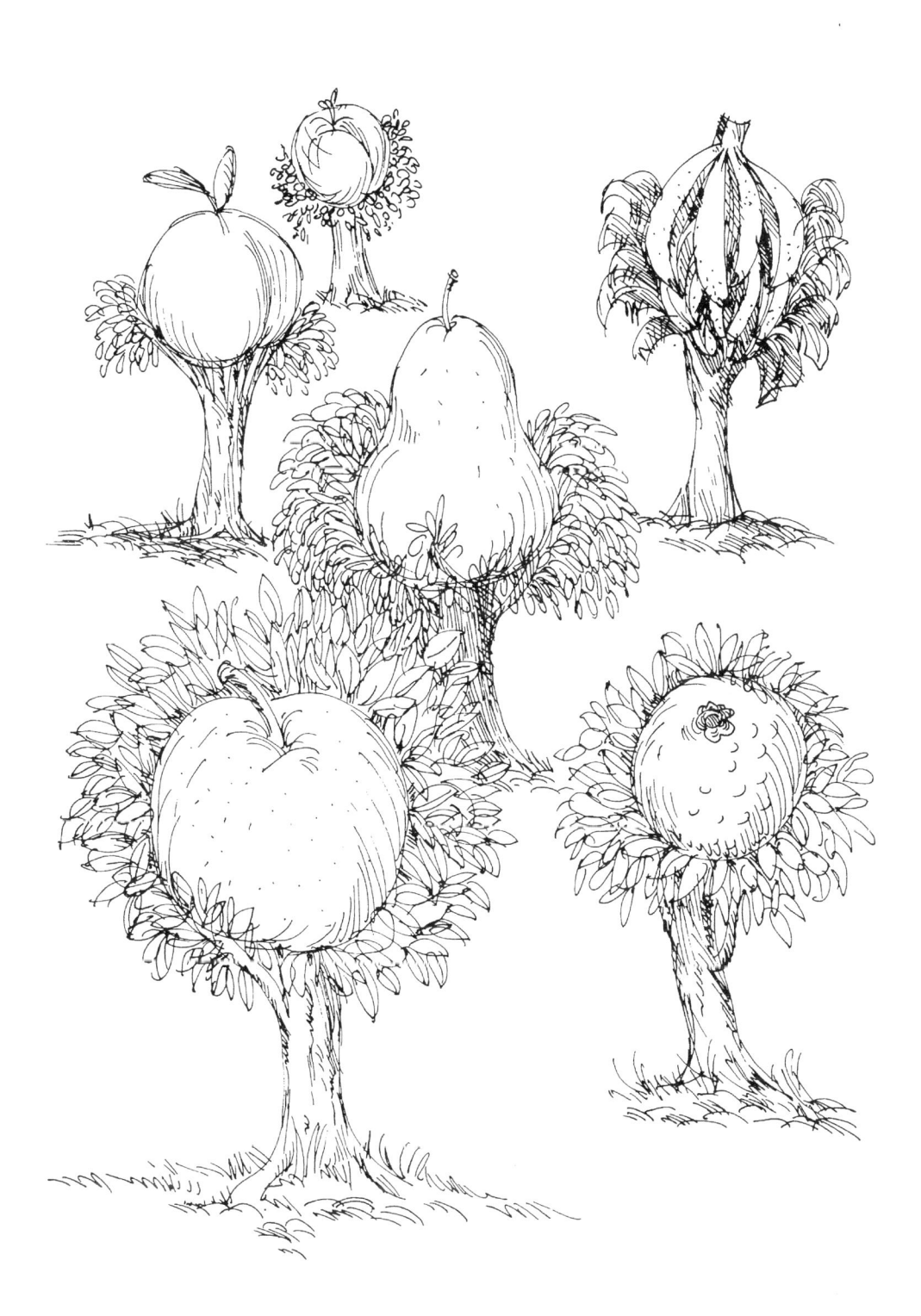

第4章
人生からストレスを取り除く

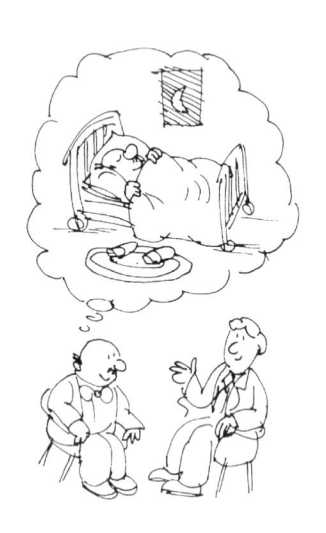

　では、こんどはＴＭが身体にどんな影響を与えてくれるのか、話していただけませんか？
＝ＴＭの身体への影響を考えるときに大切なポイントは、「休息」ということです。身体というものは休息をとることによって、その機能を自動的に回復させます。夜の睡眠を考えてみればすぐわかるでしょう。よく眠ると、日中にため込んだ多くの疲労や緊張が解消されます。

　なるほど、でもみんな夜は休んでいますね。どうしてＴＭが必要になるのですか？
＝夜の眠りで得る休息は、いくらかの疲れやストレスを取り除くのには充分ですが、より根深いストレスを取り除くにはもっと深い休息が必要なのです。ＴＭの実践で得られる１日２回の充実した深い休息が、身体を強く健康にし、優れた柔軟性を生み出していきます。

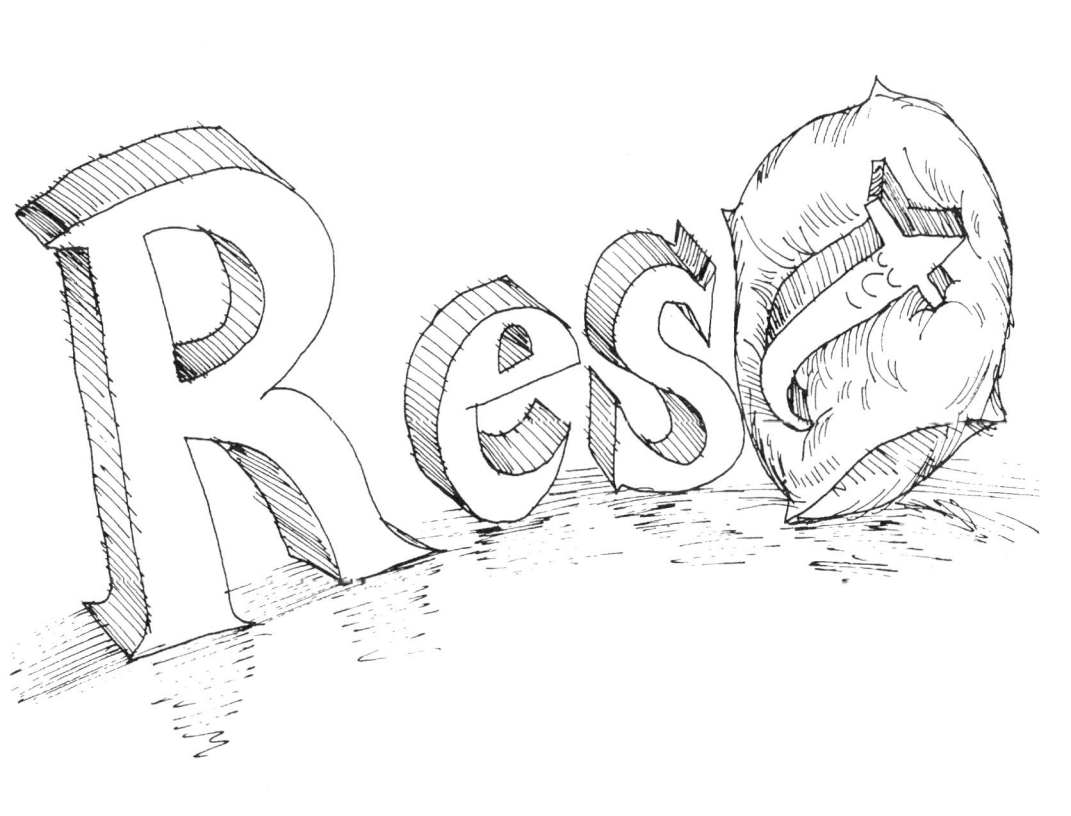

第4章　人生からストレスを取り除く

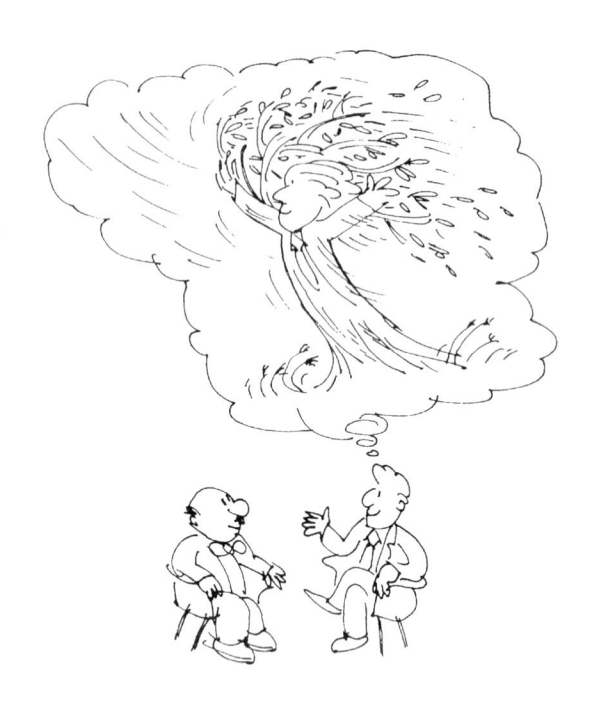

強くて柔軟になっていくわけですか？
＝身体を強くしていくことは、柔軟性を養っていくということです。柳と樫の木の話はご存じでしょう。柳の木は強い風が来るとそれにまかせてしなりますが、樫の木はそれに逆らって一生懸命頑張ります。嵐の後、柔軟な柳は元どおりまっすぐに立っていますが、堅い樫の木はすっかり倒れてしまっています。

　人間はその柔軟性によって、自然界、創造物の頂点として生き残ってきました。種族の維持というものは、常に変化する環境や条件にいかに順応できるかという柔軟性にかかっているのです。
　人生は山あり谷あり、変転盛衰の連続です。もしも私たちが堅いばっかりで柔軟性がなかったら、これは耐え難い試練でしょう。

　でも、もしこれらの状況に順応して生きていければ、これも逆に人生の一つの励みにできるはずです。これが、進歩の基盤の一つとして順応性を挙げている理由です。

第4章　人生からストレスを取り除く

順応性がとても大切です

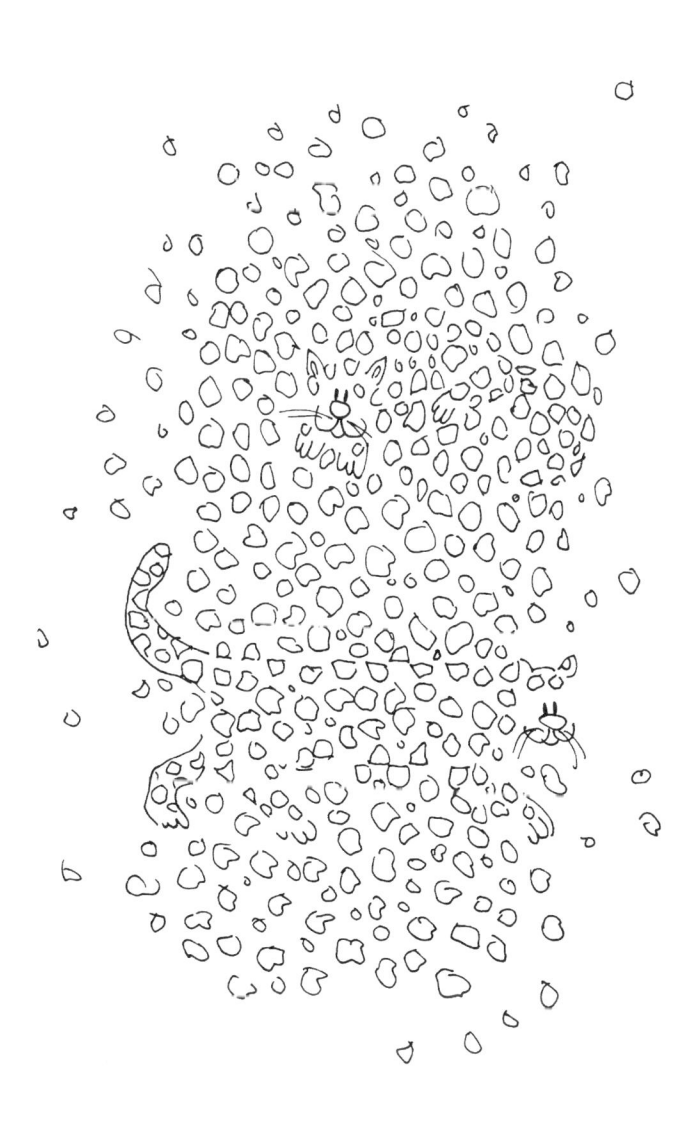

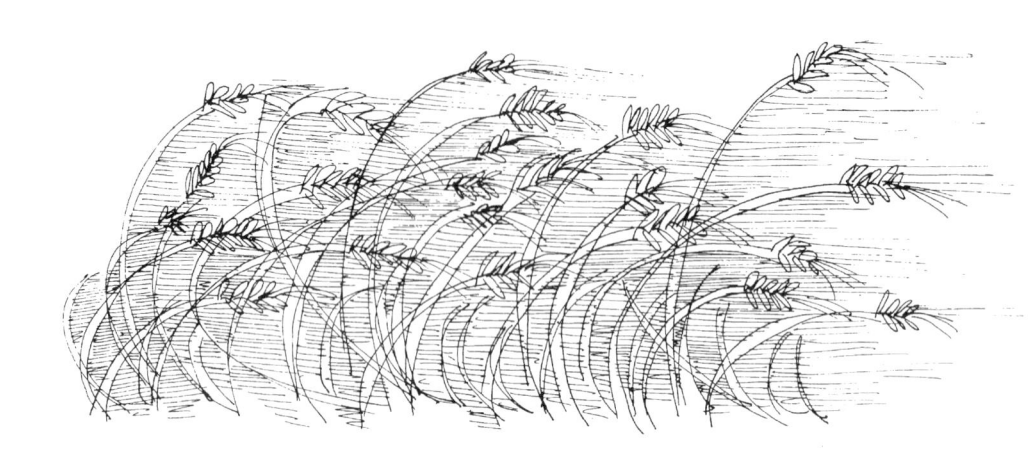

なるほど。でもTMでそんなに順応性が高められるのですか？
＝毎日その練習をしているようなものです。というのは、ＴＭ中には深い休息状態を体験しますが、その後は日常生活の活発な活動の場に戻るわけです。この相反する状態、休息と活動とを毎日交互に繰り返していくことによって、私たちは次第にその両方の質を同時に育んでいきます。

つまり、「動中に静あり」と古今の人たちによって言われてきたように、活動の最中にあっても安らいだ状態が維持できるようになっていくのです。そのとき、人間の効率性は最大限に高まり、より少ないエネルギーでいろいろな変化に対応していくことが可能となります。これが順応性の成長です。

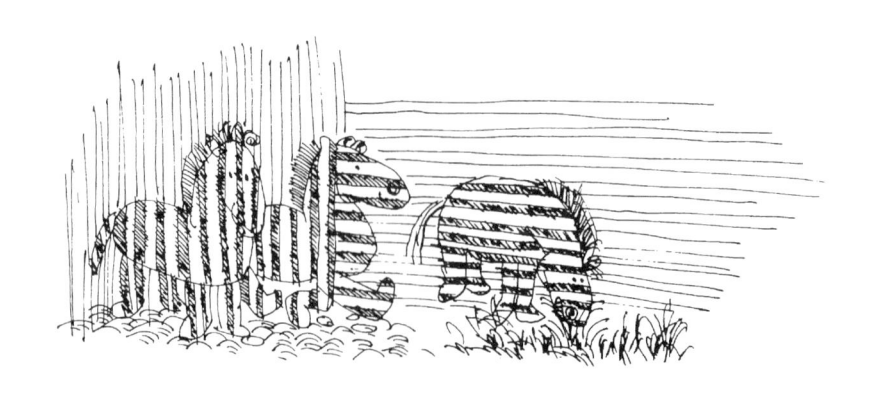

第4章　人生からストレスを取り除く

それは、具体的にどのような変化として現れてきますか？
＝たとえば生理的には、過労や睡眠不足、あるいはいろいろなストレスに対する速やかな順応性が得られ、これが病気などへの抵抗力となります。

　心の観点から見ていきますと、純粋意識という普遍的状態を経験していくことにより、心はとても拡大されて、幅広い観点から物事を見ていけるようになるでしょう。
　また、包括力と集中力の両方が養われていきますので、学習能力や生産性の増大などの具体的な変化としても見られます。

　さらに、個人の成長は温かい人間関係を育みますから、社会的な順応性も高めていくことができます。環境からくるストレスも軽減され、不安感も取り除かれるでしょうし、飲酒や喫煙の量が減るなどの変化も現われます。
　そして、このような生理、心理、社会性の高まった人たちが増えてくれば、環境も変化することでしょう。

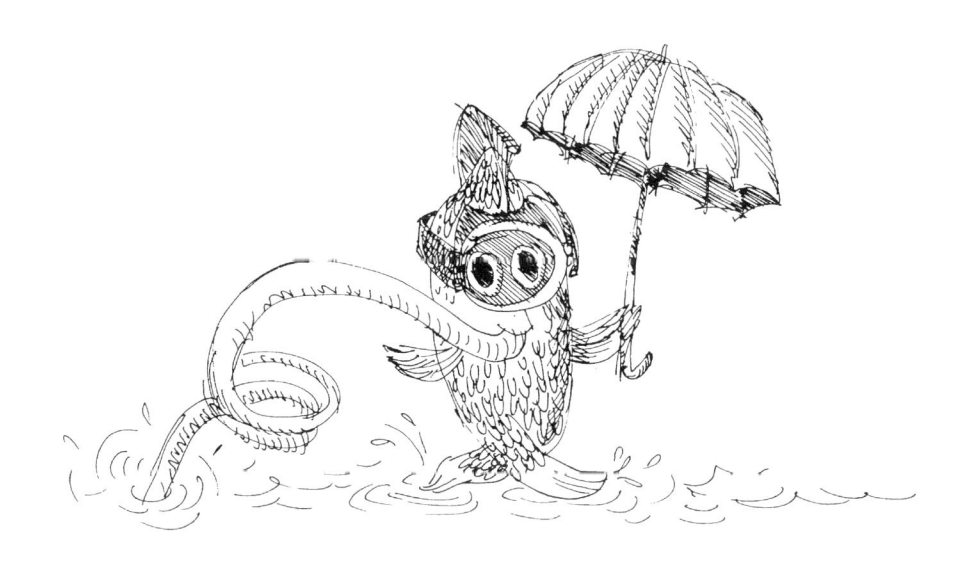

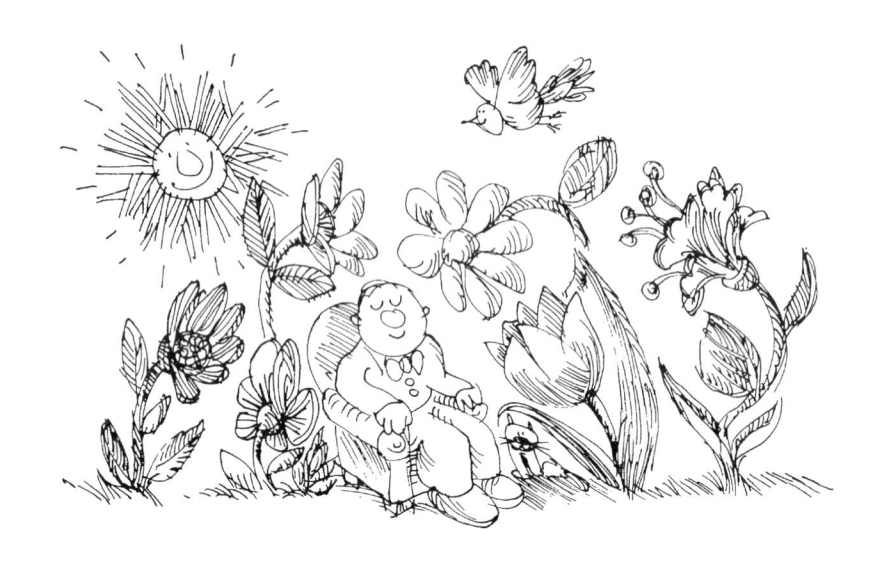

どういうことですか？
＝誰かの家を訪ねたときなど、ある人の家の雰囲気にはとても調和的で和らいだ感じを受けるのに、別の家ではとても不調和で嫌な感じを受けるということがあります。あるいは、旅行中など、通り過ぎる町や村によって何か違った雰囲気を感じるということもあります。これは、そこに住む人たちの集合的な影響力がその環境に作用しているために、そのような雰囲気がかもし出されているのです。

環境にはとても大きな順応性があり、人間が作り出す影響に自動的に反応します。ＴＭの実践により調和を高める影響が環境に生み出されますから、環境における生命を支える質は活性化され豊かになり、私たちを支援してくれるようになるでしょう。

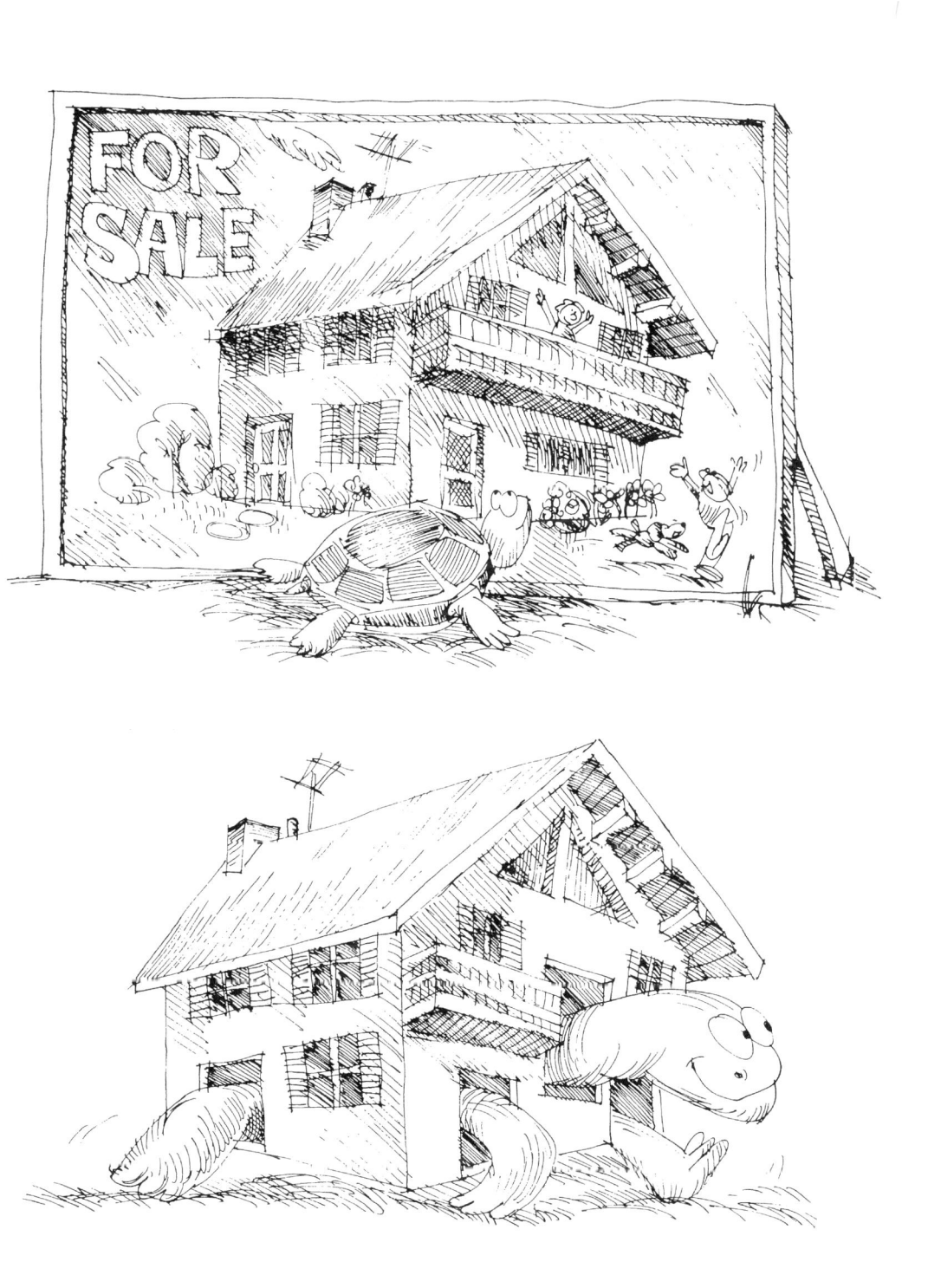

心身ともに順応性をもつということは、確かに必要なことでしょうね。
＝そのとおりです。広い心と生理的柔軟性があってこそ、本当の順応性となるのです。

　　でも、何にでも順応してしまうのも考えものではありませんか？
＝ええ、そこで必要となってくるのが安定性です。風に舞う落葉はあっちにふわり、こっちにふわりと風のおもむくまま、どこにでも行ってしまいます。そこには安定したものがありません。

　これに安定性が伴うことで、私たちが大切にしている価値観に基づいて、自己を表現していくことが可能となるでしょう。自分本来の責任を充分に果たすためにも、安定性はとても大切な基盤です。

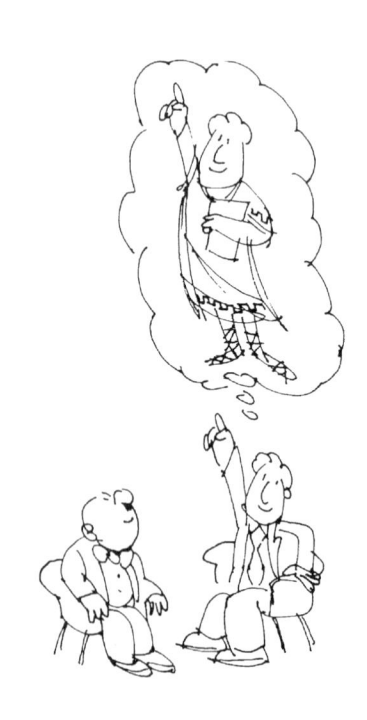

安定性も大切です

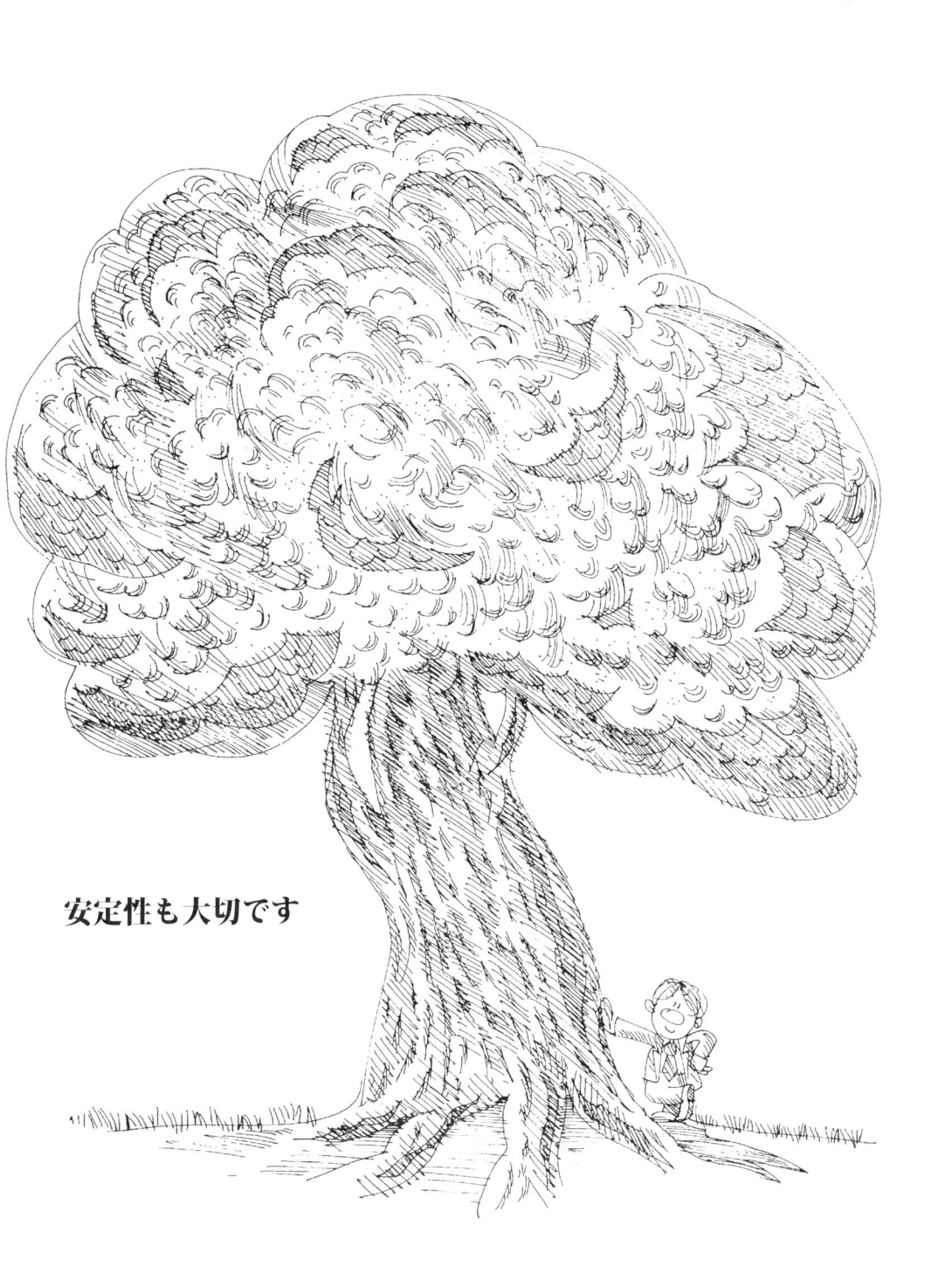

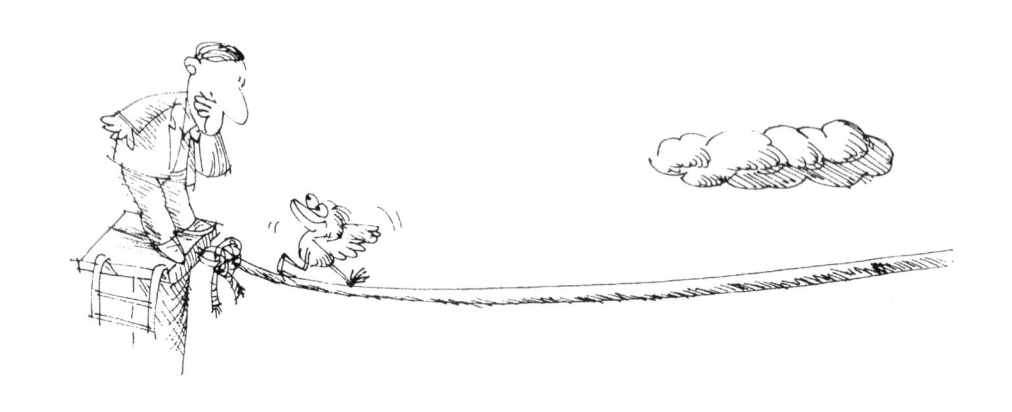

では、その安定性とＴＭとの関係は？
＝まず、ＴＭの実践が生理機能を安定させるということが挙げられます。脳機能がバランスを取りもどし、生理的プロセスにも落ち着いた状態が作り出されていきます。これは安定した健康状態を維持していけるようになるということです。

　精神面においては、情緒的バランスが保たれるようになるでしょう。たとえば、不安が減少し、個性と自信が成長し、自己実現への着実な進展が見られるようになります。それというのも、ＴＭ中に体験する純粋意識というのは、意識の最も安定した状態であり、これに規則的に慣れ親しんでいくうちに精神と情緒のバランスが図られていくからです。

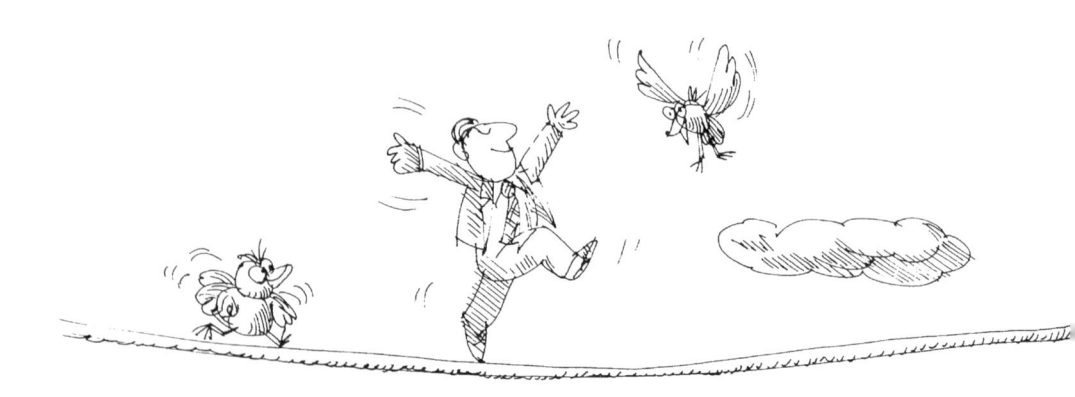

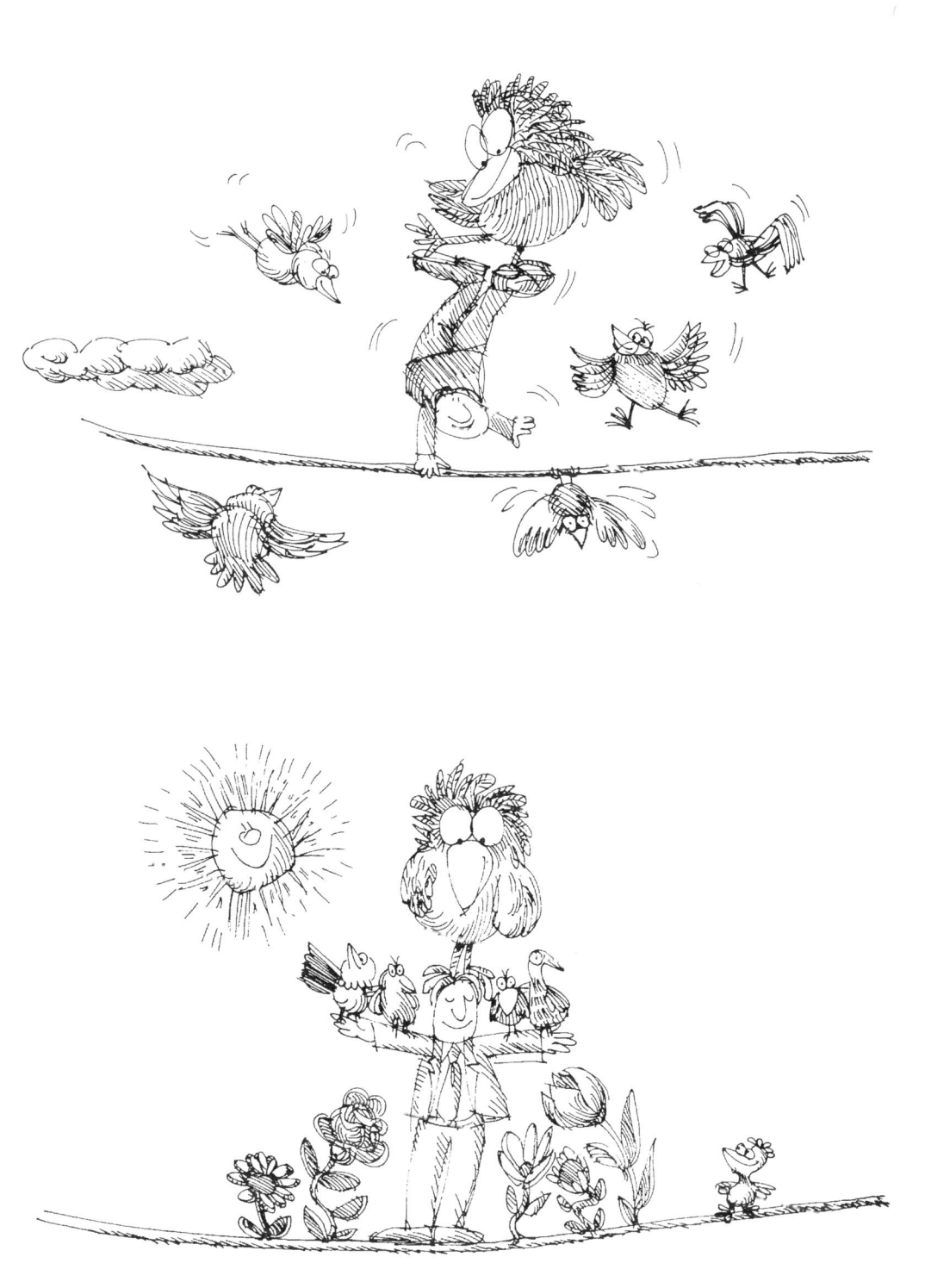

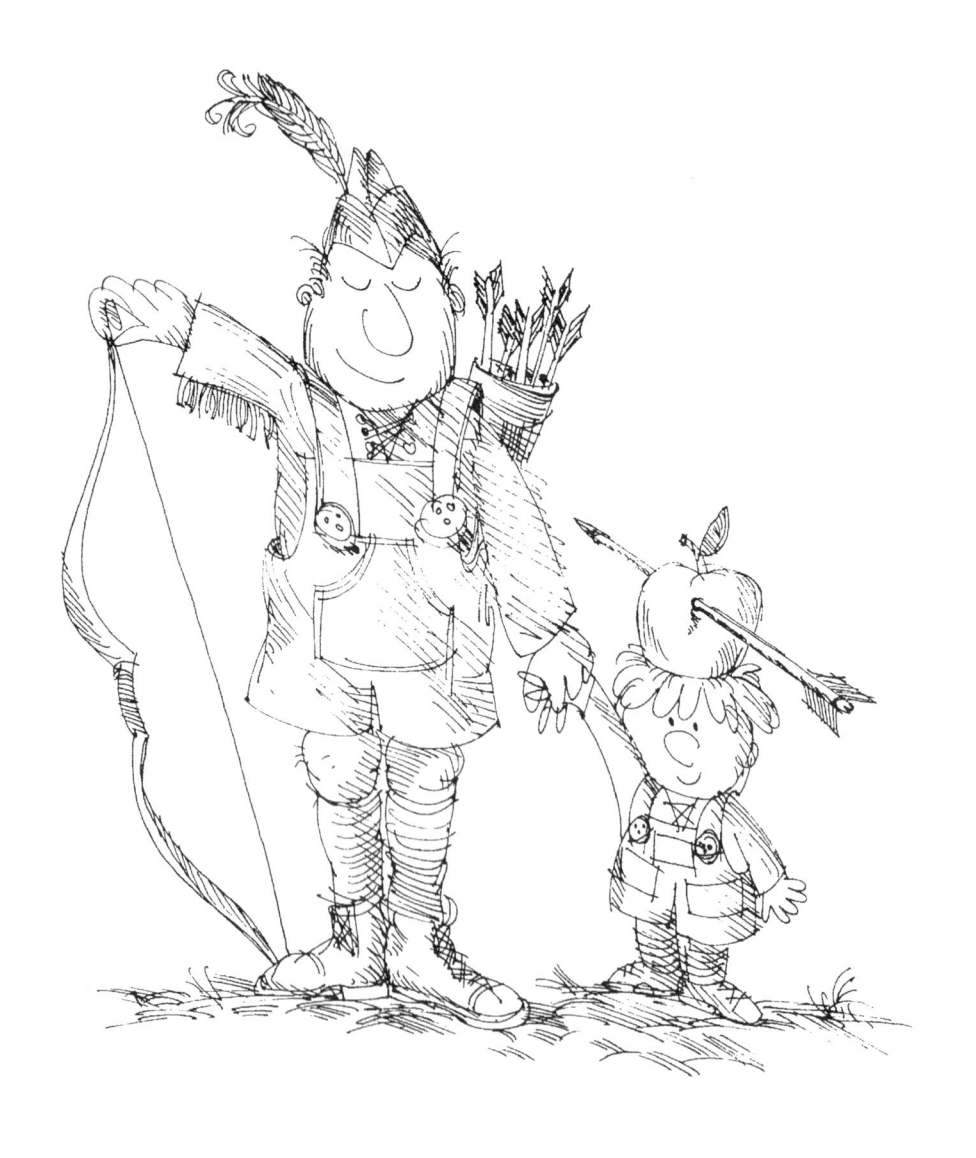

疲れているときには、何でもおっくうに感じるものですが、元気で活発なときには何でもなくなります。ＴＭをしている人たちが、どんなストレスからでもより早く回復することができるようになるというのも、ＴＭの実践が安定性と順応性を養うからにほかなりません。

　さらに、安定した個人が増えてくれば、家庭でも会社でも、日常生活における対人関係がもっと安定性を得るに違いありません。それは社会の安定性へと結び付き、都市生活を質的に向上させ、さらには麻薬や犯罪などといった社会問題をもなくしていくことが可能なはずです。つまりは、環境全体が安定性を得て、私たちの生活を支えてくれるようになるということです。

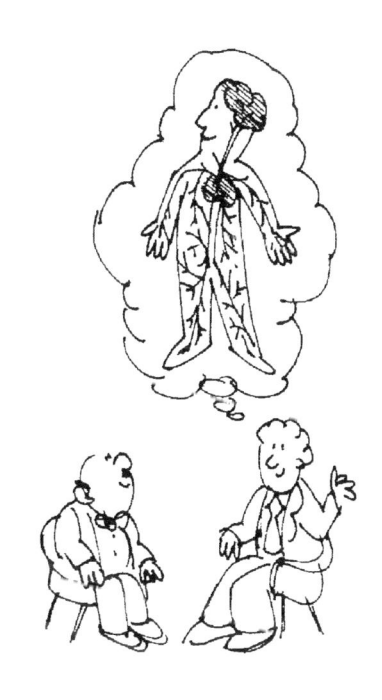

ＴＭは神経系をもっと安定させます

自律神経系の安定性が増します

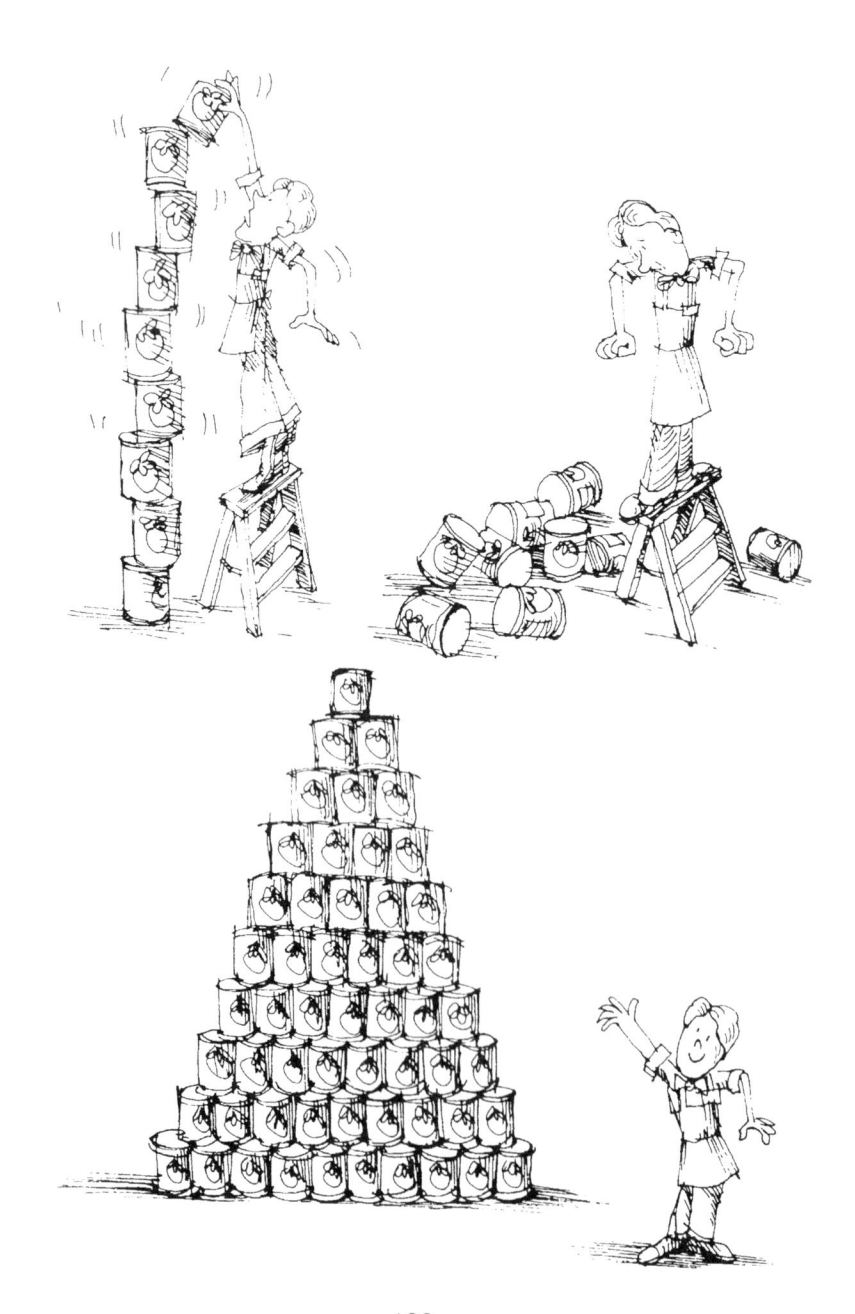

より安定した心身の状態
（自発性皮膚抵抗反応）

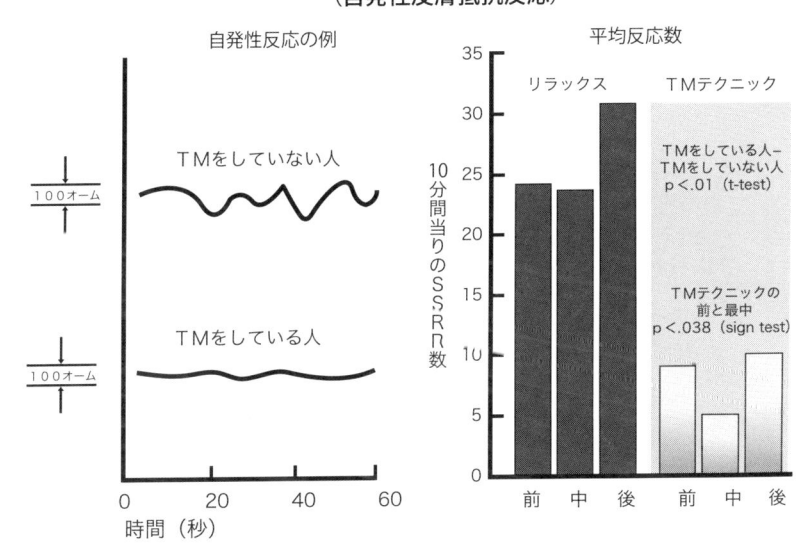

研究結果

　ＴＭを実践している人たちは、していない人たちよりもずっと自発性皮膚抵抗反応（ＳＳＲＲ）が少なくなっていますが、これは自律神経系が著しく安定していることを示します。

解説

　ＳＳＲＲ数が少なくなっていることでも明らかなように、ＴＭは神経系を安定させます。この安定性は、ＴＭ実践中だけではなく、それ以外のときも維持されるようになっていきます。

　精神生理学者は、皮膚抵抗反応が小さいことは一般的に、不安定な行動、環境のストレス、心身症などに対する強い抵抗力と大いに関係していると見ています。さらにこれは、神経系の活動を高めることとも関連しており、優れた知覚、無駄のない考え、行動を生み出していきます。ＴＭは神経系のノイズレベルを下げて、より大きなエネルギーを引き出すことに役立つと言ってもよいでしょう。

注：刺激を加えていない状態で、皮膚抵抗は自然に小刻みに変化します。この変化が100Ω以上になったときの回数をＳＳＲＲ数としています。

参考文献：David W. Orme-Johnson, "Autonomic Stability and Transcendental Meditation," Psychosomatic Medicine 35, no.4 (U.S.A.:1973) : 341-349.

反応が早くなります

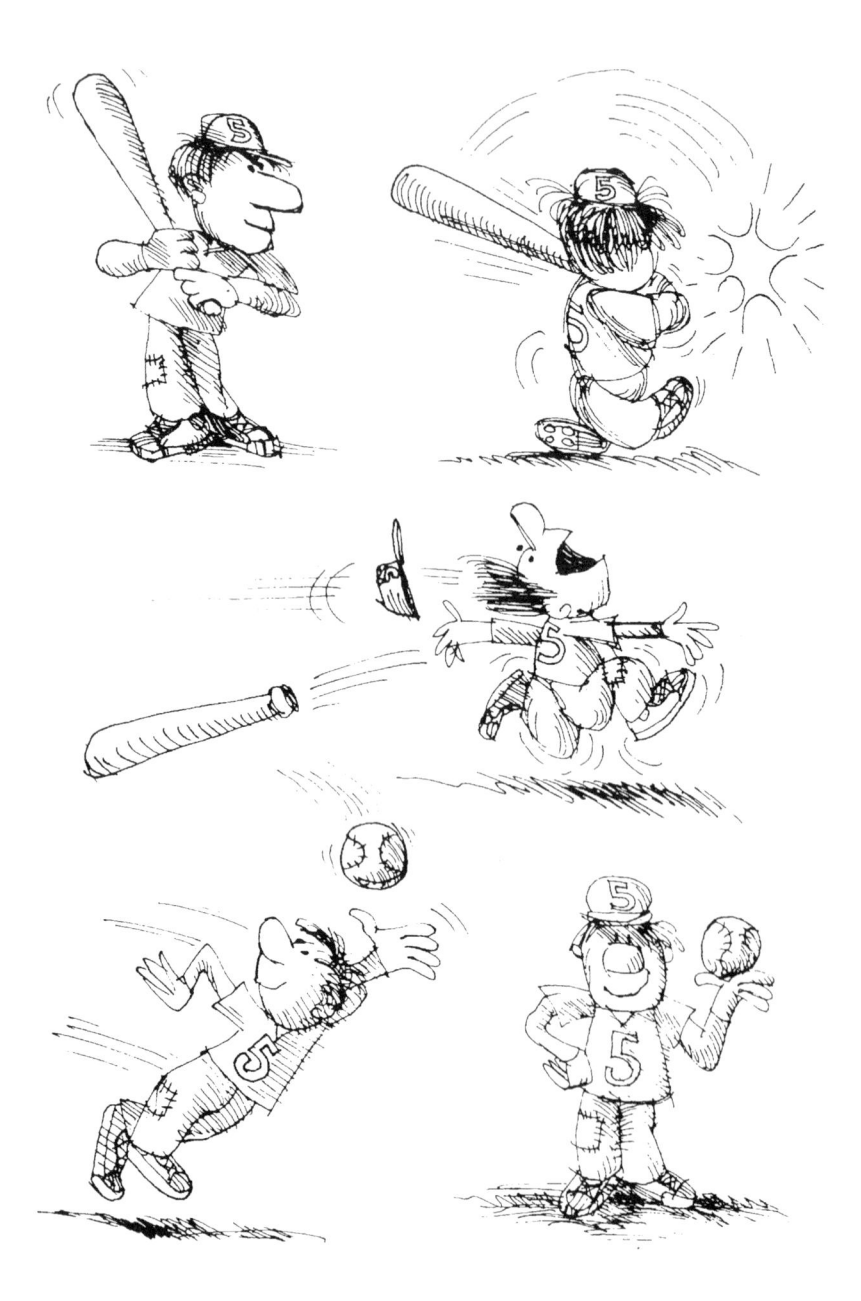

反応時間の変化

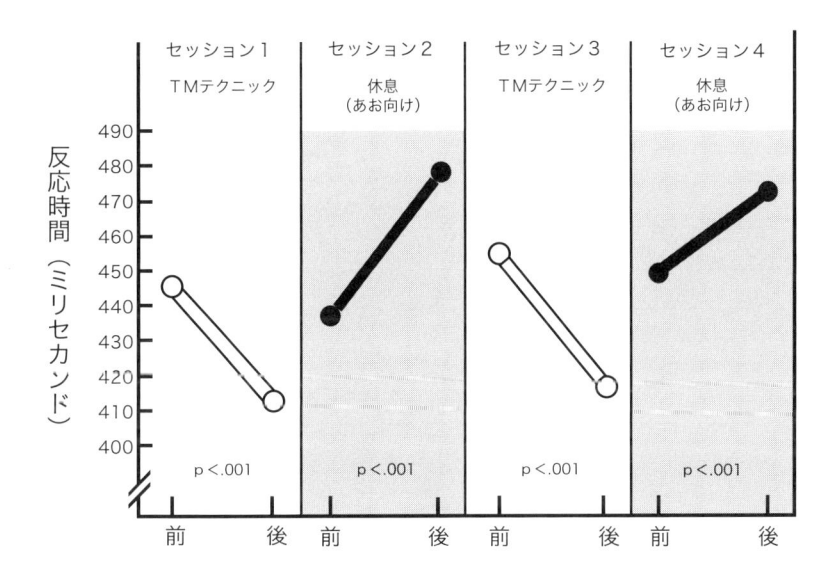

	セッション1 TMテクニック	セッション2 休息 （あお向け）	セッション3 TMテクニック	セッション4 休息 （あお向け）
前→後	445→412	437→478	455→417	449→473
	p<.001	p<.001	p<.001	p<.001

（縦軸：反応時間（ミリセカンド））

研究結果

　これは、TMとリラックスを交互に2回ずつ繰り返して得た結果です。被験者は25人でした。

　TM実践の後は、常に反応時間が短縮されていますが、仰向けでリラックスしただけのときは、逆に伸びています。

解説

　反応時間が短縮されているということから、TMによって、機敏さと注意力が増すことがわかります。これは、心と身体の協調が高まり、知覚や行動の効率が上がることも示しています。ただ横になって休むのとは異なり、TMで生み出される休息の状態は、秩序のある深いものであり、爽やかさや機敏さを大いに増すものであることが明らかです。

参考文献　1. David W. Orme-Johnson, David Kolb, and J. Russell Hebert, "An Experimental Analysis of the Effects of the Transcendental Meditation Technique on Reaction Time" (Maharishi International University, Fairfield, Iowa, U.S.A.).
　　　　2. Robert Shaw and David Kolb, "Reaction Time Following the Transcendental Meditation Technique," (University of Texas at Austin, Austin, Texas, U.S.A.).
　　　　3. Stuart Appelle and Lawrence Oswald, "Simple Reaction Time as a Function of Alertness and Prior Mental Activity," Perceptual and Motor Skills 38 (U.S.A.:1974) : 1263-1268.

繊細な感覚と優れた運動神経を開発します

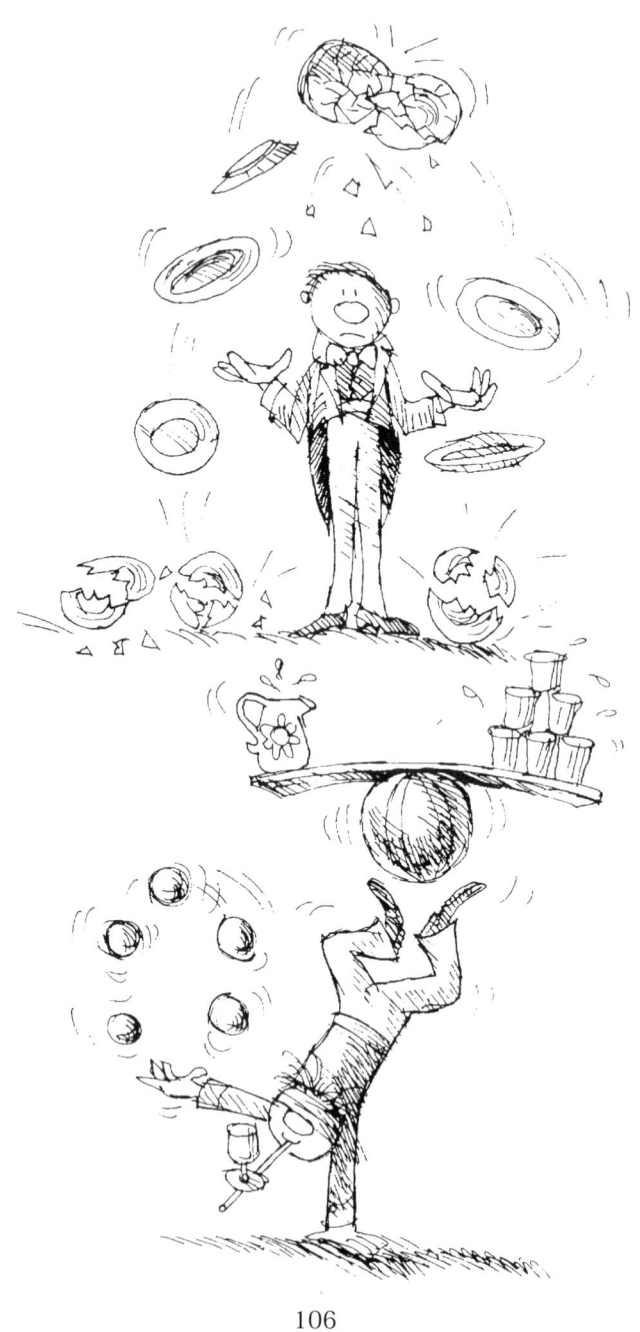

第4章 人生からストレスを取り除く

ミラー・スター・トレーシング・テスト

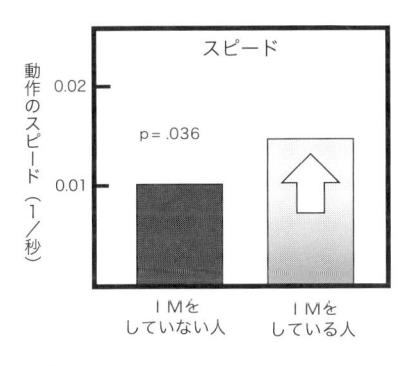

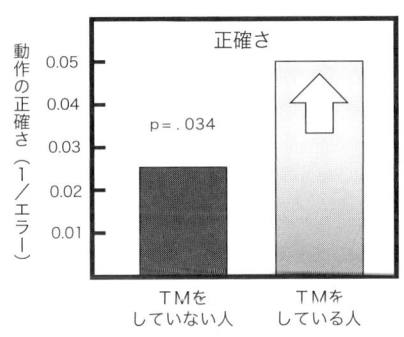

スピード
動作のスピード（1／秒）
0.02
0.01
p = .036
TMをしていない人 / TMをしている人

正確さ
動作の正確さ（1／エラー）
0.05
0.04
0.03
0.02
0.01
p = .034
TMをしていない人 / TMをしている人

研究結果

　TMを実践している人たちは、知覚や運動機能を調べる鏡映描写テストにおいて、速さと正確さの点で優秀な結果を示しました。このテストは、鏡に映る一つのパターンを混乱せずに写す能力を見たものです。

解説

　ここで見られる技能は、たとえば車の運転とか、弓で的を射ることとか、さまざまな運動と関係してきます。TMは、心と身体の協調性を改善し、優れた柔軟性を生み出します。さらに、注意力や知覚能力を高め、神経や筋肉の働きを統合し、混乱した状況にも惑わされないようになる、ということがこれらの結果から明らかとなります。

参考文献：Karen S. Blasdell, "The Effects of the Transcendental Meditation Technique upon a Complex Perceptual-Motor Task," (University of California, Los Angeles, California, U.S.A.).

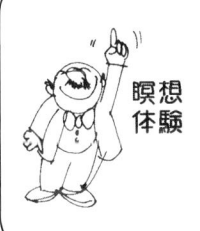

瞑想体験

　初めて競技に参加するようになったとき、他の選手達は、非常に激しい練習を行っていました。しかし、本当によい競技を行いたいのなら、よい休息をとらなければならないと思いました。1日2回のTMは、心を落ち着かせて、練習の疲れをとるよい機会となっています。瞑想すると再び元気になり、次の練習で最大の成果を得ることができます。瞑想して本当にリラックスすれば、成果は自動的に現れます。

（TM歴32年・パラリンピックメダリスト　ダニエル・ウェストレイ　カナダ）

もう少し具体的に、病気や健康について話していただけませんか？
＝そうですね。医者が病人にまず最初に言うのは「休息を充分にとりなさい」ということです。これは、身体が休んでいるとき、その自然治癒力や再生力が一番活発になることを知っているためです。

　ＴＭ中は、睡眠時よりも深い休息をとることができますから、とてもよい健康の基盤を築くことができます。「病 disease」という言葉は、なかなか意味深い言葉です。これは、「dis-ease、欠－安楽さ」安楽さに欠けるということです。ＴＭは、身体の不健康の原因を取り除くのに充分な無限の安らぎ、安楽さを、１日２回提供してくれます。

現代社会においては、心臓病の人が多いようですね。
＝もし、ＴＭで心臓麻痺や脳溢血を予防できるなら、これは私たちにとって本当に素晴らしい恩恵となるでしょう。実際に、ＴＭが心臓病の三つの危険因子である高コレステロール、高血糖値、高血圧を改善するという研究報告があり、高血圧や高コレステロールに対する瞑想の効果は、薬物療法と同等あるいはそれ以上であることが確かめられています。

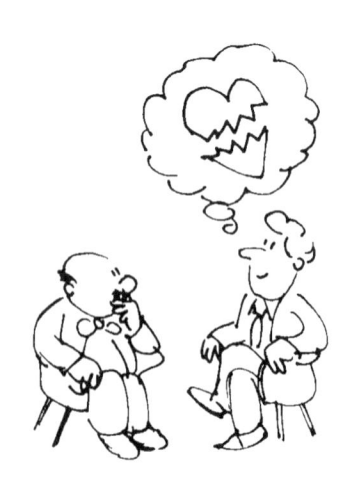

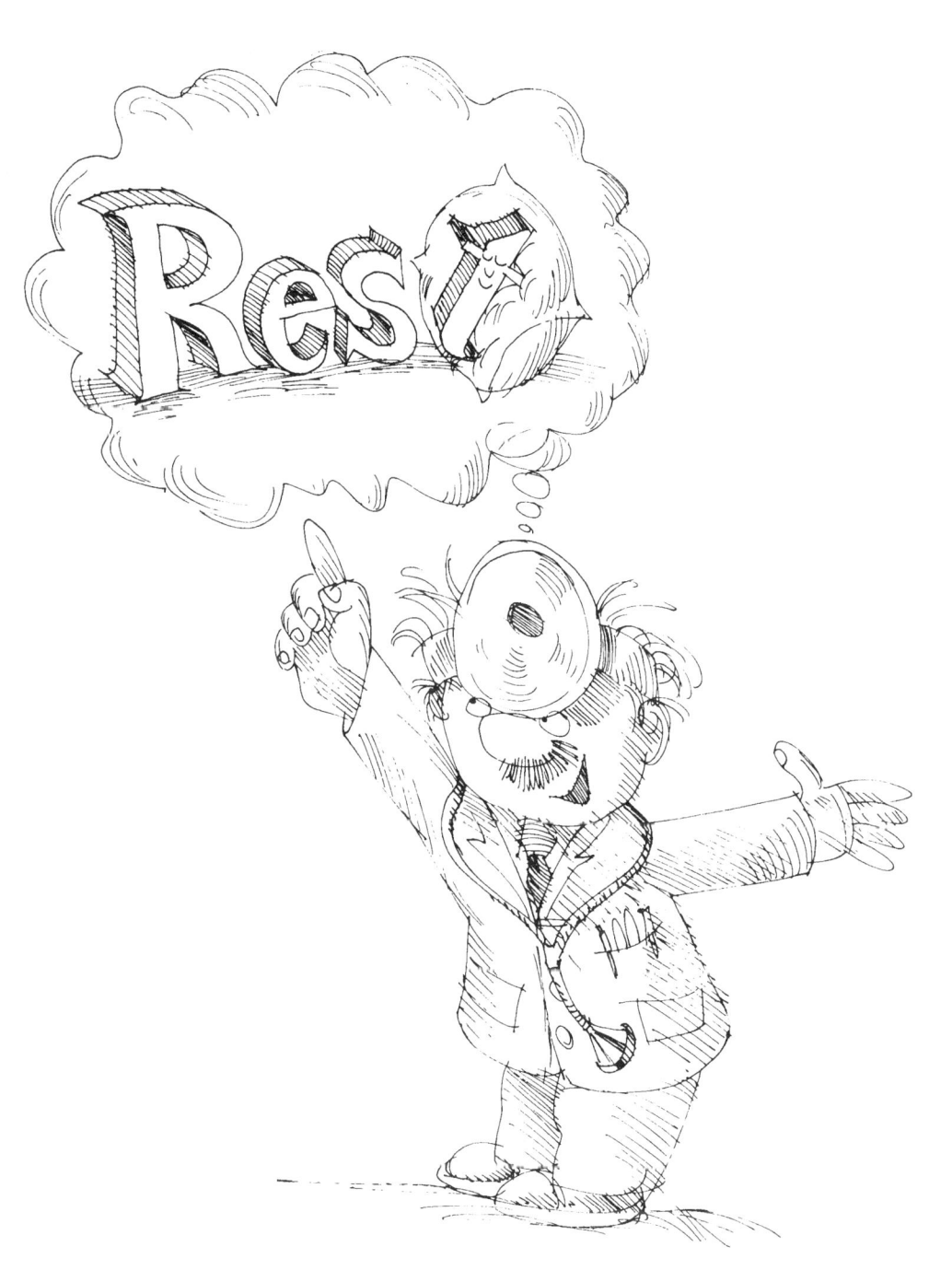

心臓も休めます

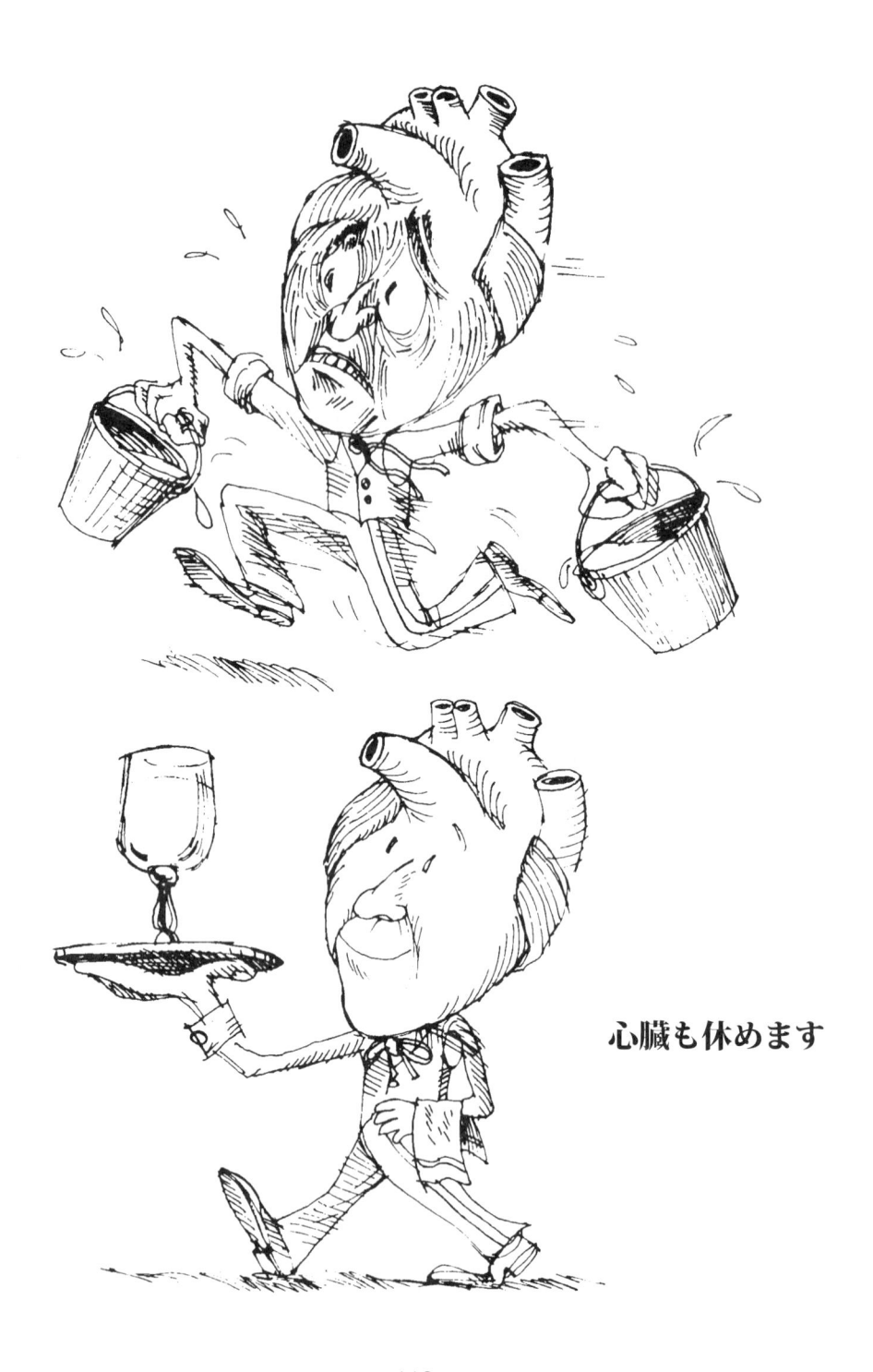

第4章　人生からストレスを取り除く

心拍数の変化

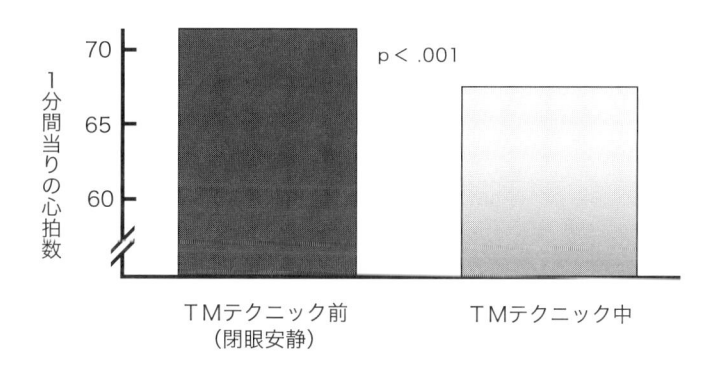

（グラフ：縦軸「1分間当りの心拍数」60, 65, 70、TMテクニック前（閉眼安静）約72、TMテクニック中約67、p < .001）

研究結果

このテストでは、心電図を基に、平均年齢25歳、TM実践が平均が2年1ヵ月の11人を対象に、心臓の働きの変化を見ました。TM中の心拍数は、開始前と比較して1分間に平均して5拍低下しました。

解説

この研究に関連した他のデータもまとめてみると、心拍数だけではなく、血液拍出量（送り出される血液の量）も減少していることがわかります。これは、心臓の負担がTM中は軽くなっていることを示します。

参考文献：Robert Keith Wallace, "The Physiological Effects of Transcendental Meditation: A Proposed Fourth Major State of Consciousness," (Ph.D. Thesis, Department of Physiology, University of California, Los Angeles, California, U.S.A., 1970).

＝この図で、TM実践中に、心拍数が減っていることがわかりますね。つまりTMは、1日2回心臓に大切な休息を与えてくれるということです。

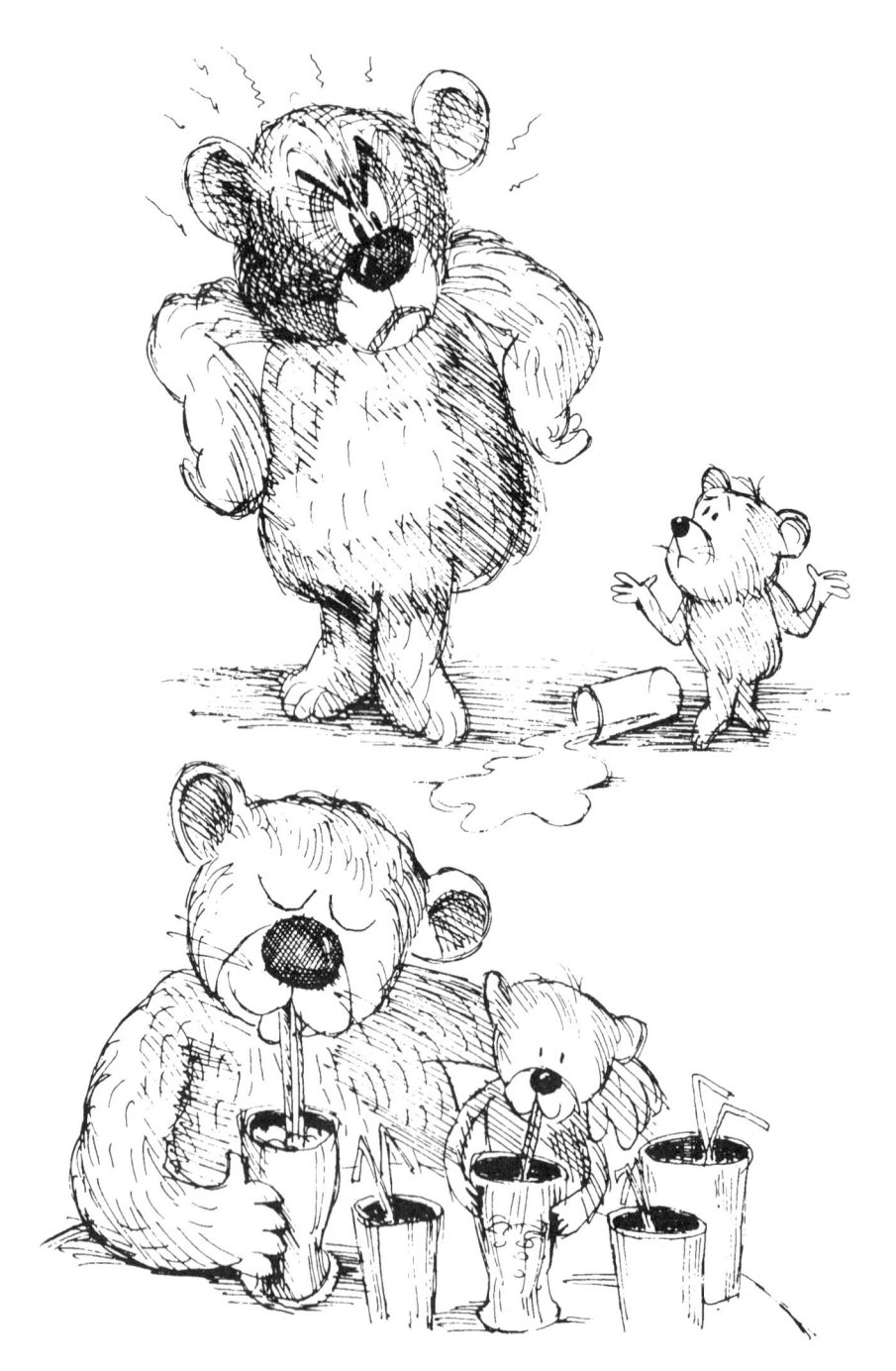

第4章 人生からストレスを取り除く

高血圧の正常化

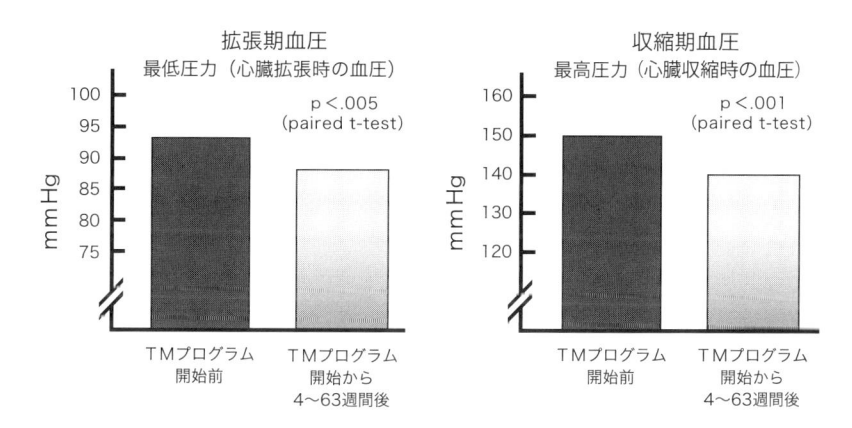

拡張期血圧
最低圧力（心臓拡張時の血圧）
$p < .005$
(paired t-test)

収縮期血圧
最高圧力（心臓収縮時の血圧）
$p < .001$
(paired t-test)

TMプログラム開始前 / TMプログラム開始から4〜63週間後

研究結果

　これは、高血圧症患者22人について、TMテクニック開始前後、1119回にわたって血圧測定を行った結果です。TM開始後にみられる最高、最低両血圧の低下は統計的に大きな意味をもっています。

解説

　このテストは、高血圧の治療に関して、TMが有効であることを示しています。現在、米国だけでも、2300万人の人たちが高血圧に悩まされているそうです。成人男子だけに限ると3人に1人の割合です。高血圧は、心臓痲痺、脳溢血、主要器官の損傷など病気や死亡の原因に結びつく危険なものです。自律神経失調が高血圧症の前兆であることはこれまでも盛んに言われてきましたが、TMはその自律神経の安定を促しますから、高血圧症や心臓病の予防に極めて重要なものとなるでしょう。

注意：TMはあくまでも健康維持に役立てるものであって、病気の治療法ではありません。現在すでに医師の治療を受けている方は、TMを実践する場合、必ず医師の指示を仰いでください。

参考文献 1. Herbert Benson and Robert Keith Wallace, "Decreased Blood Pressure in Hypertensive Subjects Who Practiced Meditation," Supplement to Circulation 45 and 46 (U.S.A.:1972)
2. Barry Blackwell, Irwin Hanenson, Saul Bloomfield, Herbert Magenheim, Sanford Nidich, and Peter Gartside, "Effects of Transcendental Meditation on Blood Pressure: A Controlled Pilot Experiment," Journal of Psychosomatic Medicine 37, (U.S.A.:1975) : 86.

病は気からと言います。悩みや心配事が病気の原因となったり、それを悪化させたりするということですね。
＝まさにそのとおりです。ここで、心と身体の関係を明らかにする必要が出てきたようですね。心の状態に起因するものとして心臓病、潰瘍、ぜん息、心身症などはよく知られていますが、それだけではありません。

医学界の権威によると、身体の病の 60 ～ 90％は、精神的緊張が原因となっているか、またはそれによって悪化させられていると言われています。

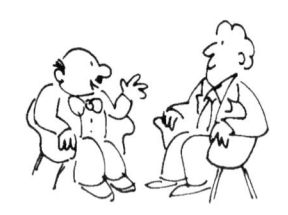

心からこの緊張を取り除く必要があるのですね。
＝ええ。この「緊張」は実際に「ストレス」（神経系の歪み）という形をとって、身体の中にため込まれます。

私たちの心は、直接身体の影響を受けていますから、身体が安らいでいれば、心もリラックスして調和を保つことができますが、もし、身体が疲れてストレスでいっぱいであれば、心も緊張した状態になってしまいます。

それは悪循環ですね。ストレスが多ければ多いほど、さらにストレスをため込むことになると。
＝そうです。ですが、これは逆も同じことが言えるのです。ＴＭは身体にため込まれたストレスを取り除くだけではなく、新たなストレスの蓄積を防いでくれます。つまり、ストレスが少なければ少ないほど、私たちはストレスを受け付けないようになるのです。

心が明快になれば、周りの状況をもっとよく知覚できるようになりますから、ストレスと感じることも少なくなり、人生も落ち着いたものになっていくでしょう。

第 4 章　人生からストレスを取り除く

なるほど。
＝暗い部屋に迷い込んでしまったときには、たとえそれが自分の家であっても人は怖さを感じます。でも、明かりをつければなんでもないことだとわかるでしょう。私たちが部屋全体を認識できるのであれば、恐怖を感じることなどないはずです。

　ストレスでいっぱいの状態は、暗闇の中にいるようなものです。知覚はストレスのために曇らされ、狭められた状態にあります。狭い視野では限られた部分しか把握できません。それが苦しみや恐怖の原因となるのです。

そもそも「ストレス」とはいったいどういうものなのですか？
＝一般的には、何か漠然とした精神的抑圧といったふうに思われているようですが、ここで私たちが言うストレスとは、神経系における化学的または物理的異常のことを言います。無理をすること、体験過多がその原因です。

　肉体的にでも精神的にでもかまいませんが、私たちの日常のいろいろな体験が時として、神経系を歪めてしまうほど強過ぎるものになった場合、それがストレスとして残ります。これが、夜の睡眠でも解消しきれないくらいにたくさんあったり、根深いものであったりすると、それはどんどん身体の中にため込まれていき、私たちの活動の効率を妨げてしまうのです。

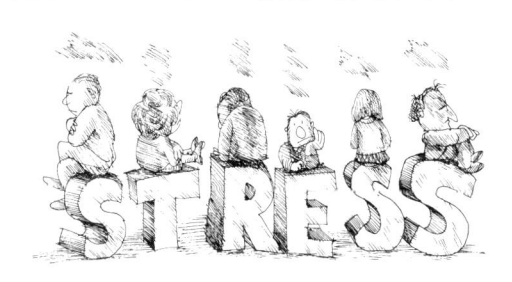

すると、ストレスが私たちのいろいろな障害となっているということですか？
＝そうです。ですが、ストレスが神経系から取り除かれたらどうでしょうか。私たちがストレスでいっぱいのとき、神経系が疲れているときには、何をやってもうまくいきません。することなすことすべて無駄が多くなります。

　逆に、心がすっきりしていて鋭敏な状態にあるときには、それほど努力しなくても物事はスムーズに進んでくれます。自然に周りのものをうまく活用し、役立てることができるでしょう。

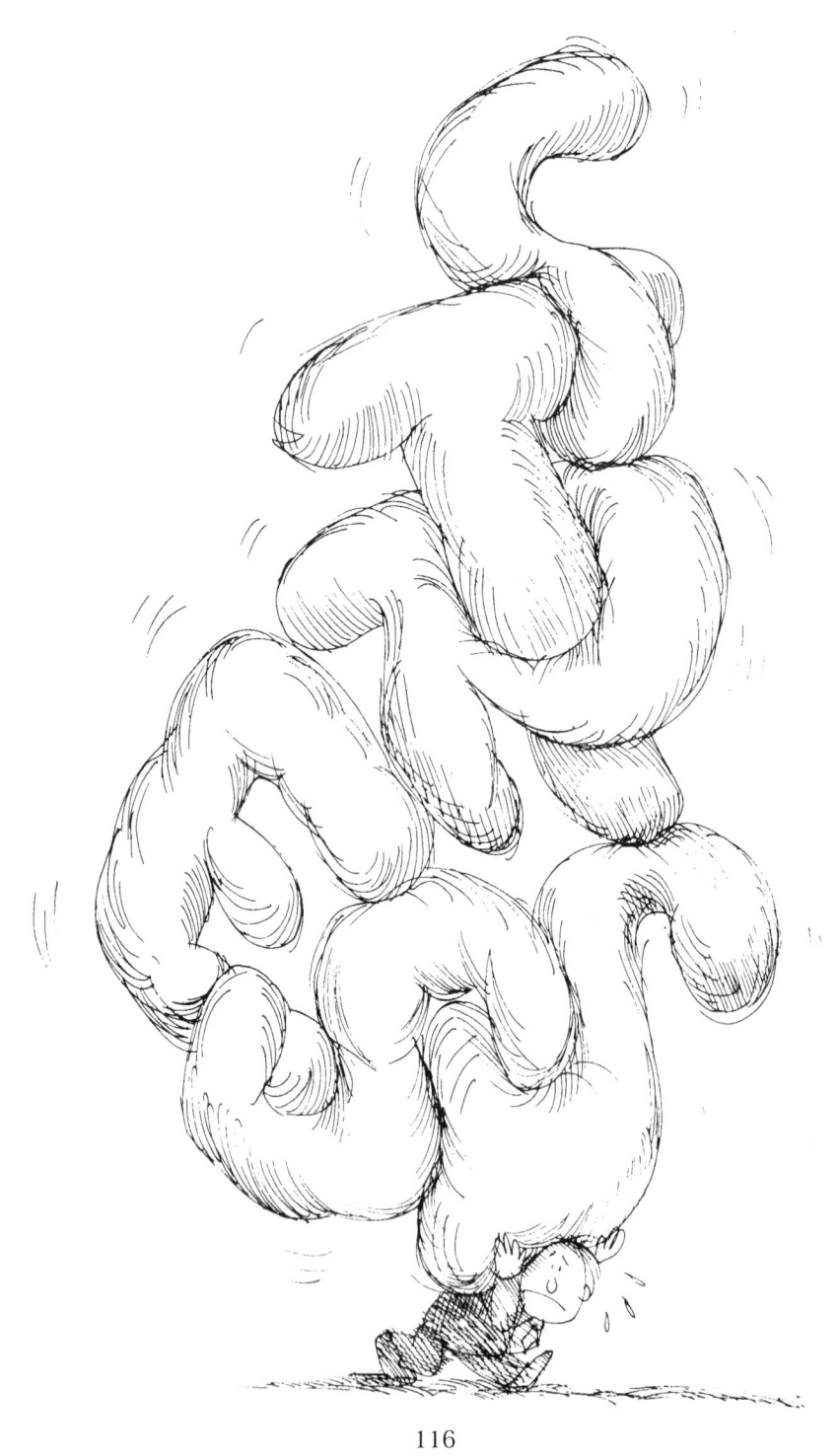

第4章　人生からストレスを取り除く

　慌てなければうまくいったのに、と思ったことはありませんか？　どんな状況であっても、落ち着いてことを運べばスムーズにいきます。ほんの小さないらだちでも、意思の疎通を台なしにしてしまうことはよくあることです。

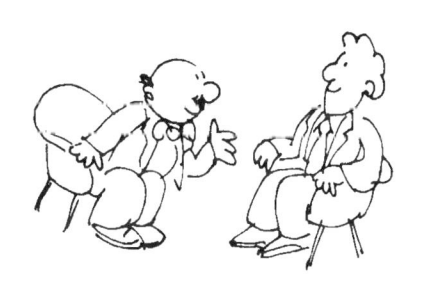

本当にそういったことはよくありますね。
＝本来であれば楽しめるはずの人生を、このストレスが妨げているといっても過言ではありません。
　ＴＭによる深い休息は、そのストレスを解消していきます。それによって、神経系は全体的でバランスのとれた状態を取り戻し、正常に機能するようになるのです。そして、私たちの日常における考えや行動は創造的になり、成功をもたらすものとなります。また、人間関係も自然で実りあるものになるでしょう。

ＴＭが抑圧から解放してくれるということですか？
＝心身が自由自在に機能することを邪魔しているものを抑圧と呼ぶのであれば、それはストレスのことです。ＴＭは明らかにストレスを解消してくれます。

音を聞き分ける能力が発達します

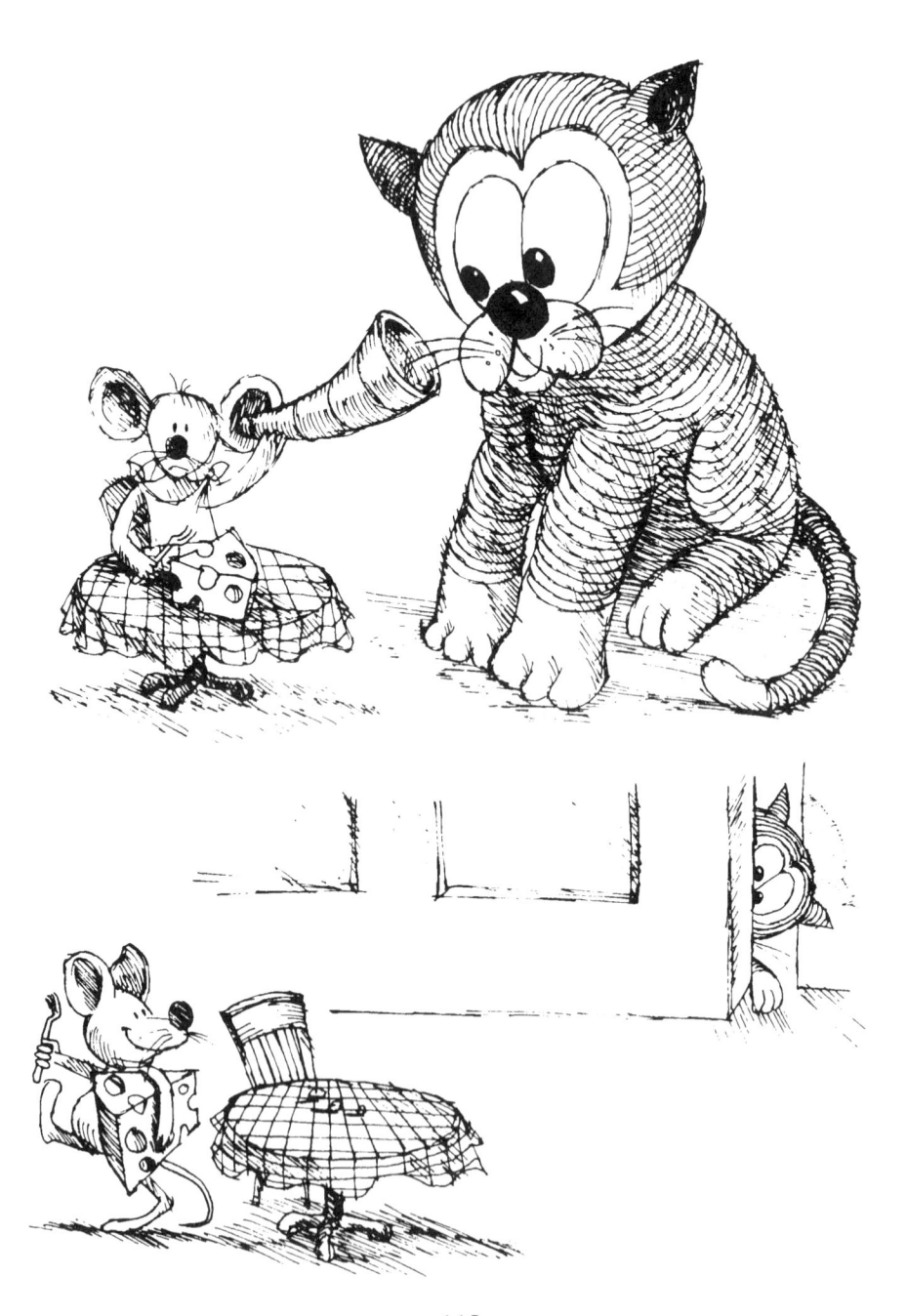

第4章 人生からストレスを取り除く

聴覚弁別力の増大

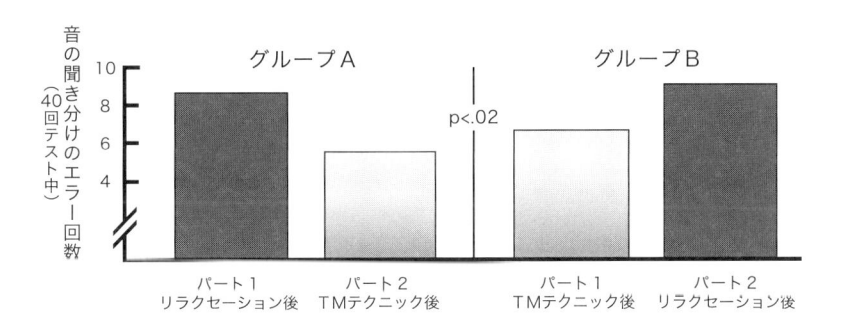

音の聞き分けのエラー回数（40回テスト中）

グループA　　　グループB
パート1 リラクセーション後／パート2 TMテクニック後　　p<.02　　パート1 TMテクニック後／パート2 リラクセーション後

研究結果

　耳に聞こえる音の長さのわずかな違いを聞き分けるテストです。TM実践者をA、B2つのグループに分けて行いました。Aグループは、最初目を閉じてリラックスし、それからTMをしました。逆にBグループはまずTMをし、それから目を閉じてリラックスしました。いずれの場合でも、単に目を閉じて座った後よりも、TMを実践した後のほうが際だって鋭敏になっていることがわかります。

解説

　これは、TMによって生み出される深い休息により感覚器官のノイズが低下し、感覚が鋭く繊細になっていること、そのために、聞く能力が高まっていることを示します。このことは、目を閉じて横になった後と比較してTM後のほうが反応時間が短くなっている、ということからも明らかです。反応速度が増しているわけです。TMは神経系の「シグナル・ノイズ比（SN比）」を高め、より鋭敏な知覚を生み出します。

参考文献：Michael Pirot, "The Effects of the Transcendental Meditation Technique upon Auditory Discrimination," (University of Victoria, Victoria, British Columbia, Canada).

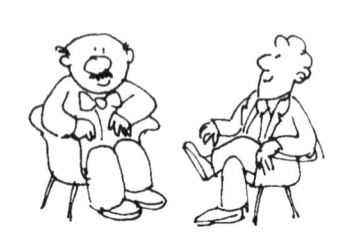

でも、抑制のようなものが必要なこともあるのではありませんか？
＝たとえばマナーを守るといったように、自分で納得し自ら進んでそれに従うことはよいでしょう。しかし、意に沿わない抑制というのは無理やり押さえつけられるということですから、それはよくありません。

　実は、ストレスのないきれいな神経系になると、正しく道徳的な行いが自然と生まれてくるものなのです。

ストレスが、知覚を歪め、心の表現を抑制してしまうということですね。
＝まったくそのとおりです。

　ＴＭを毎日規則的に続けていくと、どんどん自由な感覚が育っていくことに気がつきます。これは、考えや気持ちをもっと自由に表現できる豊かな感性が培われていることを示すものです。ＴＭはまったく無理なく、まったく努力の要らない方法でストレスや緊張を解消し、進歩に欠くことのできない「浄化」をもたらします。

きれいになります

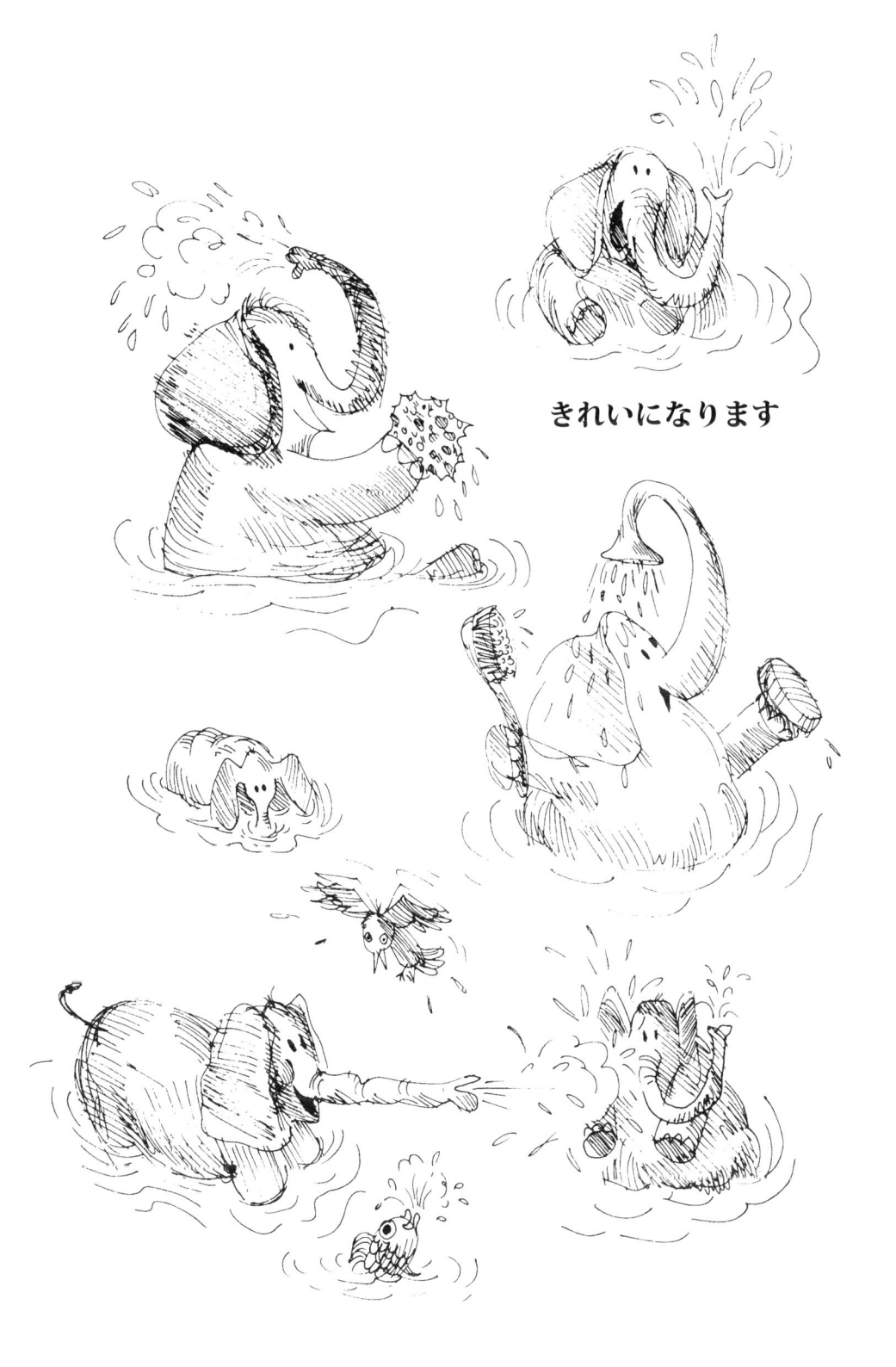

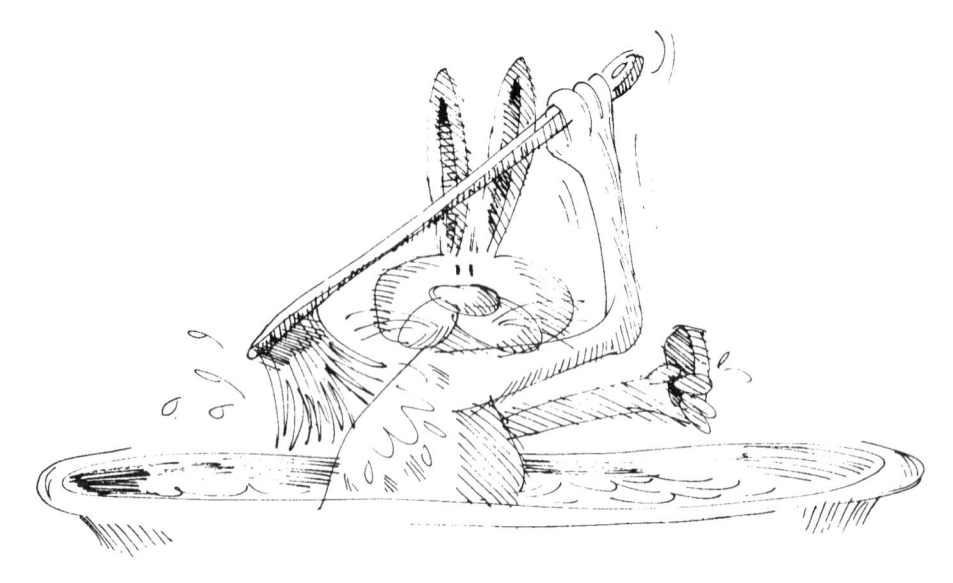

「浄化」？　それがどうして私たちの進歩と関係があるのですか？
＝大いに関係があります。これまで見てきたとおり、ＴＭの実践は、その深い休息を通して身体の中のストレスや緊張を解消します。これが病気に対する抵抗力や自律神経の安定化などの生理的浄化を促します。これはさらに、心理的な面にも影響を与えます。

　たとえば不安感が減る、創造性が増すといったことは心理的に浄化されていく結果として現われてきますが、このような浄化作用は、人をもっと積極的にし、どんどん進歩させていくものです。

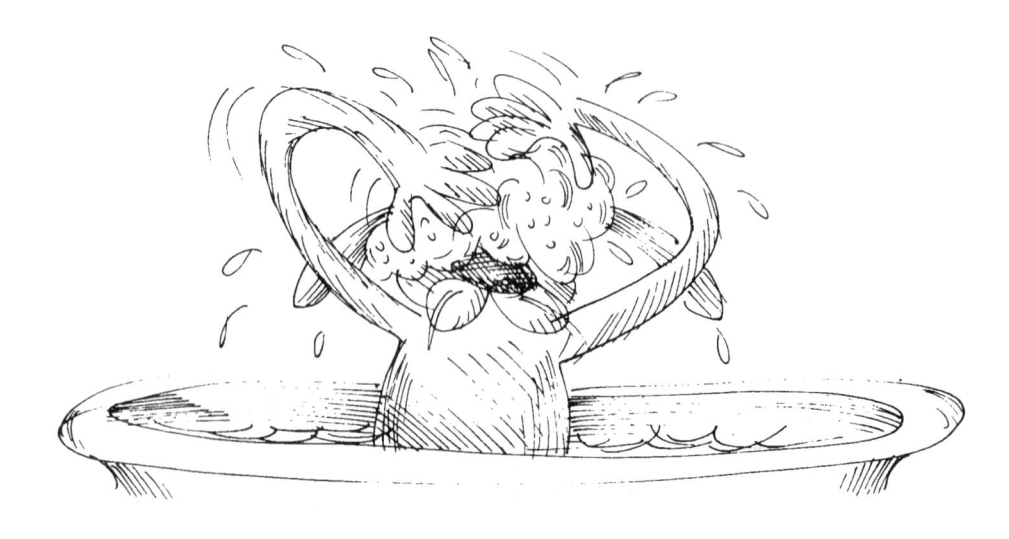

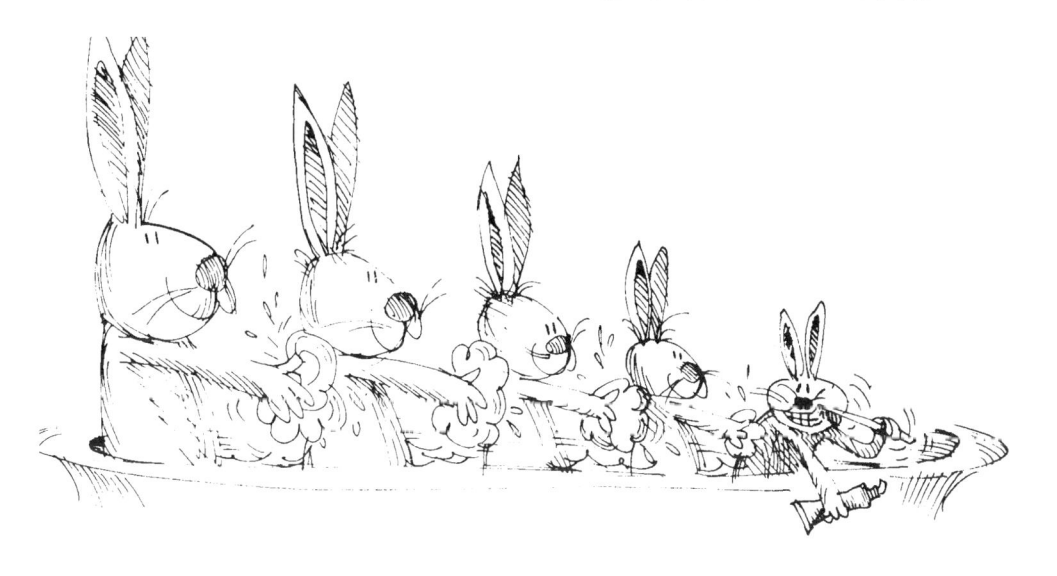

第4章　人生からストレスを取り除く

その基になるのが純粋意識だというのですか？
＝そうです。純粋意識こそすべての進歩の基盤です。しかも、このような生理的・心理的変化というものは個人だけにとどまらず、個人を通して社会にも浄化作用を及ぼしていきます。

社会にも？
＝ええ。ＴＭが社会で活用されるようになれば、社会的な浄化をも促進することが可能です。それは社会の否定性を取り除くということです。たとえば、犯罪や麻薬の汚染を防いだり、人間関係をスムーズにしたりといったこと、これは社会を構成する一人ひとりの生理的・心理的浄化がその鍵となるのです。

住みよい環境づくりにも役立つわけですね。
＝もちろんです。環境の浄化はとても大切です。調和的な人間が調和的な環境をつくり、調和的な環境が人間を調和的にします。これまでは、わがままや狭い見識がその調和を乱してきました。その原因は個人のストレスです。ＴＭは環境の浄化にも役立つはずです。

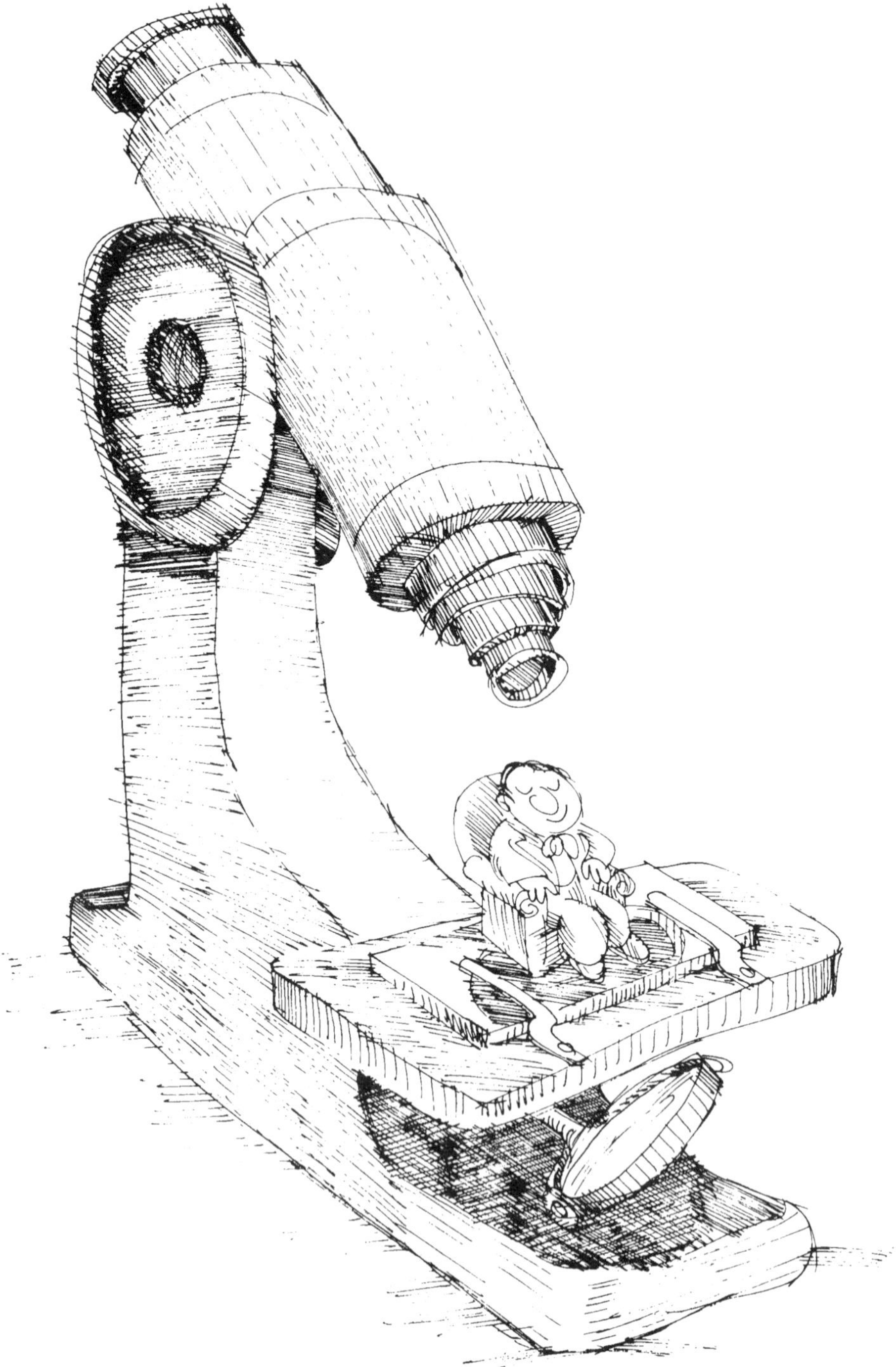

第4章　人生からストレスを取り除く

科学的な裏付けはありますか？

＝はい、たとえば不安感の減少ということがあげられます。私たちの中に不安が少ないということは、それだけ環境との調和が保たれており、周りとのやりとりに振り回されなくなるということです。

　ＴＭ中、不安感は大幅に軽減され、活動中の不安感も減少しています。その結果、私たちは考えや感情をもっとはっきり、自由に表現できるようになるでしょう。

　また、身体がとても疲れていても、緊張のために安眠できないことがあります。それに対して、朝夕20分ＴＭを行うことで緊張が取り除かれ、最も効率よく自然な形で身体が機能できるようになり、よく眠れるようになるという結果が得られています。

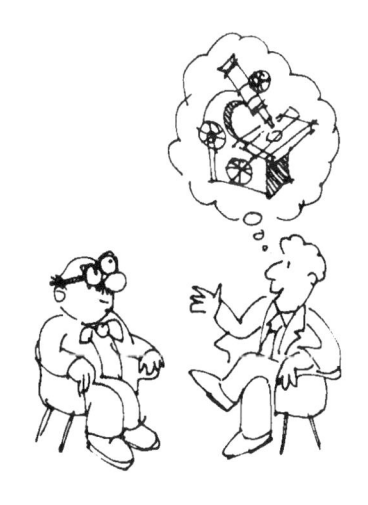

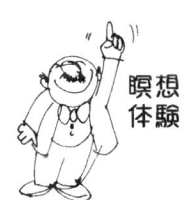

瞑想体験

　ＴＭを始めてしばらく経つと、自分が本来のあるべき姿に戻っていくような気がしました。そして、少しずつですが自分を好きになって、心に余裕ができたように思います。相手が自分にどんなにひどいことを言っても相手を許せるようになったり、家族や友人をとても愛しく感じ、自分勝手な感情で傷つけたりしなくなりました。どんなにストレスを感じても、ＴＭをする度に自然な、本来の自分に還っていきます。私を変えてくれたＴＭに出会えて本当に幸せです。

(学生・女性)

**血液中の乳酸塩が減少するなど
生化学的にも不安の原因が除かれます**

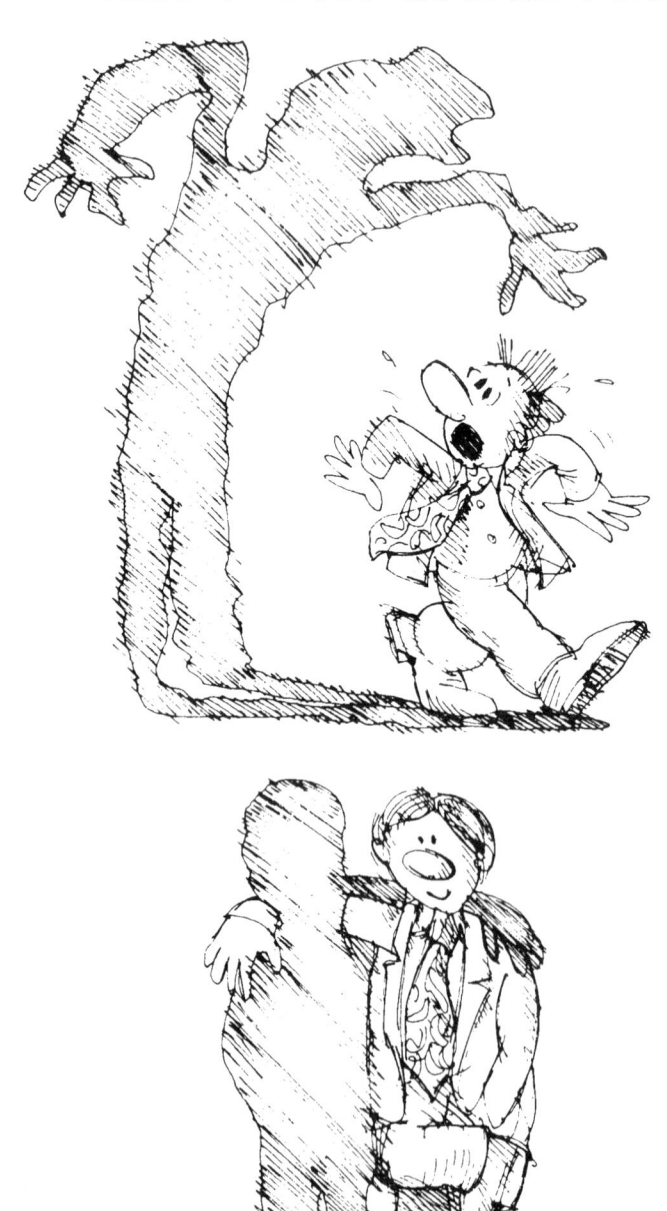

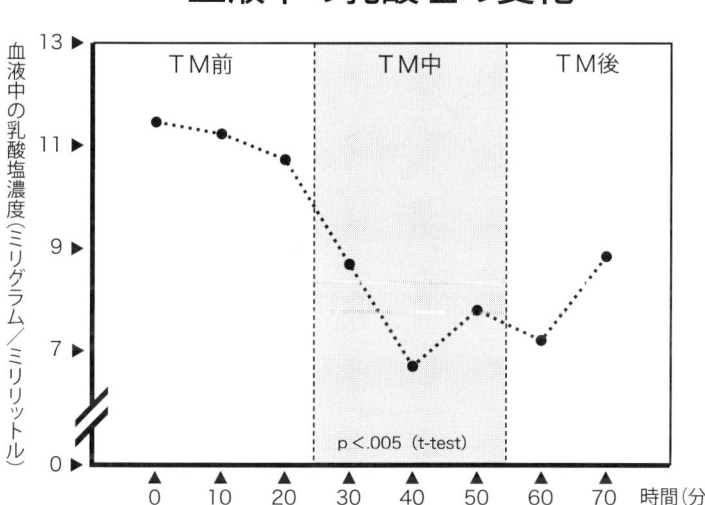

第4章　人生からストレスを取り除く

血液中の乳酸塩の変化

（グラフ：縦軸　血液中の乳酸塩濃度（ミリグラム／ミリリットル）、横軸　時間（分）。TM前・TM中・TM後の区間表示。p＜.005（t-test））

研究結果

　TMを実践している間、血液中の乳酸塩濃度は著しく低下し、実践後もしばらくその状態が維持されています。

解説

　血液中の乳酸塩が減少しているということは、筋肉が充分リラックスしている状態にあることを示すと考えられています。逆に、これが高濃度になった場合には、不安神経症、不安発作、高血圧と関連してきます。ですから、TM中から後にかけて乳酸塩の濃度が低いまま維持されている状態は、全体的な不安感減少と生化学的に関連していると考えることができます。

参考文献 1. Robert Keith Wallace and Herbert Benson, "The Physiology of Meditation," Scientific American 226, no.2 (U.S.A.:1972)：84～90.
　　　　2. Robert Keith Wallace, Herbert Benson and Archie F. Wilson, "A Wakeful Hypometabolic Physiologic State," American Journal of Physiology 221 no.3 (U.S.A.:1971)：795～799.

内面のコントロール力が増し
不安が減少します

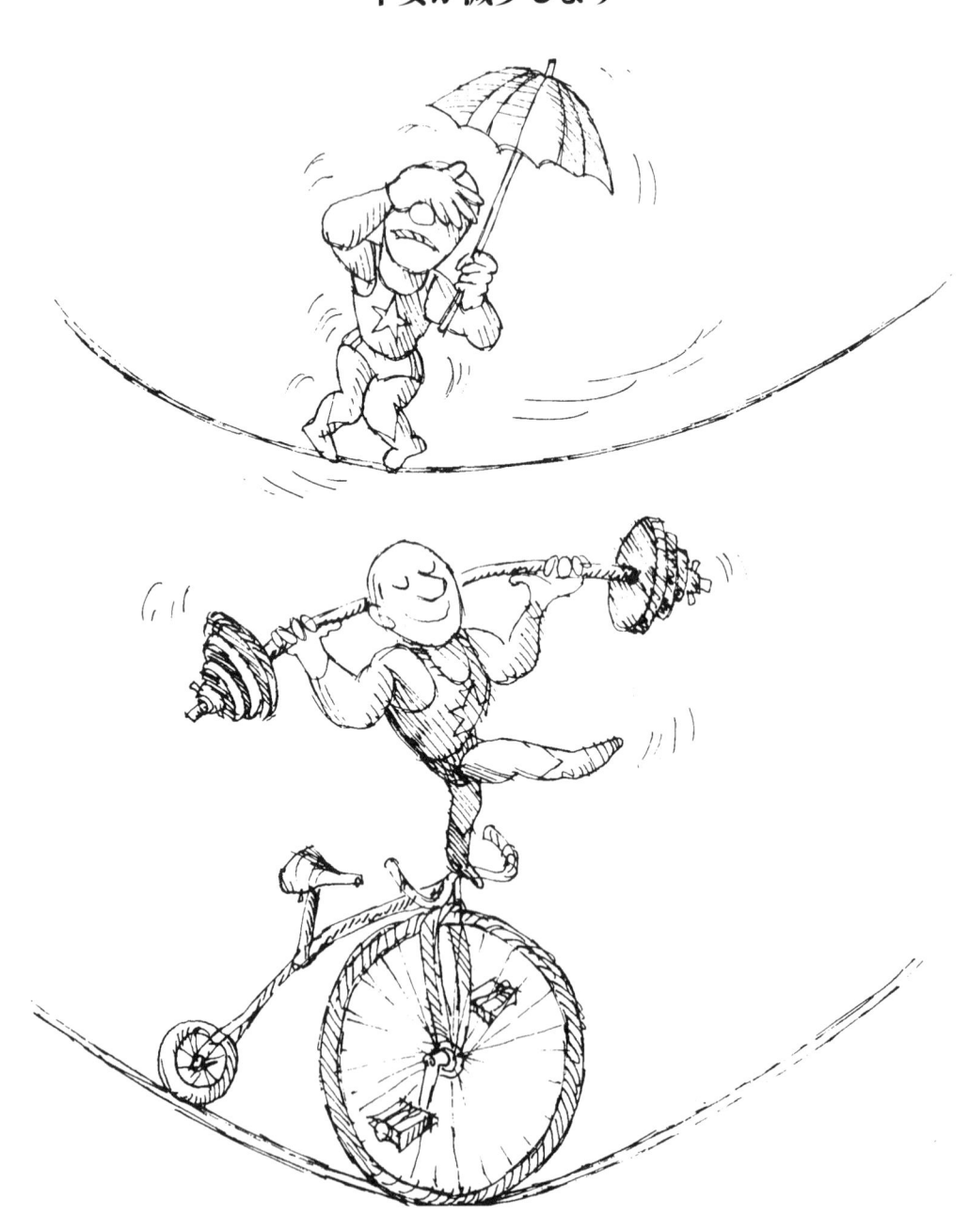

第4章 人生からストレスを取り除く

IPAT不安尺度

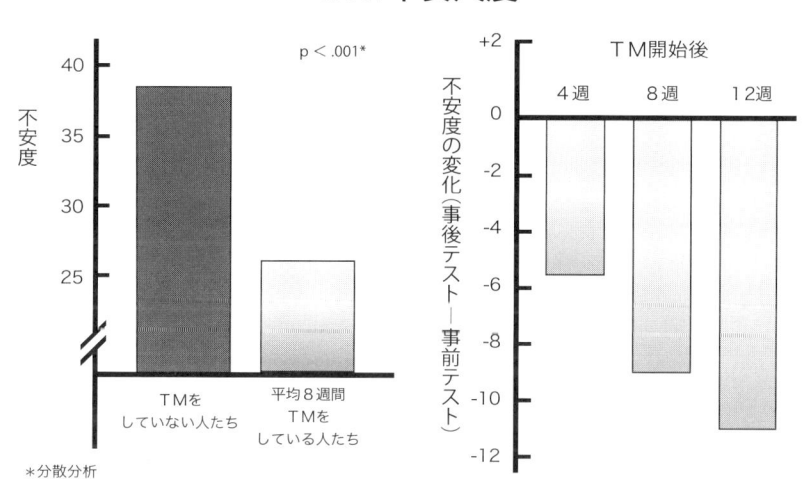

左図:
- 不安度
- TMをしていない人たち: 約38
- 平均8週間TMをしている人たち: 約26
- p < .001*
- *分散分析

右図: 不安度の変化(事後テスト—事前テスト)、TM開始後
- 4週: 約 -5.5
- 8週: 約 -9
- 12週: 約 -11

研究結果

IPAT不安尺度を利用した研究では、TMグループが著しい不安度の低下を示しました。また、それはTM実践期間にともなって累積的に軽減していることがわかります。

解説

TMによって、不安が累積的に減少していきます。不安は、生理、知覚、運動、知性、感情といった人間のいろいろな働きを妨げる要因となります。さらにそれは、心の柔軟性を失わせ、創造性に対する障害にもなっていきます。不安感が減少するにつれ、人は本来持っている資質を人生の各領域において活用することができるようになるでしょう。

参考文献:Zoe Lazar, Lawrence Farwell, and John T. Farrow, "The Effects of the Transcendental Meditation Program on Anxiety, Drug Abuse, Cigarette Smoking, and Alcohol Consumption," (Harvard University, Boston, Massachusetts, U.S.A.).

楽に眠れるようになります

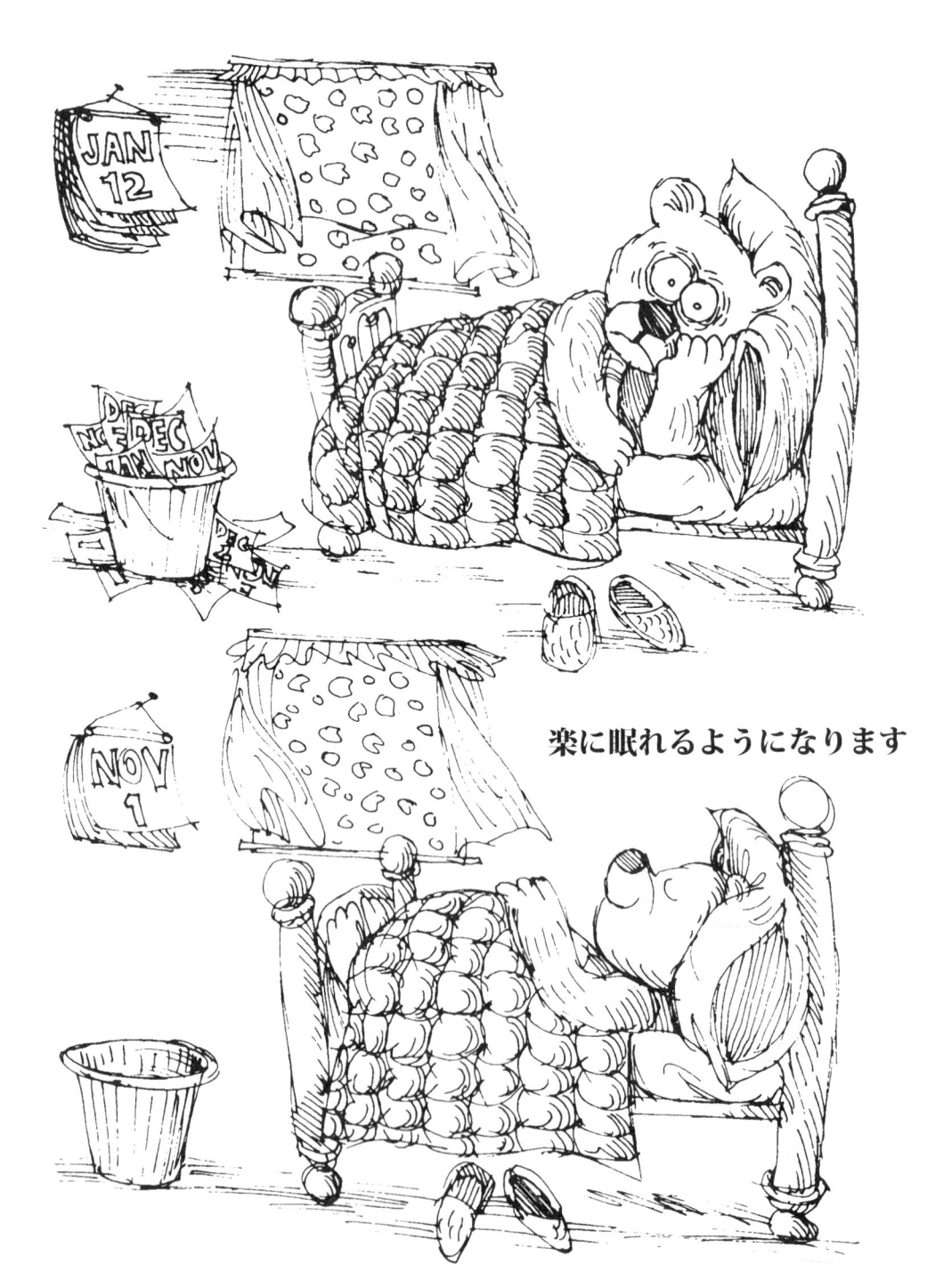

第4章　人生からストレスを取り除く

不眠症からの解放
(眠りにつくまでに要する時間の変化)

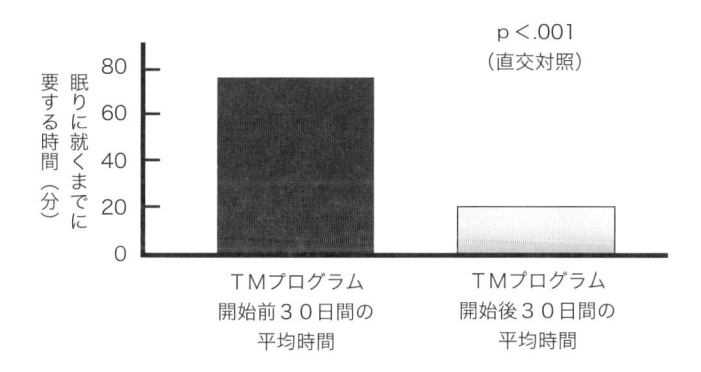

p＜.001
(直交対照)

縦軸：眠りに就くまでに要する時間（分）　0, 20, 40, 60, 80

- ＴＭプログラム開始前３０日間の平均時間
- ＴＭプログラム開始後３０日間の平均時間

研究結果

不眠症患者は、ＴＭテクニックによって、眠りにつくのに要する時間を大幅に短縮できました。ＴＭテクニックは簡単に学ぶことができ、すぐに効果があり、さらにその効果が持続的で、副作用のない不眠症治療法である、と報告されています。

解説

ＴＭテクニックは、神経系にある根深いストレスを直接的に生理レベルから解消しますから、様々な領域にわたって幅広い効果が得られます。特定の狭い領域に注意を払う必要はありません。ここに見られる、睡眠サイクルが規則的になってくるという効果は、ＴＭテクニックを始めた最初の一年間を通して安定していることから、単なる気休めのものではないことがわかります。この研究結果から、日常生活全体の安定化の一面である基本バイオリズムが安定することがわかります。

参考文献 1. Donald E. Miskiman, "The Treatment of Insomnia by the Transcendental Meditation Technique," (University of Alberta, Edmonton, Alberta, Canada).
2. Donald E. Miskiman, "Long-Term Effects of the Transcendental Meditation Technique on the Treatment of Insomnia," (University of Alberta, Edmonton, Alberta, Canada).

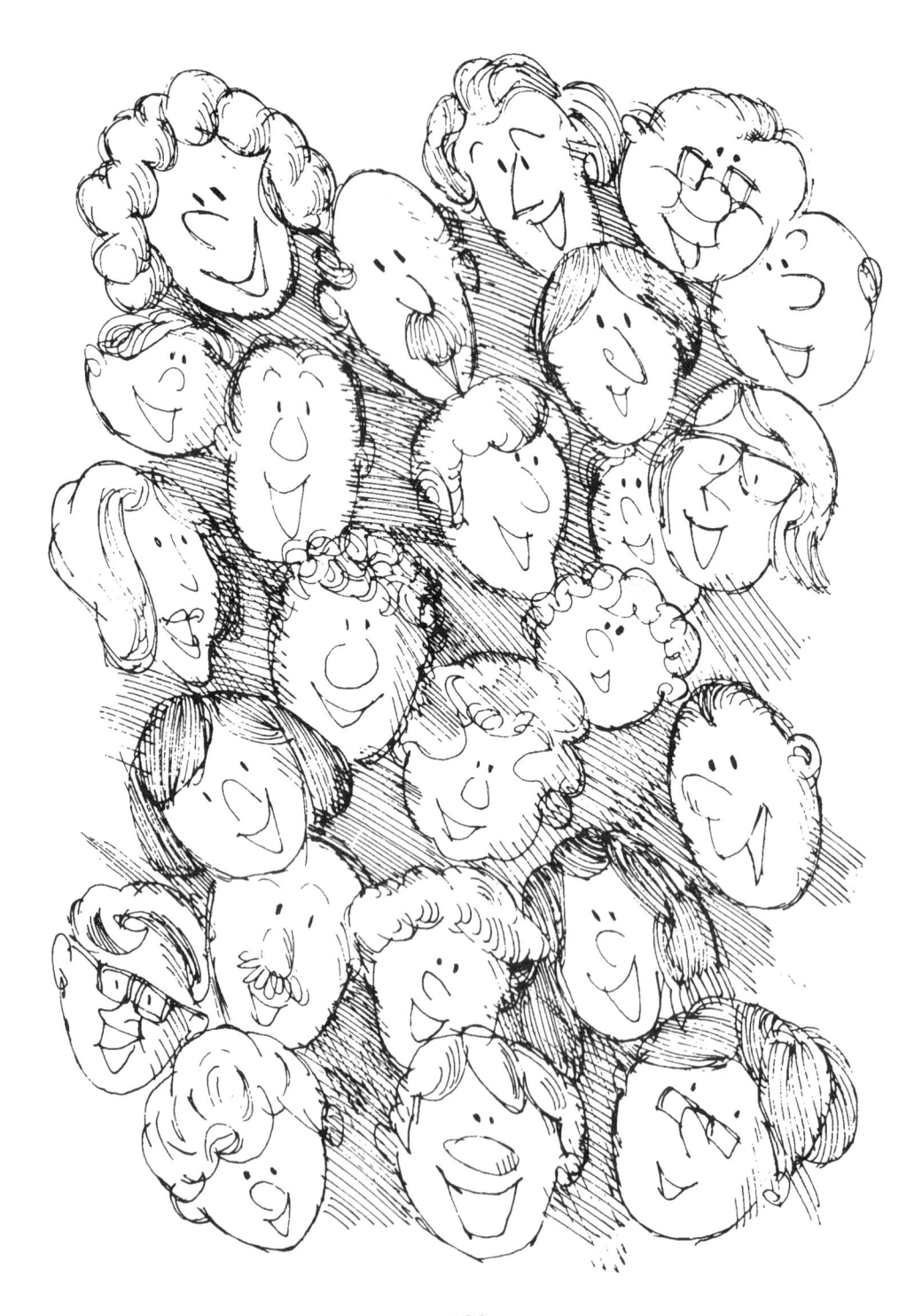

第4章 人生からストレスを取り除く

気管支喘息に見られる効果

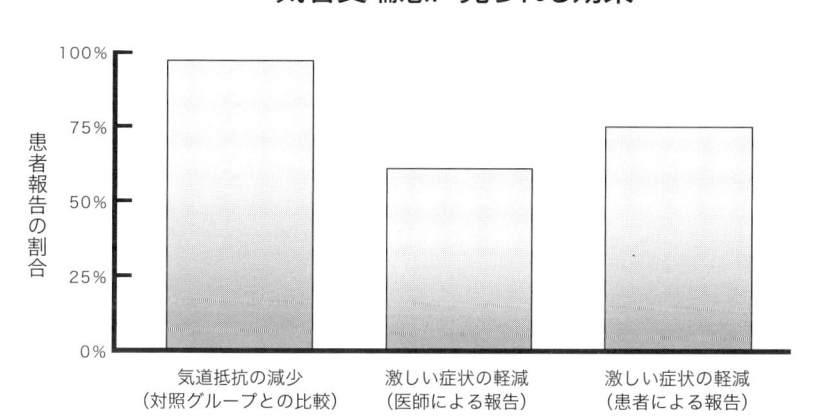

（棒グラフ：気道抵抗の減少（対照グループとの比較）約97%、激しい症状の軽減（医師による報告）約60%、激しい症状の軽減（患者による報告）約74%。縦軸：患者報告の割合 0%〜100%）

研究結果

ＴＭテクニック開始後、喘息患者集団の94％に、生理学的測定による気道抵抗の改善が見られました。患者の55％が医師から症状軽減の報告を受けました。患者自身の報告では74％が症状軽減の報告をしています。

解説

これらの結果から、ＴＭテクニックには気管支喘息によい効果があることがわかります。気管支喘息の症状は、患者の心理的ストレスのレベルと関係していると以前から言われていました。ＴＭテクニックは系統だってストレスを解消していきますから、気管支喘息だけでなく他の心身症に対しても効果的な治療の助けになると思われます。

参考文献 1. Ron Honsberger and Archie F. Wilson, "The Effect of Transcendental Meditation upon Bronchial Asthma," Clinical Research 22, no.2 (U.S.A.:1973)
2. Ron Honsberger and Archie F. Wilson, "Transcendental Meditation in Treating Asthma," Respiratory Therapy: The Journal of Inhalation Technology 3, no.6 (U.S.A.:1973) : 79-80.
3. Archie F. Wilson, Ron Honsberger, J.T. Chiu, and H.S. Novey, "Transcendental Meditation and Asthma," Respiration 32 (U.S.A.:1973) : 74-80.
4. Paul W. Corey, "Airway Conductance and Oxygen Consumption Changes Associated with Practice of the Transcendental Meditation Technique," University of Colorado Medical Center, Denver, Colorado, U.S.A.).

タバコやアルコールの量が減ります

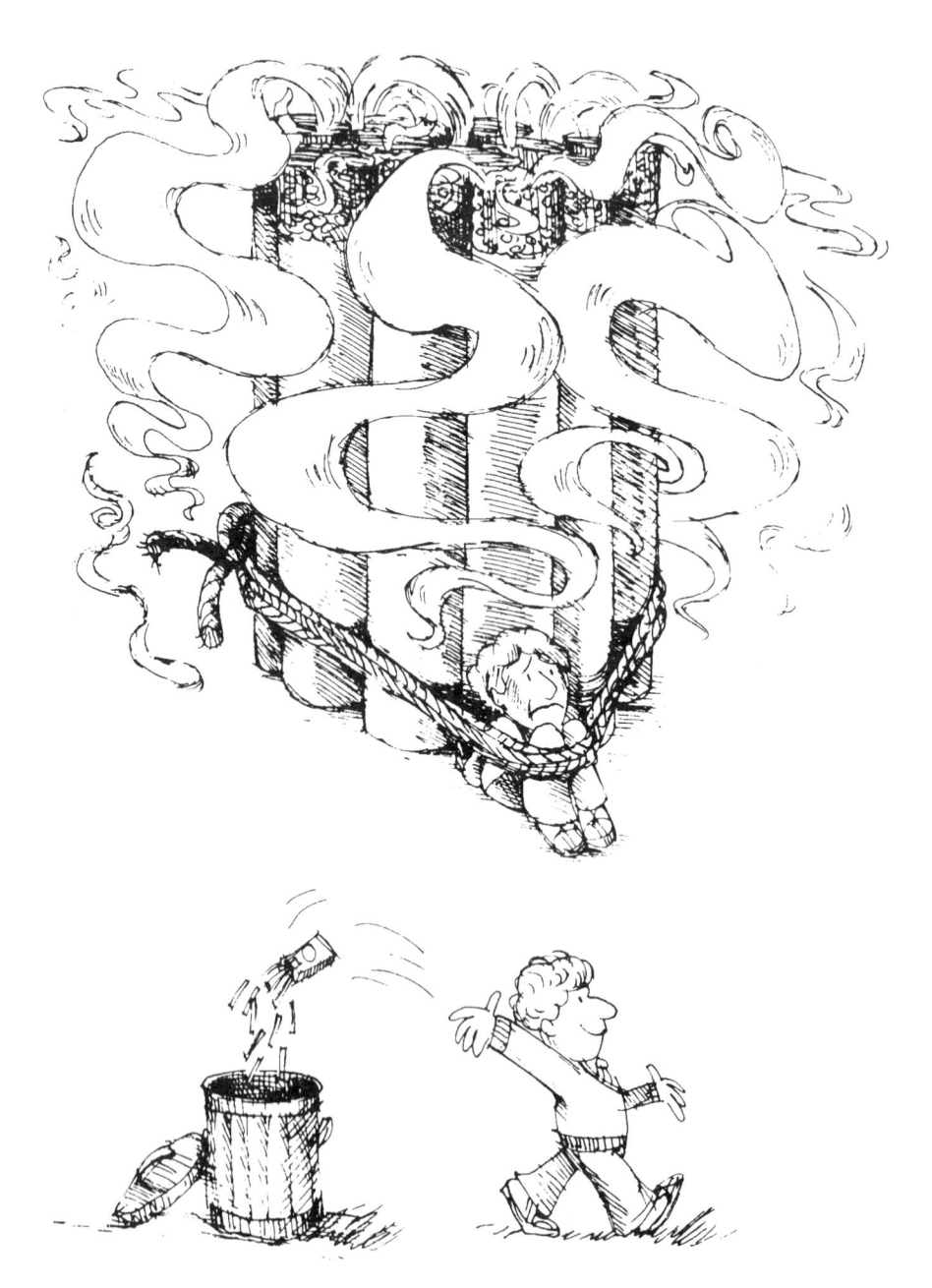

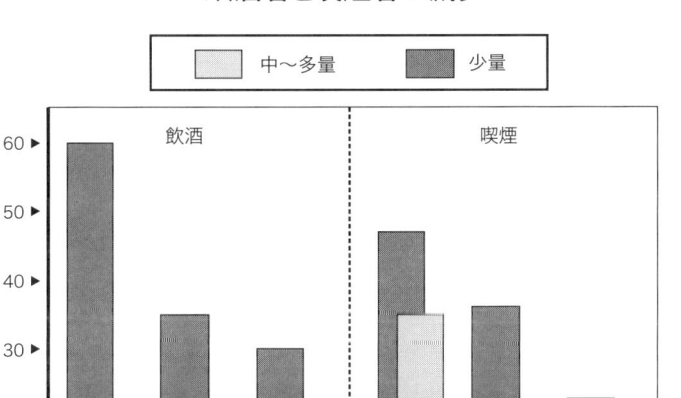

第4章 人生からストレスを取り除く

飲酒者と喫煙者の減少

凡例：中〜多量／少量

グラフ縦軸：飲酒・喫煙者の割合(%)
グラフ横軸（飲酒）：TM開始前／TM開始後4〜9ヶ月／TM開始後10〜21ヶ月
グラフ横軸（喫煙）：TM開始前／TM開始後4〜9ヶ月／TM開始後10〜21ヶ月

研究結果

　平均20ヶ月間TMをしている1862人を対象とした研究によると、TMの実践にともなって飲酒者と喫煙者が大幅に減少していることが報告されました。

解説

　この結果の原因を考えてみますと、TMが与える深い安らぎが大きく作用しているようです。神経系全体がリラックスしていくことによって、緊張感が緩和され、心身ともに落ち着き、創造的な方向へと向かっていきます。その結果、アルコールやタバコへの依存度が次第に減っていきます。

参考文献：Herbert Benson and Robert Keith Wallace, "Decreased Drug Abuse with Transcendental Meditation: A Study of 1,862 Subjects," Drug Abuse: Proceedings of the International Conference, ed., Chris J. D. Zarafonetis (Philadelphia, Pennsylvania, U.S.A.: Lea and Febiger, 1972): 369-376 and Congressional Record, Serial No. 92-1 (Washington, D.C., U.S.A.: Government Printing Office, 1971).

環境との関係が好ましいものになります

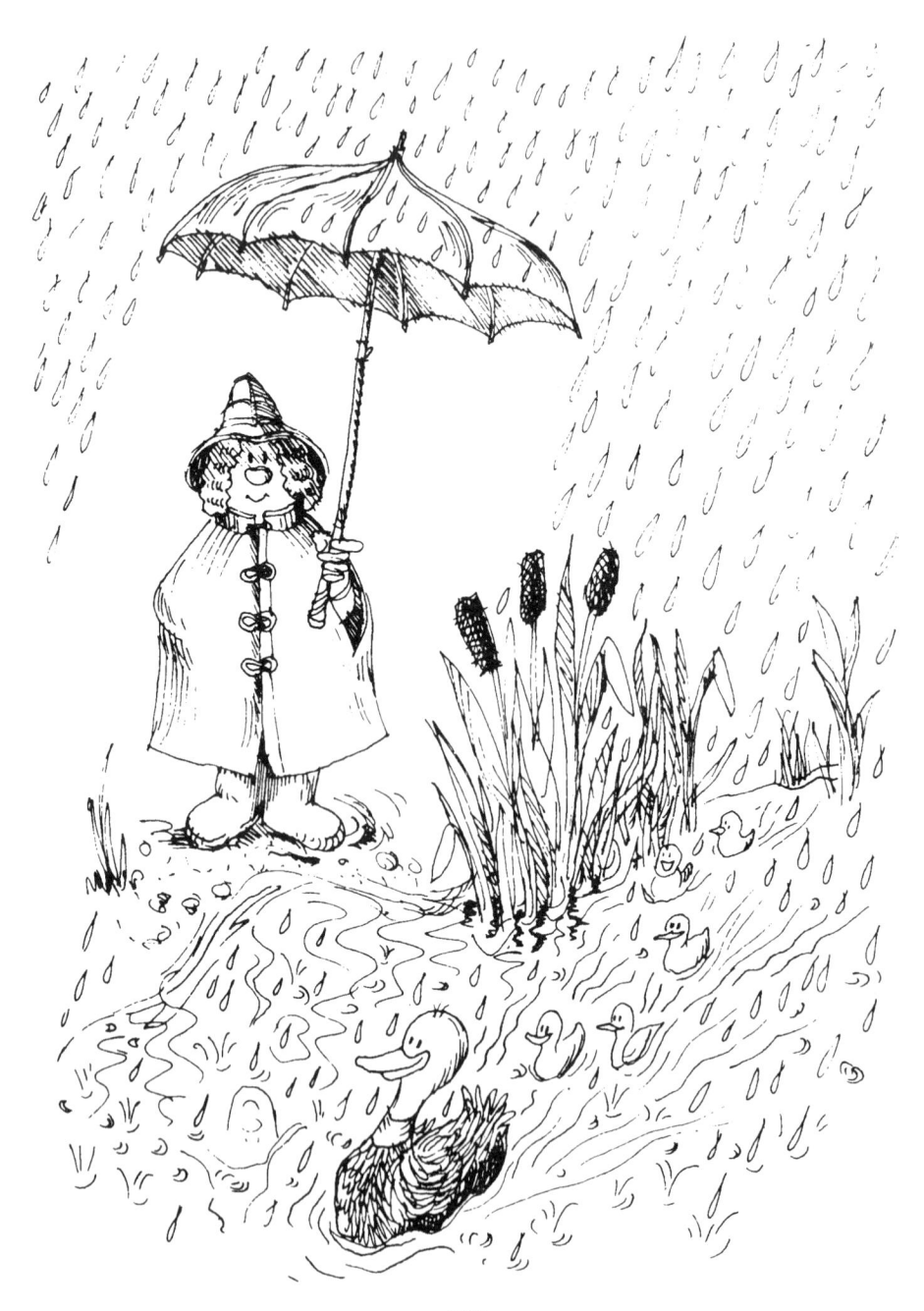

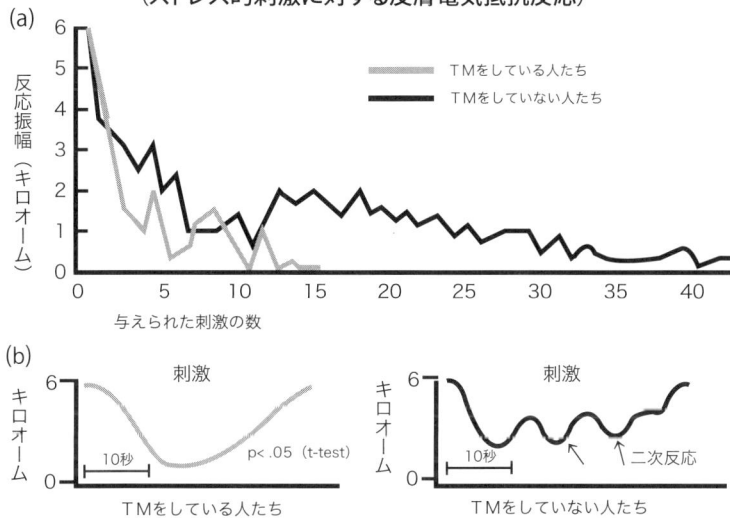

皮膚電気抵抗反応の変化
（ストレス的刺激に対する皮膚電気抵抗反応）

(a) 反応振幅（キロオーム） 対 与えられた刺激の数
 — TMをしている人たち
 — TMをしていない人たち

(b) キロオーム／10秒／刺激／p<.05 (t-test)／TMをしている人たち
 キロオーム／10秒／刺激／二次反応／TMをしていない人たち

研究結果

　この研究では、ストレス的な刺激に対する反応として起こる皮膚電気抵抗の変化を見ました。繰り返し与えられた刺激に対する、個々の反応および慣れの程度（反応の減少）両方の波形が記録されました。

　ＴＭテクニックをしている人たちは、していない人たちよりもずっと早く、一連の聴覚ストレス（大きな騒音）に慣れるという結果が得られました（グラフa）。さらに、最初のストレスに対する反応の波形も、ＴＭをしている人たちの場合には、なめらかで安定しています（グラフb）。

解説

　ＴＭテクニックをしてる人たちは、していない人たちよりもずっと早くストレスから回復しています。この速い順応性は、神経系のより成熟した機能スタイルと、より安定した表現豊かな人格とを関連付けた、他の心理生理的研究でも明らかにされています。さらに、滑らかな反応波形からもわかるように、ＴＭをしている人たちは神経系が安定して機能しています。ＴＭテクニックにより神経系は強化され、ストレスの多い環境でも、それに打ち負かされることなく効率的に機能できるようになるのです。

参考文献：David W. Orme-Johnson, "Autonomic Stability and Transcendental Meditation," Psychosomatic Medicine 35, no.4 (U.S.A.:1973) : 341-349.

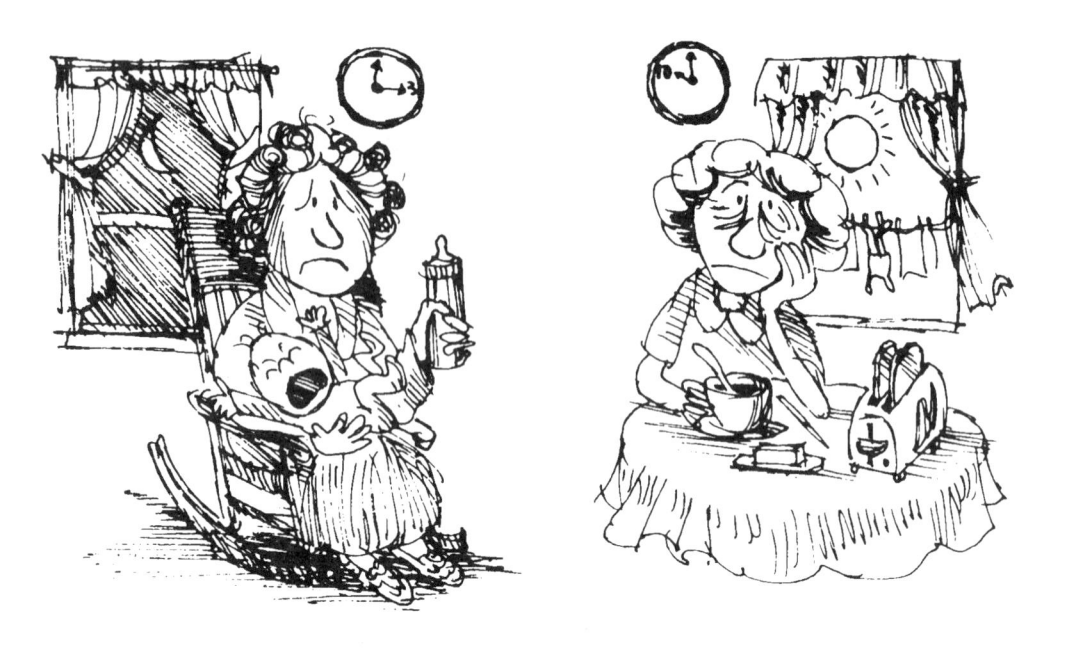

睡眠不足からも早く回復できます

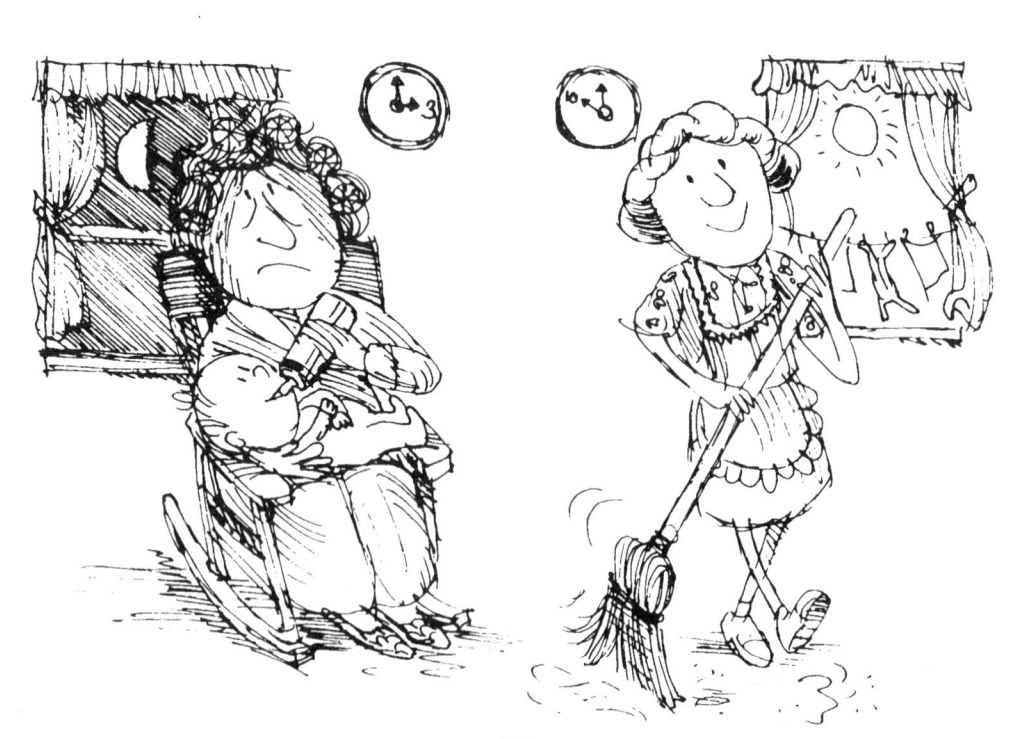

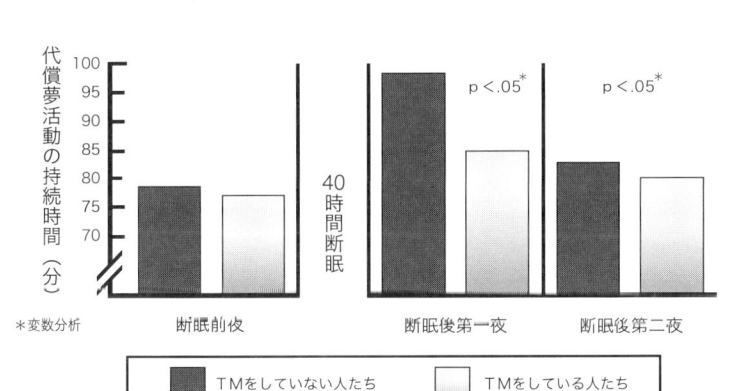

第4章 人生からストレスを取り除く

断眠というストレスからの早い回復

グラフ：代償夢活動の持続時間（分）、40時間断眠
- 断眠前夜：TMをしていない人たち 約78、TMをしている人たち 約77
- 断眠後第一夜：TMをしていない人たち 約98、TMをしている人たち 約85、$p<.05^*$
- 断眠後第二夜：TMをしていない人たち 約83、TMをしている人たち 約80、$p<.05^*$

＊変数分析

■ TMをしていない人たち　□ TMをしている人たち

研究結果

40時間の断眠実験でも、TMグループは対照グループよりも早く回復しました。この回復度合は、代償として見る夢の持続時間で測定しました。

解説

断眠はたいへんなストレス体験です。代償に夢をみることはストレス解消の一つの形であると考えられています。TMをしている人たちの神経系は次第に柔軟になりますから、ストレス体験があっても、その影響があまり長引かないようになります。

このようなストレス体験から迅速に回復する能力は、日常生活だけでなく、軍隊、警察、航空、病院などの仕事においても重要なものです。この研究は、TMテクニックには時差ぼけを軽減する効果もある、ということを示唆しています。

参考文献：Donald E. Miskiman, "The Effect of the Transcendental Meditation Technique on Compensatory Paradoxical Sleep," (University of Alberta, Edmonton, Alberta, Canada)

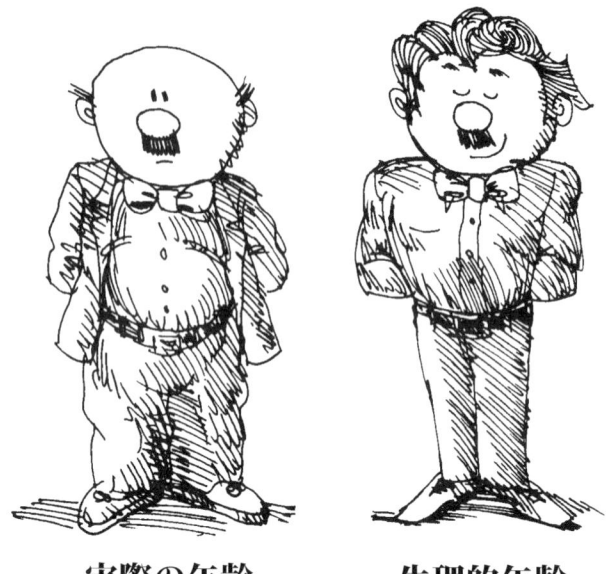

実際の年齢　　　　　生理的年齢

老化の問題について何か研究されたのものはありますか？
=それに関しては、1982年に行われた米国のロバート・キース・ワレス博士によるものが最初です。これは生理的年齢の測定値と実際の年齢とを比較することで、TMの効果を調べたものです。その結果、TMの実践歴が5年以下の人でも平均5歳、5年以上の人たちになると12歳も実際の年齢よりも生理的に若い、ということがわかりました。さらにこの研究の中で、生理的年齢がなんと27歳以上若いという瞑想者が4人もいたそうです。

TMで若返るのですか？
=そうです。日々のTM実践が老化を抑えるばかりではなく、その深い休息を通して身体を活き活きと若返らせていきます。実際の年齢と生理的年齢とを比較してみれば、その身体の消耗の度合いがよくわかるのです。

そうすると、40歳の人であっても25歳の肉体をもつということも可能なわけですね。
=まさに、そのとおりです。

第4章　人生からストレスを取り除く

老化の逆転

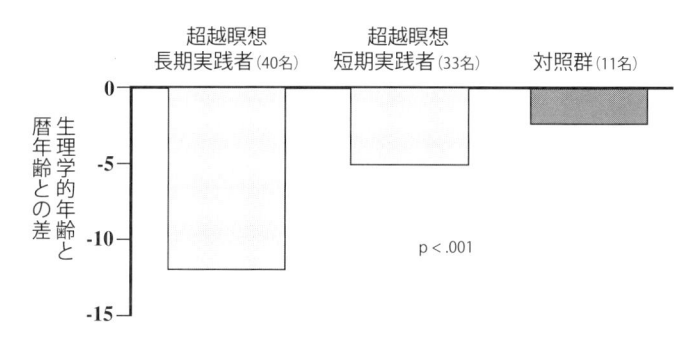

```
        超越瞑想        超越瞑想
      長期実践者(40名)   短期実践者(33名)   対照群(11名)
   0
      │         │      │         │    │         │
  -5  │         │      │         │    │         │
                       │         │
 -10                                    p<.001
                       
 -15  │         │
```

生理学的年齢と暦年齢との差

研究結果

　これは、平均年齢53歳の男女を対象に行った成人成長検査（生理的年齢計測標準検査）の結果です。瞑想を実践していない一般（比較対照グループ）、TM短期実践者（TM実践5年以下）、TM長期実践者（TM実践5年以上）の3つのグループに分けて比較しました。

　その結果、一般のグループの生理的年齢は実際の年齢より平均2.6歳、TM短期実践者は5.0歳、長期実践者は12.0歳若いことがわかりました。長期実践者と一般のグループおよび短期実践者との間には、統計的に有意な違いがあります。TMの実践歴と生理的年齢の若さに相関関係があることは明らかです。

解説

　この結果は、TMの実践が老化を遅らせ、あるいは逆行させることを示しています。しかも、TMを長期にわたって実践していくと、その効果はさらに著しくなります。

　TM中に得る深い休息は、生理機能からストレスを取り除いてくれます。その結果、心と身体はより安定し、適応力や統合力が高まり、損傷を受けにくくなります。こうして老化の進行は抑えられ、むしろ逆行さえするようになるのです。

参考文献：R. Keith Wallace, Elihu Jacobe, and Beth Harrington, "The Effects of the Transcendental Meditation and TM-Sidhi Program on the Aging Process." International Journal of Neuroscience, 16(1) 1982: 53-58.

TMに関する600以上もの研究とこの研究を合わせて考えると、「このテクノロジーは完全な健康と長寿を促進する」というマハリシの言葉の理由がよくわかるでしょう。

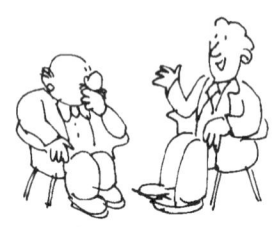

健康についての最近の研究も紹介してもらえますか？
＝2010年の米国第31回行動医療学会で報告された研究では、TMがうつ症状の改善に効果的であることが明らかになっています。55歳以上で心臓血管病の危険性をもつ人を、TMを行うグループと健康に関する教育を受けるグループとに無作為に分け、9〜12ヵ月間にわたり、うつ症状に関する検査が行われました。
　その結果、TMグループは、健康教育グループに比べて、うつ症状の著しい改善が見られ、特に、臨床的に重大なうつ症状を持った人では、TMグループに平均48％の改善が見られました。この研究は、国（国立心肺血液協会、国立代替補完医療センター）の助成金によって実施されたものです。

　また、2011年に発表された米国での研究によると、高額の医療費を負担している人々が、TMを平均5年間実践した結果、医師に支払う診察料が28パーセント減少したそうです。一方、TMをしていないグループでは、医師に支払う診察料が増加していました。

　ジョージタウン大学医学部精神科教授のノーマン・ローザンタール博士は、この研究結果を次のように評価しています。
「TMを始めようかどうか迷っている人がこの研究結果を知れば、始めてみようという気になるでしょう。この研究から得られたデータは、あなた自身にとってもあなたの財布にとっても、TMが有益であることを示しています。」

第4章 人生からストレスを取り除く

TMによって、どうしてこのような長寿へと向かう変化が起こるのですか？
＝心、身体、行動、環境のバランスを回復し、それらを根底にある自然法則の統一場と再び結び付けることができるからです。これはバランスの原理と呼ばれています。TMにより心の面から生命にバランスをもたらすことができますが、その他にも、肉体や行動、環境の面からも生命にバランスをもたらすことができます。

　ヴェーダ科学の一分野であるアーユルヴェーダは、バランス回復のための方法、知識を提供してくれます。実はマハリシ・アーユルヴェーダにおいて、意識の面から健康へアプローチするのがTMなのです。

アーユルヴェーダ？　マハリシ・アーユルヴェーダですか？
＝アーユスは、サンスクリット語で生命、寿命という意味です。ヴェーダは科学、すなわち体系的で信頼できる知識を意味します。つまりアーユルヴェーダとは、生命の科学、長寿のための知識、ということになります。インドの古い伝統に由来するアーユルヴェーダは、世界で最も古い医学体系です。

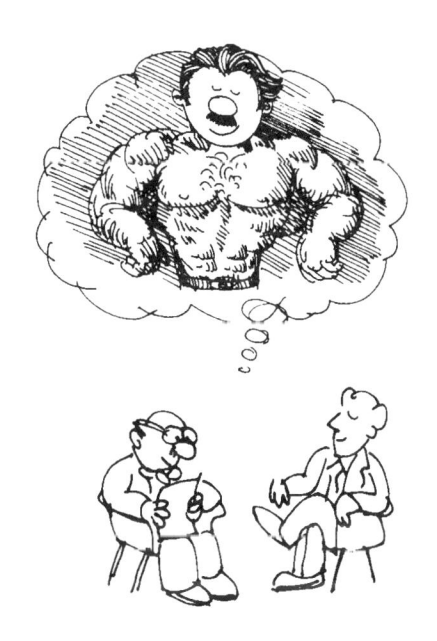

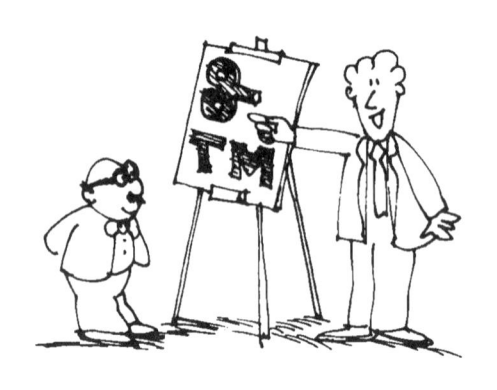

アーユルヴェーダでは予防を重視します。外国からの影響や現代医学への関心などのために、アーユルヴェーダはインドにおいてさえもその価値が忘れられていたのですが、現代にいたって、マハリシが古代の文献を参照したり、また世界的に著名なアーユルヴェーダの医師たちと協力したりして、アーユルヴェーダの完全な価値を蘇らせました。この完全なアーユルヴェーダを、マハリシ・アーユルヴェーダと呼んでいます。これは、健康の維持と病気の治癒にとても効果的なものです。

　この完全に自然な健康管理法によると、老化や病気というものは、私たちの心、身体、環境を作り上げている様々な要因の間に、バランスや調和が欠けているために生じます。マハリシ・アーユルヴェーダのバランスの原理を利用して調和を回復すれば、病気の根本原因を取り除くことができます。

もっと教えてください。
＝マハリシ・アーユルヴェーダの目指すゴールはたいへん深遠です。それは、あらゆる個人の完全な健康、長寿、そして悟りです。
　私たちの身体を含めて、すべての物質は自然法則の統一場の表れである、ということは現代物理学からも理解されています。また、ヴェーダ科学からは、統一場は純粋な状態にある意識であることがわかっています。

マハリシ・アーユルヴェーダは、自足性、無限の組織力、完全なバランス、躍動、不滅性といった統一場のすべての質が、私たちの生命の中で生き生きとしているようにします。そして、私たちは長寿を楽しみ、完全な健康と不滅性へと成長し、悟りの状態へと達することができるようになるのです。

マハリシ・アーユルヴェーダでは、どのようにして健康増進をはかっていくのですか？
＝一人ひとりの体質に合わせた、いろいろな方法があります。マハリシ・アーユルヴェーダでは、人はそれぞれ異なっていると考えます。ある人にとっては良い食事療法、補助食品、治療法が、別の人には役に立たないかもしれません。マハリシ・アーユルヴェーダには、一人ひとりの違いについてのとても詳しい知識があります。

　ですから、マハリシ・アーユルヴェーダ医療センターの医師が最初に行うのは、患者がどのような体質であるかを判断することです。体質がわかれば、日々の過ごし方、季節の過ごし方、食事のとり方、運動、補助食品など、健康を維持し、免疫系を強め、長寿を促進し、心身の最大の活力を維持するのに最適な処方を簡単にアドバイスできます。これは時の試練を経てきた、とても実際的な知識です。

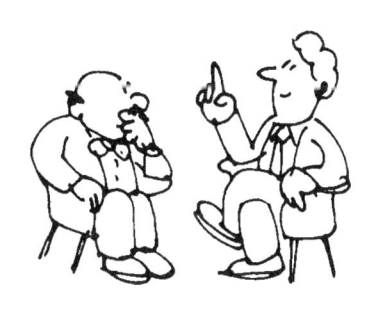

病気の治療に際しても、対処療法ではなく全体的なアプローチをとり、有害な副作用のない自然な治療が行われます。マハリシ・アーユルヴェーダが重点を置いているのは、単なる症状の改善ではなく、病気をその根本から治療し病気の原因をすっかり取り除いてしまうことです。慢性化し治療の難しい病気であっても、マハリシ・アーユルヴェーダは大きな助けとなるでしょう。

　最も重要なのは、一人ひとりが病気を予防し完全な健康へと成長していくために、日々の生活の中で何をしたらよいかについて、自分に合った正しい理解が得られるということです。

アーユルヴェーダについての研究も行われているのですか？

＝世界中でたくさんの研究が行われています。マハリシ・アーユルヴェーダ医療プログラムに関する研究から、マハリシ・アーユルヴェーダの様々な恩恵が明らかになりました。それは、活力や精力の増大、肯定性と感情のバランスの増大、若返りの兆候、老化の逆転の促進、消化と睡眠パターンの改善、心の明晰さの向上、免疫系の強化、幸福の増大といったものです。

マハリシ・アーユルヴェーダについてもっと知りたいときにはどうしたらよいですか？

＝これらのプログラムについてもっとお知りになりたいときには、世界中の主要な都市にあるマハリシ・アーユルヴェーダ医療センターに問い合わせてください（巻末参照）。マハリシ・アーユルヴェーダ医療センターは、マハリシの指導のもと活動している医師たちによって設立されたものです。

　そこでは、健康の維持、長寿の促進、病気の予防、病気の治療などのための様々なプログラムが開発されています。さらに、各センターの医師たちは、インドのマハリシ・アーユルヴェーダ世界センターの国際コンサルティング・サービスを通して、世界的に著名なアーユルヴェーダ医師の指導も受けられるようになっています。

現在、世界中で、安価で効果的な、しかも自然な健康管理法が求められています。マハリシ・アーユルヴェーダのこのような展開は、そのような要請に応えたものです。病気のない社会を創造するための世界的キャンペーンの一環として、世界中の多くの国に、マハリシ・アーユルヴェーダ医療センターが設立されました。

これはまた、マハリシの世界平和を創造するためのプログラムの重要な部分でもあります。なぜなら、個人と社会の健康は、国家間の平和のためにとても大切なものだからです。

**個人と社会の健康ですか？ あまり考えたことがなかったですね。
それにしても、なぜ病気や苦しみが生まれてくるのでしょうか？**
＝病気や苦しみが生じるのは、人が自然の摂理に違反するからです。たとえば、身体に合わないものばかり食べていると病気になります。このように、自然の摂理に違反するとストレスが生じます。そのストレスが、医師たちが言うように、病気の原因の 80 〜 90％を占めているのです。

さらに、世界中の何十億もの人たちが、自然の摂理に反するようなことを絶えず考えたり、行動したりすることで、ストレスは膨大に蓄積され、社会や経済の混乱、自然災害など、集合的な不幸へと結びついていきます。

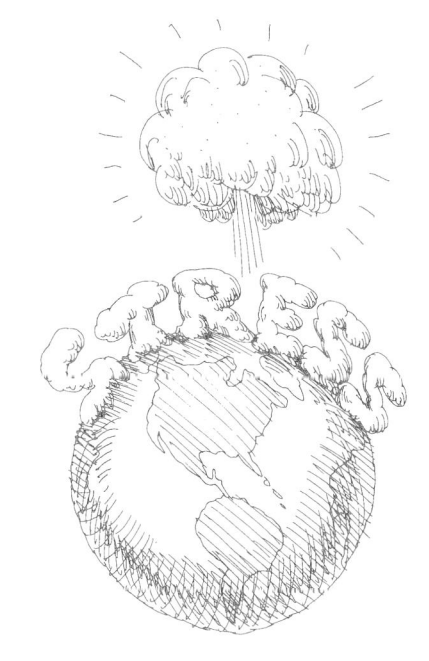

人はどうして自然の摂理に反する生活をするのでしょうか？
＝答えは簡単です。すべての自然法則の統一場から機能することができないからです。このレベルから機能することだけが、すべての自然法則と完全に連携した考えや行動が、自動的にとれることを可能にしてくれるのです。

例えば、自分の人生に充分満足している人でも、ＴＭをする必要はありますか？
＝はい。すべての自然法則と完全に連携できるようになれば、さらに思い通りの人生が送れるようになります。
　ＴＭの本来の目的は、もっと創造的に、もっとエネルギッシュに、もっと知的に、もっと幸福にといったように、すべてを拡大しようということにあります。それはより一層、進化、成長するということです。
　今どれほど豊かであっても、さらに創造的に、さらに知的に、さらに活発になるということは、人生をもっともっと楽しむことができるようになるということです。これは進歩ということを考える上でとても大切な基盤となります。

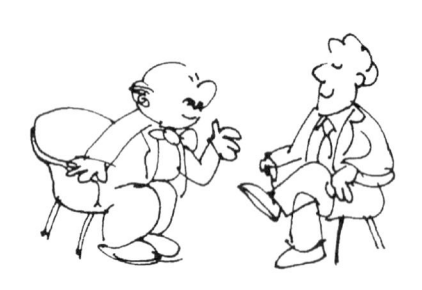

第5章
人格を高め、自己を実現する

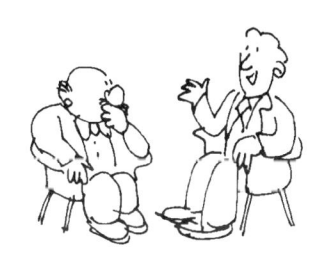

TMでもっと成長しようというのですね。どのように？
＝まず、生理機能を高めるということが挙げられます。休息をとれば、生理機能がもっともっと効率よく効果的に働くということは、日常生活の体験として誰でも知っています。日中の活動で能率が落ちた身体の機能は、睡眠という休息によって回復します。

　ＴＭ中には、身体の新陳代謝率は睡眠時よりも下がりますから、もっと深い休息を得ることができます。このとき、脳波は睡眠中の鈍い状態とは異なり、目覚めた状態、鋭敏な状態を示します。安らぎの鋭敏さと呼ばれるこの独特の状態が日課に加えられることで、日常生活全般に活力が増していくことは明らかです。

心の成長も大切ですね。
＝もちろんです。思考力や理解力、あるいは情緒や人格など、心の成長は私たちにとってとても大切なことです。これらは生命の根本的な場、純粋意識に触れることでその成長を促すことができます。ＴＭの実践の結果、学習能力が向上する、思考に秩序性が出てくる、社交性や創造性が育つ、というのはその現れです。

　このような個人の成長が、さらに社会の成長へと結び付いていくのです。

どんどん成長しましょう

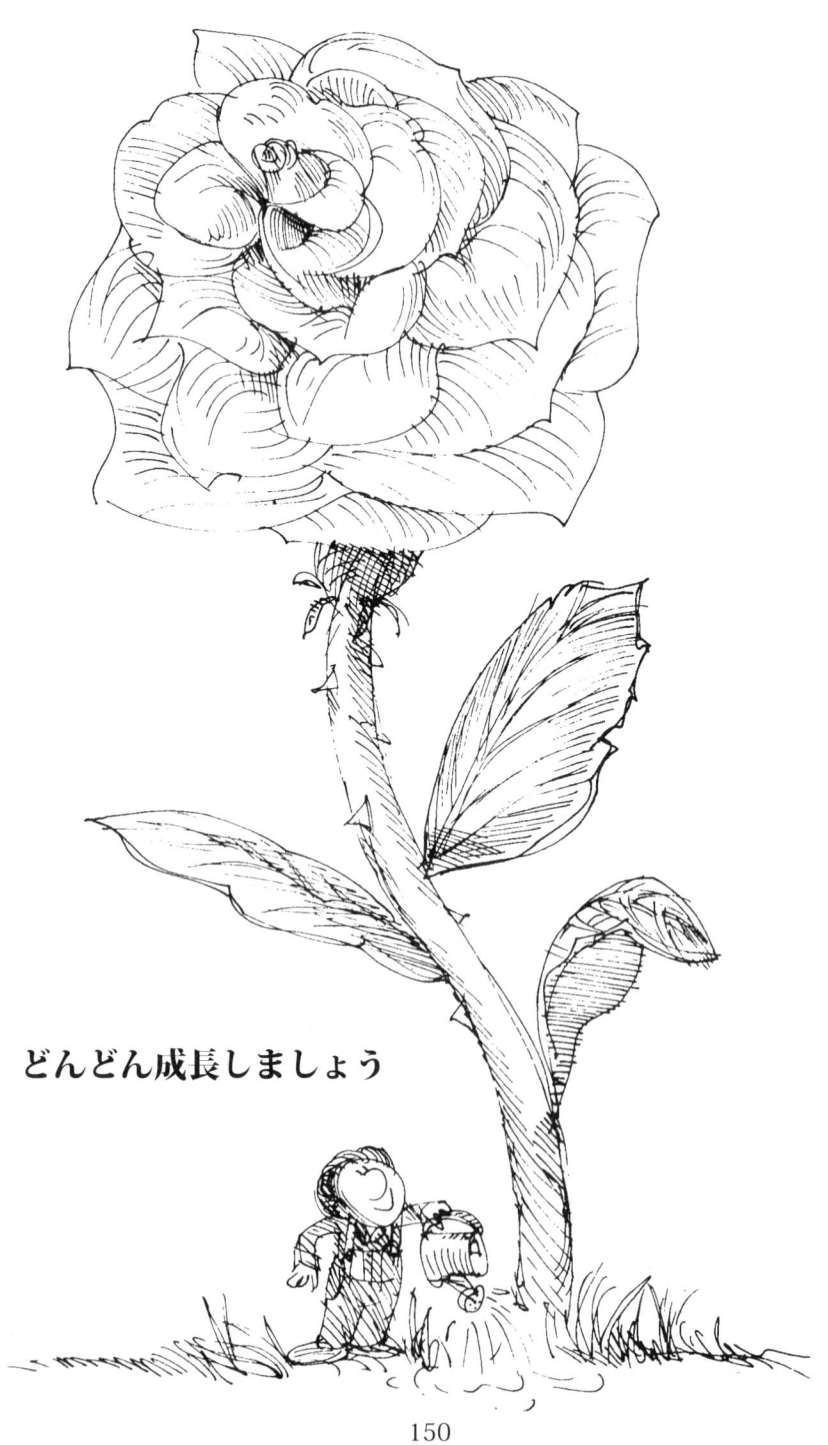

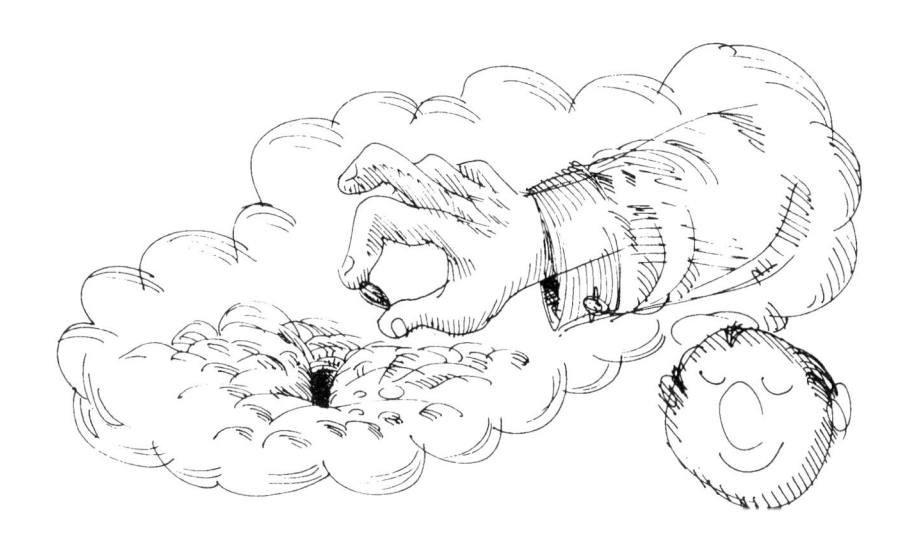

社会の成長？

＝社会の成長というのは、社会の調和が高まって、物質的にも精神的にも進歩するということです。人間関係の改善、組織的業績の向上、犯罪の減少など社会生活全般の質が向上していきます。これは環境全体の成長を促すものです。

ということは、環境の成長もやはり人間の成長にかかっているのですか？

＝ええ、まったくそのとおりです。この生態系の中で、人間は最も強い影響力を持っています。ですから、人間はＴＭを通じて、環境の成長に最大限の貢献をすることができると言えます。人間がＴＭの実践を通して純粋意識に触れるたびに、調和の影響が自然界全体に広がっていくのです。

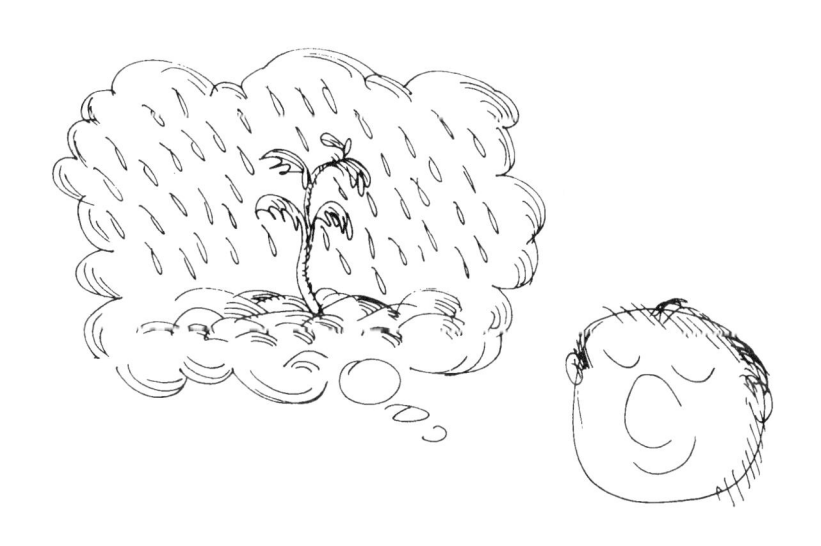

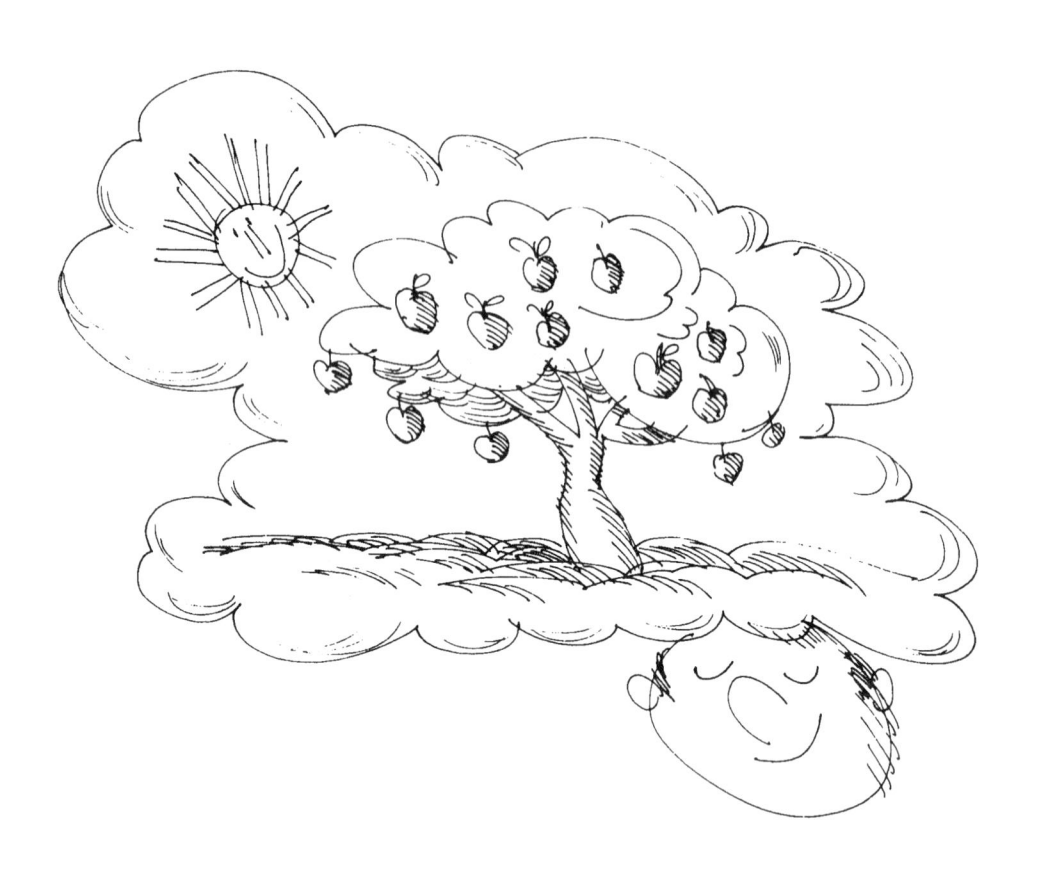

たとえば、ＴＭを実践していきますと、知覚が発達して鋭敏になっていきますから、何でももっとはっきり知覚できるようになります。誰でも経験することですが、充分に休んではつらつとしているときには、世界が生き生きと見えてくるものです。まさに素晴らしい世界が開けてくるということです。
　同じ音楽がもっと魅力的に聞こえてくるでしょうし、友人との付き合いがもっと楽しくなることでしょう。知覚が発達することは誰もが願っているはずです。

でも、知覚だけが発達してしまうと、バランスがくずれてかえって煩わしくなったりしませんか？
＝ＴＭは、人間の持っているあらゆる能力をバランスよく開発します。ですから、一つの質が他の質を犠牲にしてまで発達するということはありません。知覚のバランスが保たれるからこそ、注意力や集中力が養われるのです。

第5章 人格を高め、自己を実現する

視野の拡大と集中力の向上
（フィールド・インディペンデンスの変化）

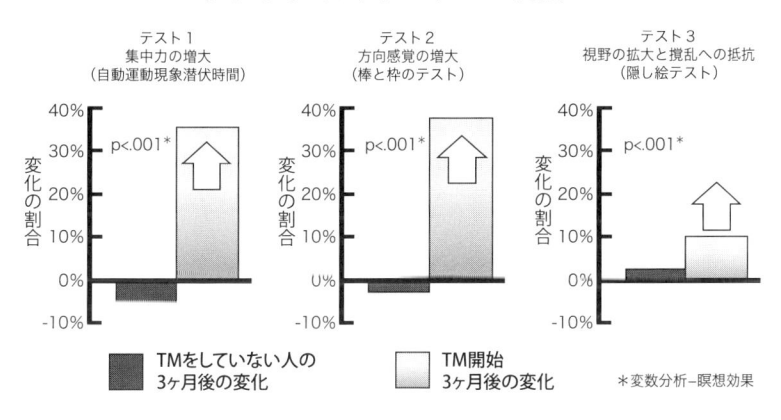

テスト1　集中力の増大
（自動運動現象潜伏時間）

テスト2　方向感覚の増大
（棒と枠のテスト）

テスト3　視野の拡大と攪乱への抵抗
（隠し絵テスト）

（各グラフ：$p<.001$*）

■ TMをしていない人の3ヶ月後の変化
□ TM開始3ヶ月後の変化

＊変数分析－瞑想効果

研究結果

この研究では、フィールド・インディペンデンス（周囲のものに惑わされることなく、特定の対象物に集中する能力）を直接的に測定する三つのテストをしました。3ヵ月間TMを実践している人たちは、TMをしていない比較対照グループよりも、高い得点を記録しています。

テスト1は暗室内での光点の動きを知覚するのに要した時間、テスト2はゆがんだ枠の中に垂直に棒を置く能力、テスト3は複雑な背景の中に埋め込まれている簡単な図形を発見する能力を、それぞれ測定しました。

解説

この研究で、さまざまな状況の中で物事を正確に知覚する分析能力が確かめられます。この値が高い人というのは、次のような特性を持つとされています。経験したことを吸収し構成する能力、明確な認識力、記憶力の向上、安定した判断基準、優れた創造的表現力、自立安定性、自信などです。

これらはすべて、神経系がより改善され、より進化した意識の状態にあることを示しています。TMを実践している人の場合、そういったものがめざましく成長していくことが知られていますが、これは驚くべきことです。というのも、こういった基本的知覚能力は青年期以降は伸びないものとされていたからです。

特にテスト2の枠と棒の実験は興味深いものがあります。この実験では被験者は暗い部屋に坐ります。その目の前には、水平でも垂直でもない傾いた四角の枠が置かれ、それだけが明るく光っています。そして四角い枠の中には棒があり、被験者はこれを垂直にするように指示されます。これは傾いている背景や明るい枠にとらわれることなく、自分の直感、つまり自分の内側にある重力の感覚や平衡感覚によって、それをしなければならないということです。ＴＭ実践後のほうがずっと高いスコアになっていることがわかります。

参考文献 1. Kenneth R. Pelletier, "The Effects of the Transcendental Meditation Program on Perceptual Style：Increased Field Independence", (University of California School of Medicine, San Francisco, California, U.S.A.).
2. Kenneth R. Pelletier, "Influence of Transcendental Meditation upon Autokinetic Perception", Perceptual and Motor Skills 39 (U.S.A.：1974)：1031-1034.

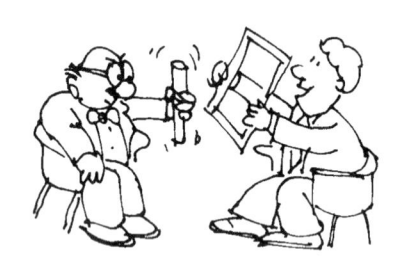

この実験は何を意味するのですか？
＝知覚がどんどん繊細になっていくにつれて、自分の内側での安定性と弁別力が発達するということです。心理学者は、これをフィールド・インディペンデンス（場独立）と呼んでいます。自分の持っている情報と内面における気づきによって行動するようになり、不適切な情報や気を散らされるような状況にわずらわされなくなるということです。

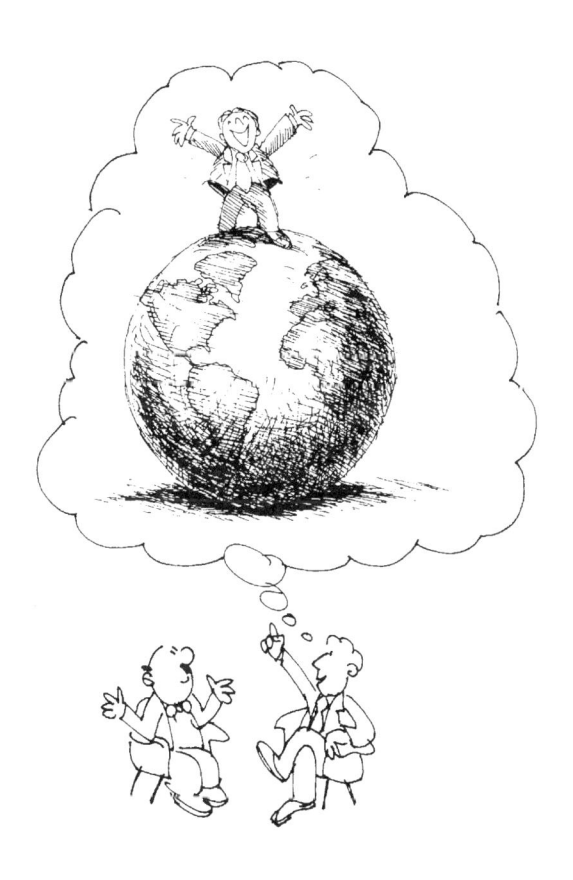

第5章　人格を高め、自己を実現する

　別の研究調査によると、フィールド・インディペンデンスの高い人というのは、行動的、自立している、主体性がある、心配が少ないとされています。ですから、このような人は環境に左右されることもなく、好ましい信条を持って、堂々と生活していけるのです。

　心理学者は、このような人を「自己実現した人」と定義します。これは、自分自身の内面における本質、潜在能力が発揮されているということです。ＴＭの実践者は、どんどん自己実現を果たしていくことができるでしょう。

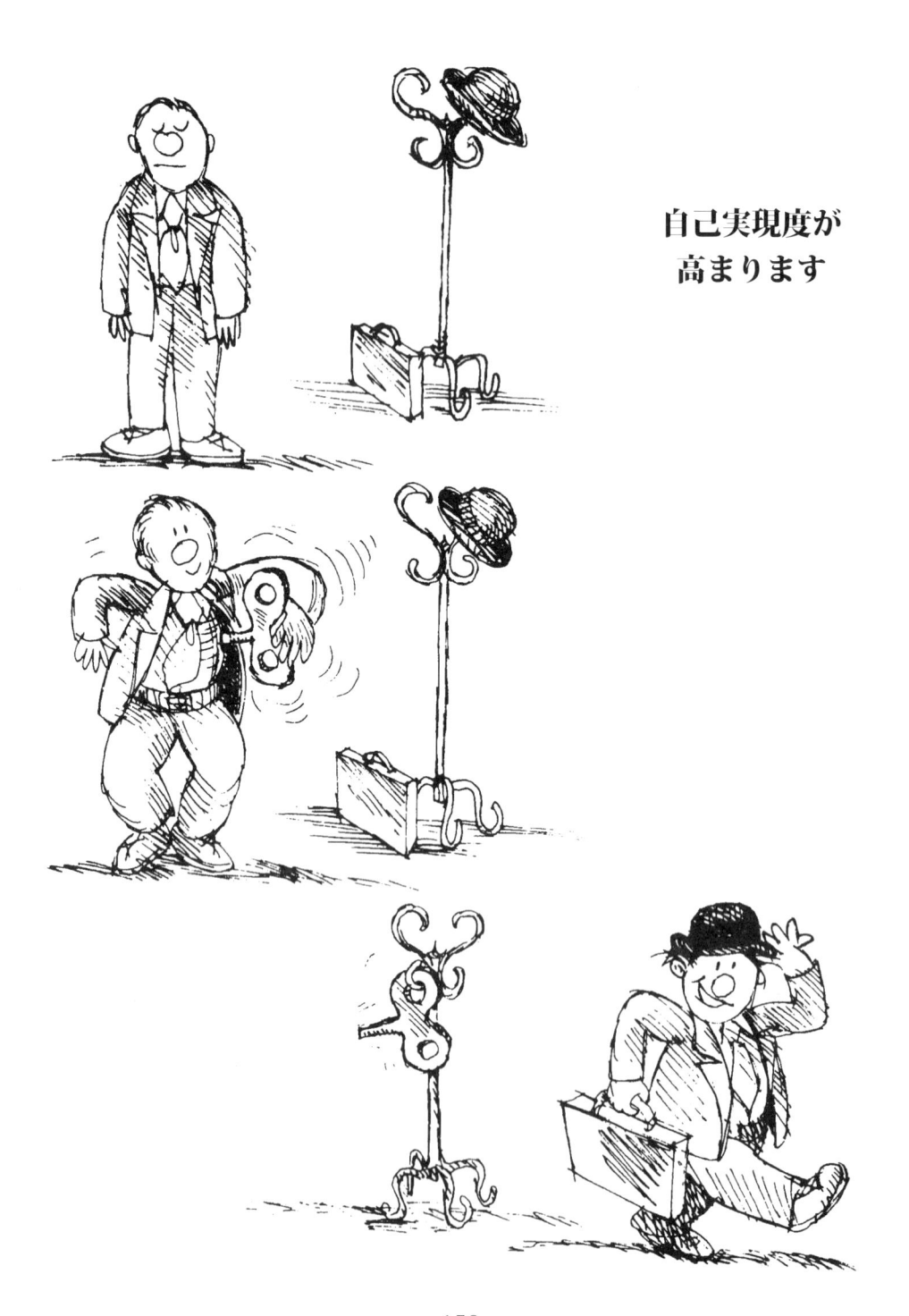

自己実現度が
高まります

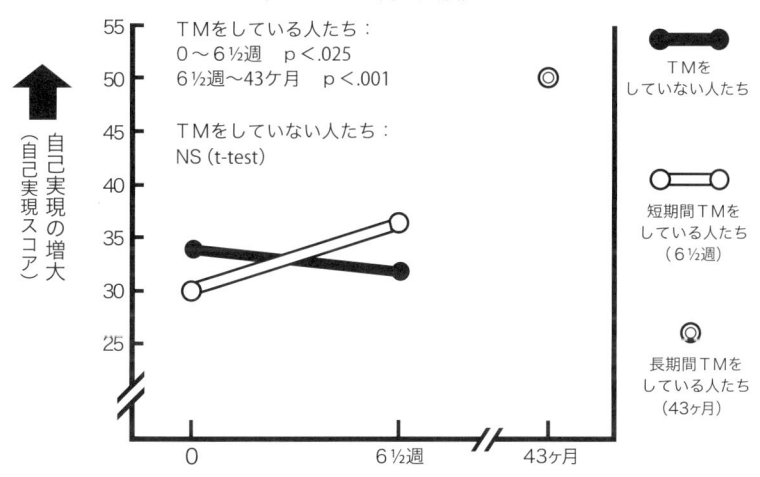

第5章 人格を高め、自己を実現する

自己実現の増大
（ノースリッジ発達尺度）

TMをしている人たち：
0～6½週　　　p＜.025
6½週～43ヶ月　p＜.001

TMをしていない人たち：
NS (t-test)

● TMをしていない人たち
○ 短期間TMをしている人たち（6½週）
◎ 長期間TMをしている人たち（43ヶ月）

研究結果

ノースリッジ発達尺度を用いた調査によりますと、平均1ヶ月半TMを実践している人は、していない人と比較してより大きな自己実現度を記録しました。3年半という長期にわたってTMを実践している人の場合は、さらに高いスコアをマークしています。TMの効果が累積的なものであることが示されています。

解説

このテストでは、自己実現の度合いが高まるにつれて、次のような質が養われていくことが明らかにされています。隠しだてがない、受容性や思いやりがある、明朗、ユーモアがある、考え方が肯定的、認識がいつも自発的で新鮮、自足的、死に対する恐怖感がない、意識向上の意欲、創造性を発揮できる機会に気づく、自分や他人そして自然をそのまま受け入れる、自分の運命を自覚し受け入れるなど。

この研究は、TMによって神経系が洗練され、自然に自己実現を成しとげる人格が養われていくことを示唆しています。

参考文献：Phillip C. Ferguson and John C. Gowan. "Psychological Findings on Transcendental Meditation," (Paper presented to the California State Psycological Association, Fresno, California. U.S.A.,1974), Journal of Humanistic Psychology(in press).

自己実現した人は、その内側から方向づけられ、それに従って自らおもむくままに行動することができます。一人でいても喜び、人と交わっても喜び、さらにまた現実を的確に把握して、人生を自然な目で見つめ、素直に喜びをもって過ごしていくことができるでしょう。自らの資質というものを完全に自分のものにしているので、自然に心が満たされています。

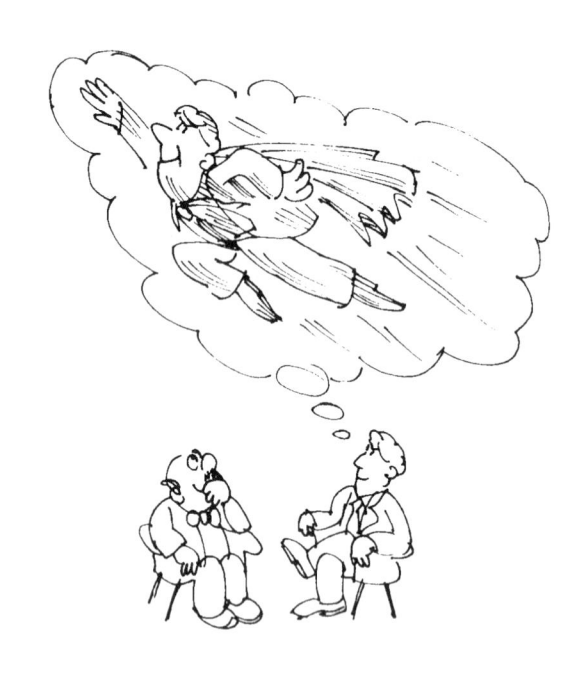

　それは素晴らしい。ＴＭを実践するということは、その自己実現のためなのですね。
＝そうです。自然で、かつバランス良く、これらの質を日常生活の中で確立していこうということなのです。これが統合という質です。これもやはり進歩の基盤としてとても大切です。

統合力が養われます

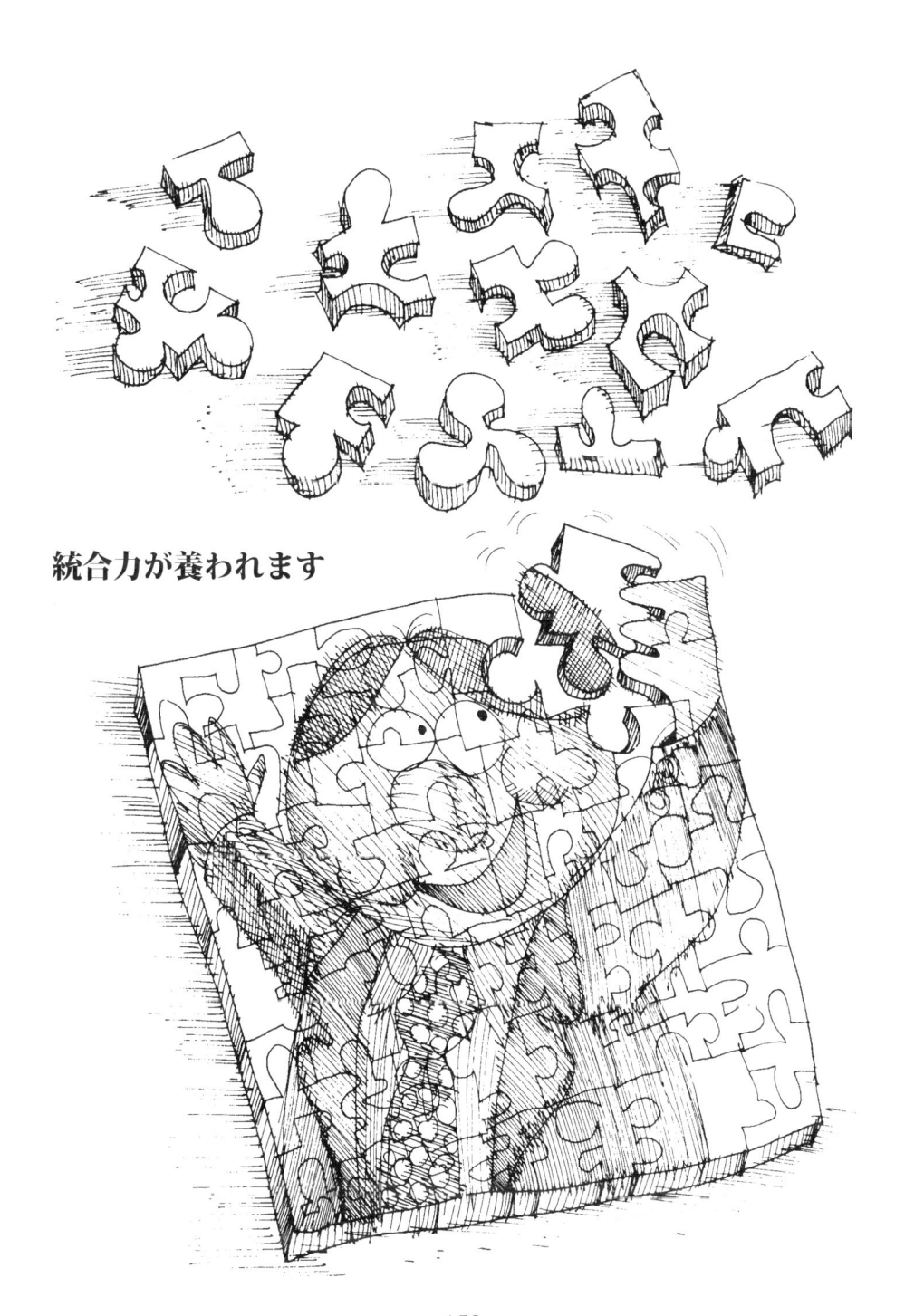

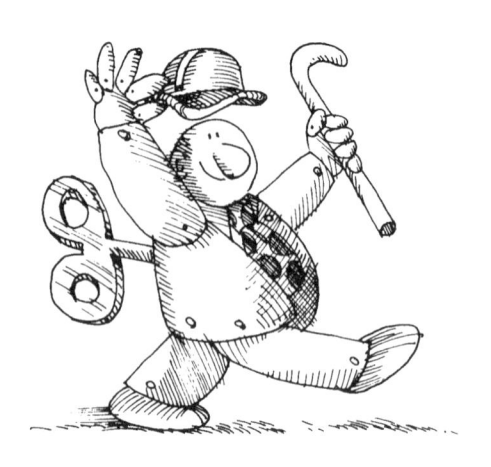

統合？　またまた進歩の基盤ですね。それはどういうことですか？
＝そうですね。たとえば生理的な面をみてみると、身体が調和をもって機能するということです。もう少し具体的に言うと、脳の左右両半球の統合であり、また知覚と筋肉の結び付きであり、自律神経のバランス、胃や肝臓や腎臓などの内臓諸器官や身体の機能がすべて、一つの全体として調和をもって機能するということです。

　また心理的な面でみると、いわゆる知・情・意のバランスということになります。理性、感情、意志のバランスがとれ、円満で調和的な心をもつ人格を確立するということです。

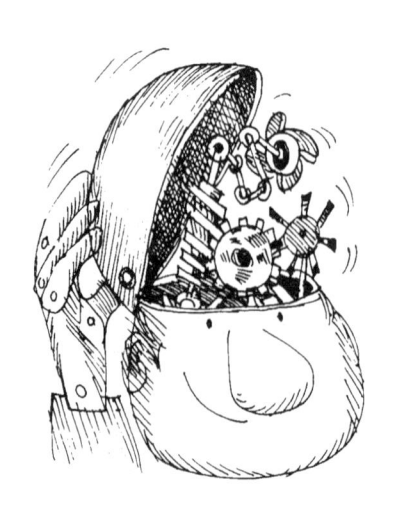

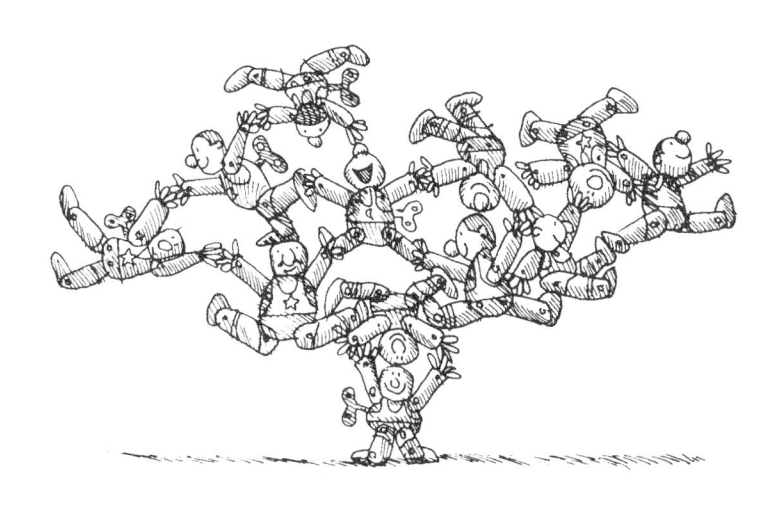

これもまた、社会や環境に当てはまりますか？

＝はい。喜びに満ちた人々が生活する調和ある社会ということが、まさに社会的な意味での統合ということになるでしょう。円満な人間関係、互いに尊重し合い、思いやりがあり、という具合に社会が調和に満ちていきます。社会不安やストレスを減少させ、ビジネスや教育、行政など社会生活全般が円滑に機能するようにしなければなりません。ＴＭを実践する人が増えてくるということは、調和に満ちた純粋意識が社会に広がっていくということですから、結果として戦争やテロなどのない平和な世界を築いていくことも可能になります。

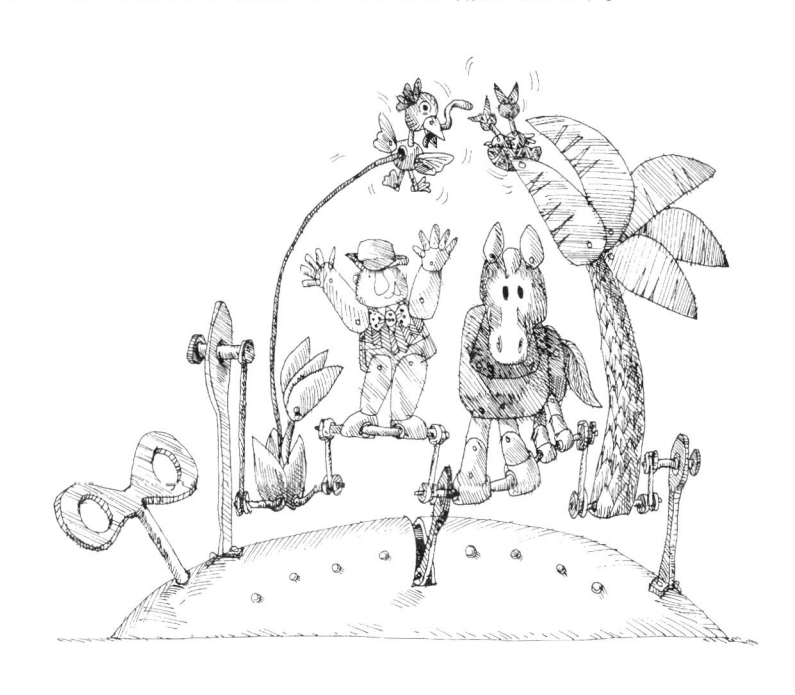

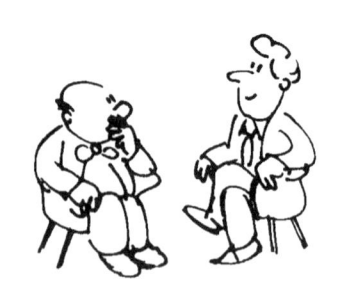

さらに、環境の統合という観点からは、人間と自然が呼吸をぴったり合わせて進化していく、ということになるでしょう。地上の誰もがみな、自然の法則に即して考え、行動し、成功し、常に幸福な人生を歩み、季節は穏やかに巡り、宇宙全体が調和のうちに進化する状態です。

**　お話を伺っていると、ＴＭはなかなか実際的な方法のようですね。瞑想というと、「悟りを得る」ためにするものと思っていたのですが？**
＝これは非科学的なものでも、神秘的なものでもありません。悟りというのは、心と身体の潜在力が100パーセント活用されるようになった状態のことを指します。
　あるいは、悟りとはストレスや緊張のない神経系によって生み出される意識をもつこと、と言ってもよいでしょう。これまでの研究から明らかにされているとおり、そのとき人は永遠の喜びに満たされるようになります。

　仏教で「悟り」と呼んでいるのはまさにこのことなのです。人間の意識は、神経系に溜ったストレスによって、その本来の機能が制限されています。悟りを得るということは、こういった5～15％の能力しか使われていない状態から解放されて、本当の価値に輝くということです。

　これまでの長い歴史の中で、こういった生命の素晴らしい究極の姿は、伝説の彼方に追いやられてしまっていました。ＴＭは、今その悟りを実現するための方法として、ここに紹介されることとなったのです。

第5章　人格を高め、自己を実現する

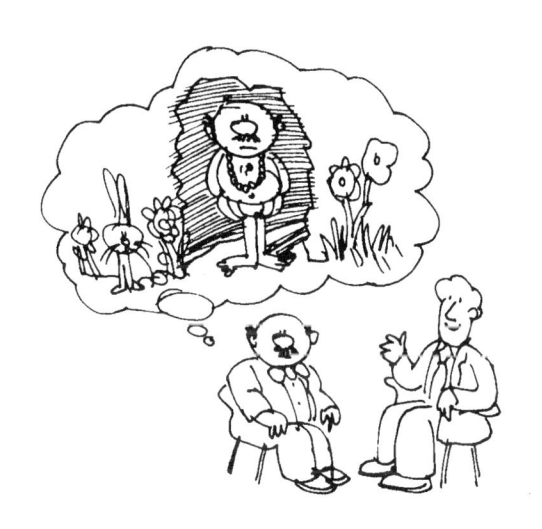

でも、悟りを得るためには、すべてを投げ打ち、山や洞窟にこもって厳しい修行を積む必要があるのでは。
＝そのような生き方は、一般の人にとってあまり魅力的ではないですよね。どうしたら悟りが得られるかについては、これまでずいぶん誤解されてきたきらいがあります。社会で活躍する人たちにとって、これまでの何千年という長い間、悟りは難しく、現実離れしているものと考えられてきました。それこそ一大決心がいるとか、僧侶や世捨て人のためのものと思われてきたのです。

　無理なくとても速い進歩を促進するこの瞑想法を提供してくれたマハリシとその師グル・デヴのお陰で、今や誰でも、この最も有用で基本的な人間本来のゴールを実現することが可能となりました。

　「悟りとは、人がその潜在力を充分に活用することであり、誰でも生まれながらにしてもっている権利である」とマハリシが強調するところです。その権利を、ＴＭを実践していくことで楽に実現していくことができます。

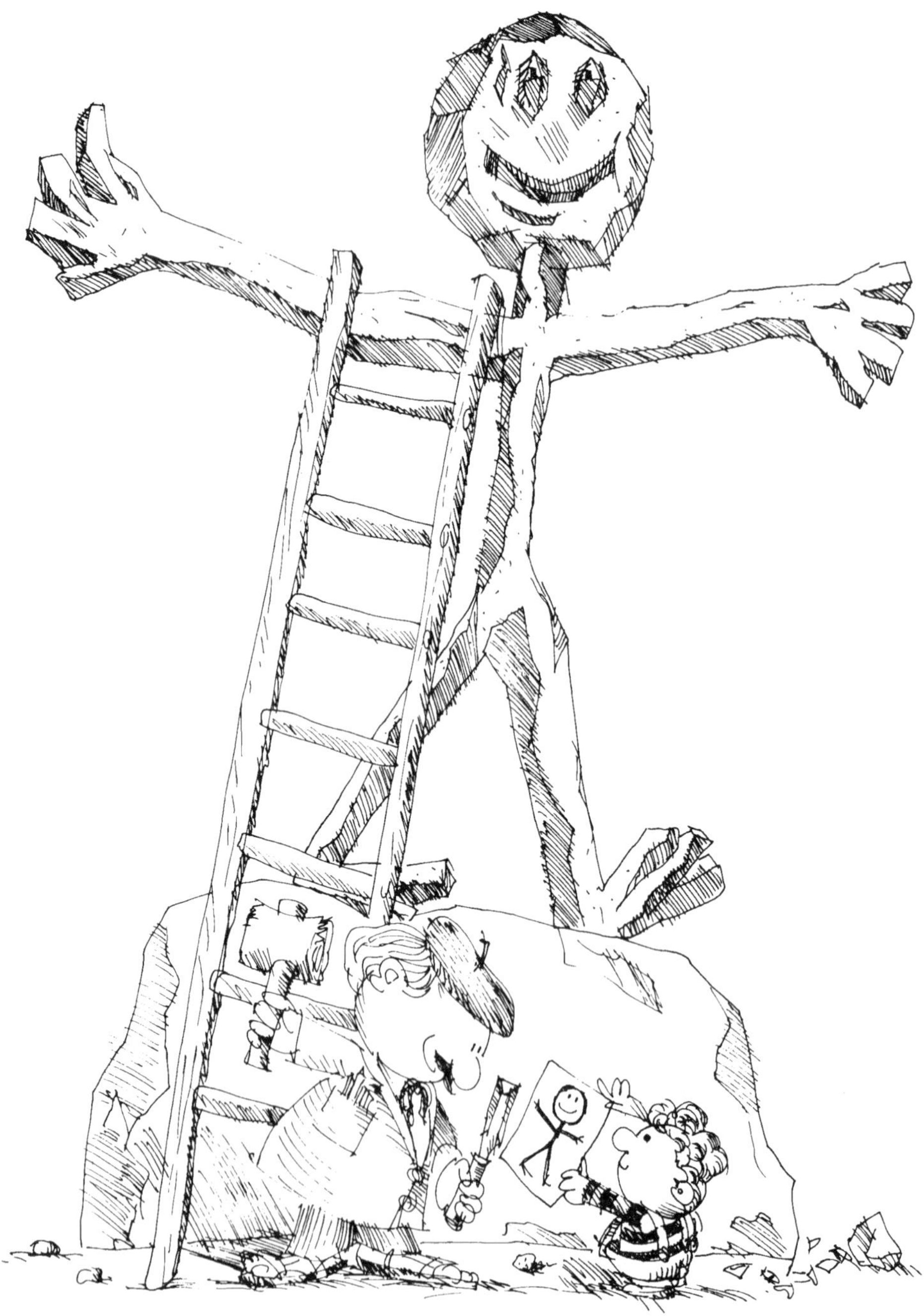

第5章 人格を高め、自己を実現する

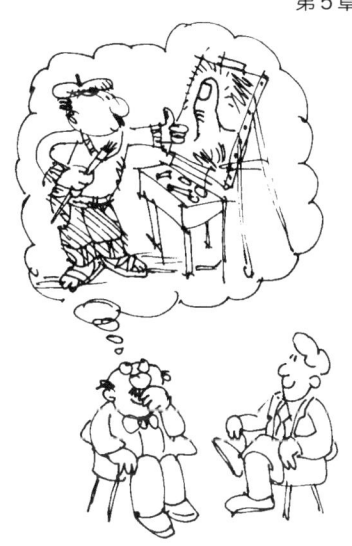

TMをすると、もっと創造的になるとおっしゃっていましたね。それはどのようになるのですか？
＝TMをすると、自分の内側にある創造性の源に触れることができるということです。また、神経系からストレスを取り除くことで、環境に対してもっと敏感に、もっと柔軟に応じることができるようになります。知覚が鋭くなり、知力は増し、頭脳がもっと明晰になりますから、創造性は自動的に高まります。

　一般的に創造性というと、芸術活動など狭い領域に限定されてしまうことがありますが、実際には、人生のあらゆる局面における日常的なことです。
　創造とは心躍るものであり、生を実感することと言えます。

　創造性に関してもう一つ誤解されているのは、追い詰められた状況やせっぱ詰まった際の緊張が、創造性を発揮するのに必要だと思われていることです。実は、そういった緊張は創造性を抑制してしまうものなのです。本来あるべき実力は緊張によって妨げられてしまいます。
　鋭敏で安定し、知的で感受性に富んだ状況で初めて創造性を発揮できるのです。認識力や理解力が高まれば、おのずと表現力は豊かになっていきます。

創造性が増大します

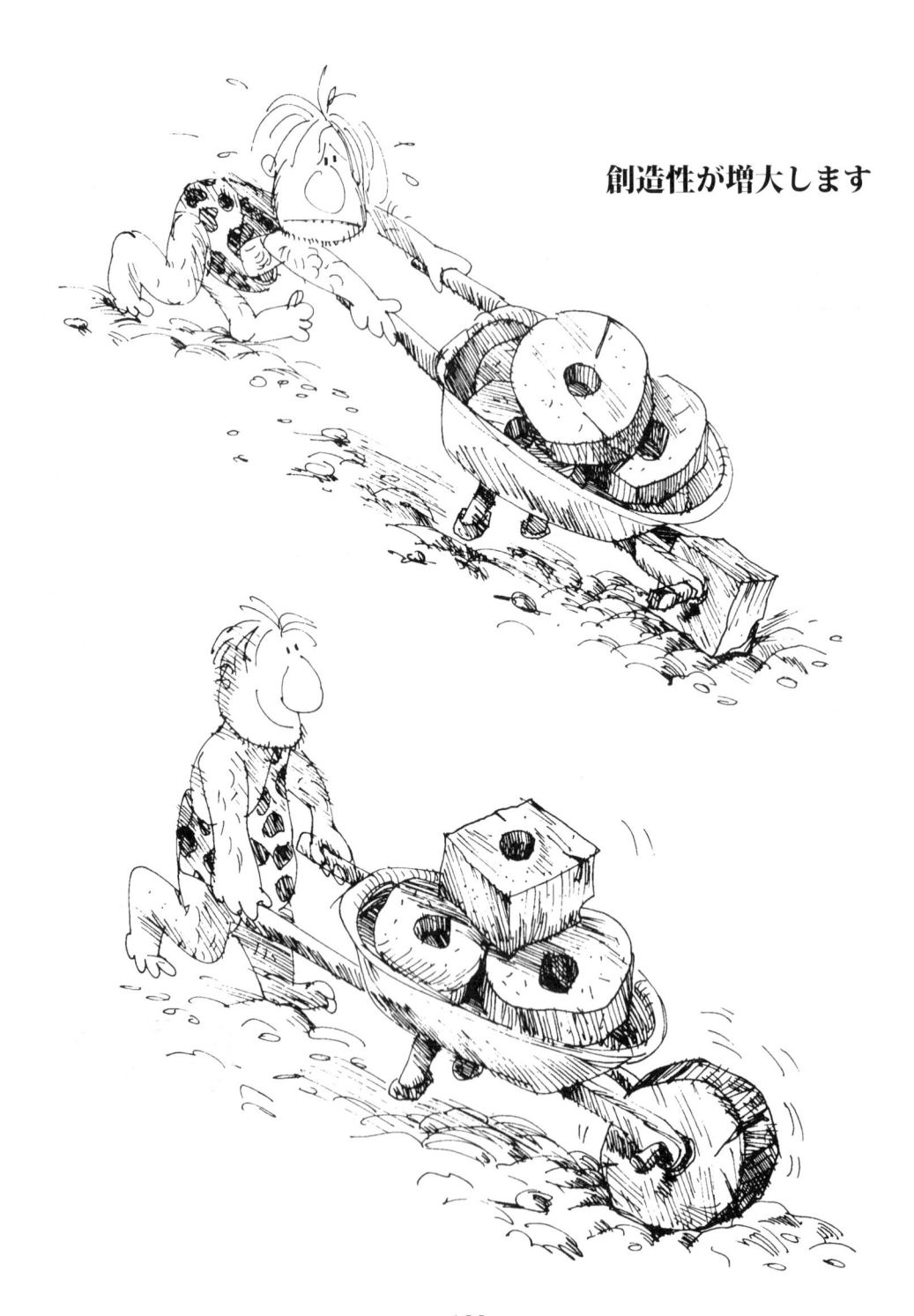

創造性の増大

（トランスの創造的思考テスト　創造性の三つの面）

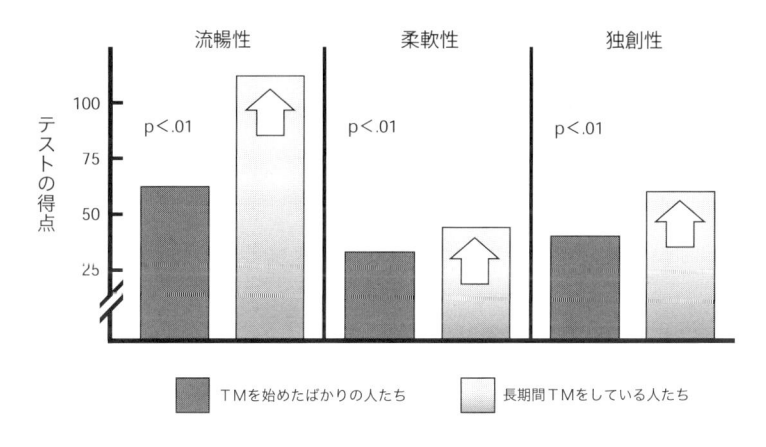

　　　　　流暢性　　　　　　柔軟性　　　　　　独創性
　　　　　p<.01　　　　　　p<.01　　　　　　p<.01

凡例：■ TMを始めたばかりの人たち　　□ 長期間TMをしている人たち

研究結果

　これは、平均1年半TMを実践している44人と、実践を始めたばかりの41人とを比較した、トランスの創造的思考テスト（TTCT、言語型A）です。両グループとも年齢、性別、学歴、収入などは同等です。TTCTの三つの基準、流暢性、柔軟性、独創性において、長い間TMを実践している人は好成績を上げています。
　つまり、TMが創造性を伸ばすということを示しています。

解説

　TTCTというのは、優れた科学者、発明家、作家などの創造的な思考形態を探るために開発されたものですが、カール・ロジャースやエイブラハム・マズローら心理学者は、自己実現への進展と、ここに挙げたような創造性の側面とが関係していることを指摘しています。これはまさに、TMで心のうちにある創造性の源を直接経験することによって、開発することができるものです。この実験の結果がそれを裏付けています。ここに示した三つの項目、流暢性、柔軟性、独創性は、TMで促される統合、順応性、成長という進歩の基盤にも関係してくるものです。

参考文献：M. j. MacCallum, "The Transcendental Meditation Program and Creativity" (California State University, Long Beach, California, U.S.A.)

創造性が高まることは、人や社会との関係にも変化をもたらしますか？
＝もちろんです。神経系からストレスが取り除かれれば、心は澄み渡り、大きな心へと育っていきます。この世界はもっと喜ばしいものになり、人生が本当に価値あるものであることに気づくようになるでしょう。
　そして、愛が成長します。心の内から自然にあふれ出し、人や物や場所などあらゆるものに最上の価値を見いだし、感謝で満たしてくれるのが愛なのです。

　愛とおっしゃいましたが、人から愛されるためにはどうしたらよいとお考えですか？
＝まず自分から愛を与えることです。そのお返しに愛を受け取ることができるでしょう。作用と反作用ということです。愛せば愛されます。憎めば憎しみが返ってきます。物理学においても、この宇宙にあるものはすべて関連し合っていて、孤立しているものはないと考えられています。
　すべての考えや行動が、宇宙のあらゆるものに影響を与えており、それらから同じだけの影響が返ってきます。ですから、まず愛を与えることです。

　では、愛するように努めないといけないということですね。
＝いいえ、努めるのではありません。愛することは人間にとって自然なことです。人間は誰も苦しむために生まれてきてはいません。人生を楽しみ、その喜びをみんなと分かちあうためにこそ生まれてきたのです。これは自然なことです。

　より大きな喜びと幸福、愛はその表現です。私たちが幸福であるときには、自然に善いことが行われ、喜びは周囲に広がっていきます。フィラメントに電流が流れているとき、自然に光が放たれるのと同じです。

　喜びが人間の神経系に満たされると、この生命の喜び、生命への深い認識、感謝というものが愛として自然に表現されていくのです。この幸福な状態が、ＴＭの社会的効果の基盤となっています。

spontaneous

自然で自発的です

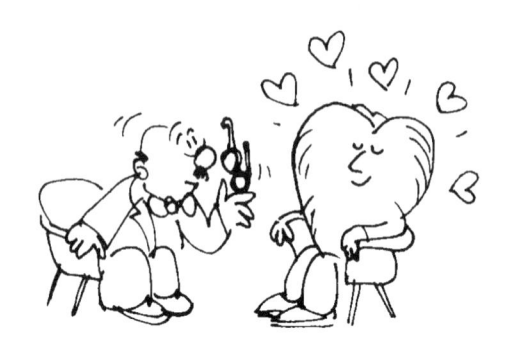

その喜びはどこからくるものなのですか？
＝神経系が浄化されてどんどん鋭敏になり、心の潜在能力がもっと拡大していくときに、その喜びは自然に湧いてきます。そして、その喜びが生まれると、おのずと温かさや愛、幸福というものを周りに放ちはじめます。これは決して、そのふりをするとか、ただそんな気がするとかといったものではありません。

ふりをする？
＝たとえば、誰かを愛さなくちゃと努力するとき、それは愛しているふりをしているだけ、愛している「つもり」「気分」になっているだけで、実際に愛しているわけではありません。当然相手からも愛している「つもり」しか返ってきません。
　職場などでよくそんな場面を見かけませんか。お互いに好意を持っていないのに、笑顔で取り繕ったりということが。

　これはうわべだけの見せかけの愛です。「ふりをする」ことは現実を見失わせ、人生を果てしないゲームにしてしまう危険性があります。しかし、今私たちは個人を本来の個人とし、人生を本来あるべき喜びに満ちたものにし、本当の人間関係を築く方法を手にしています。

TMは神経系からストレスを取り払い、心を自然に拡大させていきます。そのとき、感謝の思いはおのずと養われ、愛は育っていきます。努力や試行錯誤は必要ありません。愛が高まっていくことは、完全に自然であり無理のないものです。TMによって養われる認識や感性は、秩序だって成長していきます。私たちの感情が機械のように無味乾燥なものになることはなく、自然にもっともっと愛が増していく過程は、系統だっており予測できることなのです。

そうなると、特定の人を愛するなんてことはできなくなりますね。
＝とんでもありません。すべてのものを愛せるようになって初めて、本当にひとりの人を愛することができるのです。一人であっても大勢であっても、誰でもTMを実践すれば豊かで温かい人間関係を育むことができます。生き生きとして温かみがあり、しかも思慮深く視野の広い人のそばにいるのは楽しいものです。

気分が良いときには、友達と一緒にいるのがもっと楽しくなるでしょうし、無理なく自然に愛せるようになることでしょう。すべてが自然に運びます。TMの実践を続けていくと、心地よい感じがどんどん増えていきます。善き人たちが周りに集まるようになり、その人達から最高のものを得ることができるようになるはずです。

どんなに親しい間柄でも出てくる、怒りや嫉妬、不安や憂鬱なども減少していきます。優しさや忍耐強さをもってお互いをよく理解し合うようになり、本当の愛が育まれていくことでしょう。そして、すべては自動的であり努力は要りません。

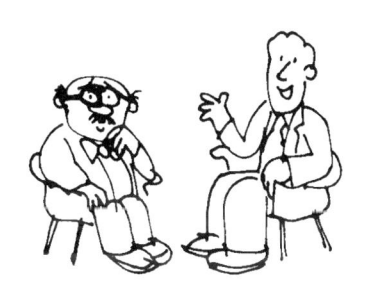

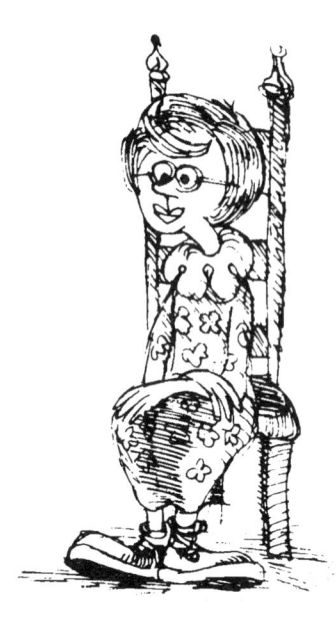

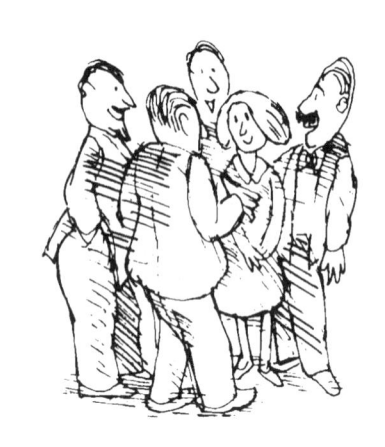

豊かな人格を育てます

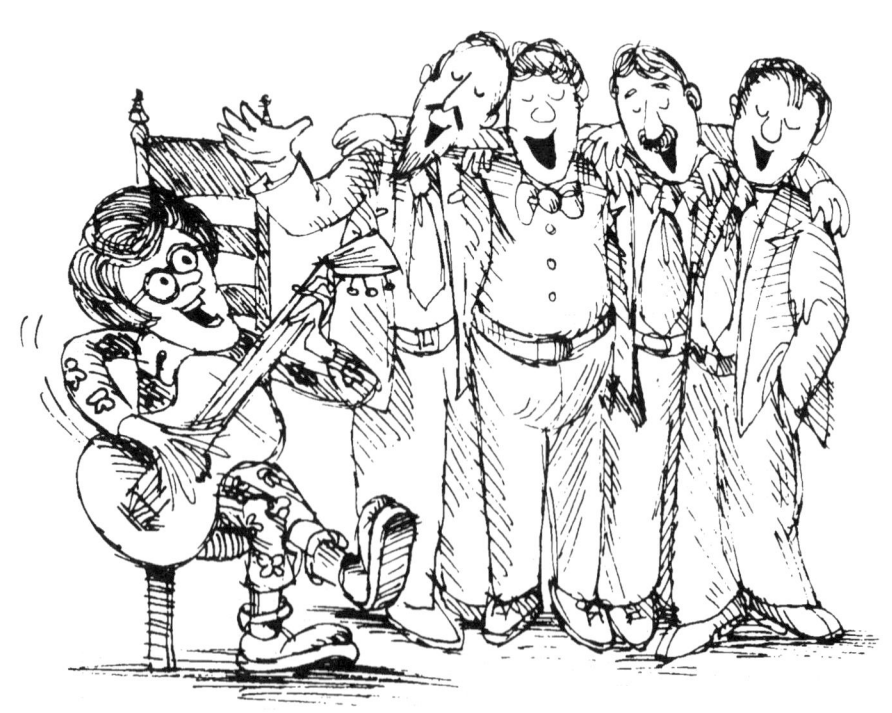

第5章　人格を高め、自己を実現する

人格の成長（POI人格診療検査）

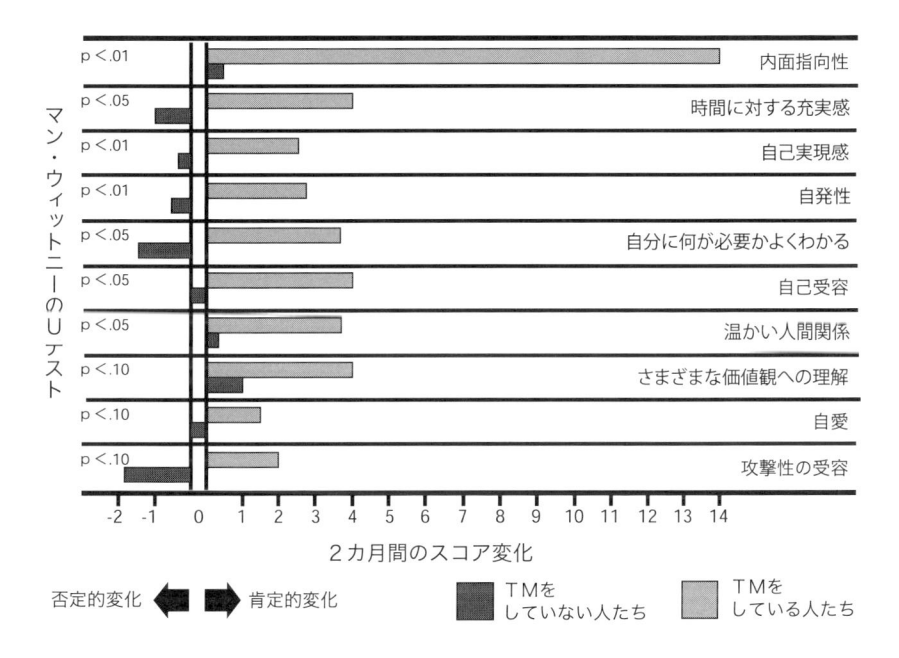

	2ヵ月間のスコア変化
p <.01	内面指向性
p <.05	時間に対する充実感
p <.01	自己実現感
p <.01	自発性
p <.05	自分に何が必要かよくわかる
p <.05	自己受容
p <.05	温かい人間関係
p <.10	さまざまな価値観への理解
p <.10	自愛
p <.10	攻撃性の受容

マン・ウィットニーのUテスト

否定的変化 ← → 肯定的変化　　TMをしていない人たち　　TMをしている人たち

研究結果

　TMグループは、テクニック開始前と開始後2ヵ月目にテストを受けましたが、TMをしていないグループと比較して大きな成長を見せています。内面指向性、時間に関する充実感、自己実現、自発性、自分に何が必要かよくわかる、自己受容性、温かい人間関係などに変化が現われています。
　ここで使用されたテストは、パーソナル・オリエンテーション・インベントリー（POI）です。POIを用いた他の二つの研究でも、同様の結果が確認されています。

解説

　POIは、マズローが定義した自己実現の度合いを測定するために、ショストロームが開発しました。マズローの自己実現の定義は次のようなものです。

173

成熟の度合いが高い、健康である、満足感がある、欠陥などにとらわれない、現実を明確に理解している、隠しだてのない性格、統合力が優れている、包括的に物事をとらえる、バランスのとれた人格、自然さがある、豊かな表現力、生き生きとしている、未来の自分の認識、自己の客観視、公明正大、自己の超越、具体性と抽象性を融合する能力、愛、しっかりとしたアイデンティティ、自立心が高い。
　ＴＭの実践によって、健康的に自己実現が果たされていきます。

参考文献 1. Sanford Nidich, William Seeman, and Thomas Dreskin, "influence of Transcendental Meditation : A Replication," Journal of Counseling Psycology 20, no.6 (U.S.A.：1973)：565-566.
　　　　2. Sanford Nidich, William Seeman, and Thomas Banta, "influence of Transcendental Meditation on a Measure of Self-Actualization,"Journal of Counseling Psycology 19, no.3 (U.S.A.：1972)：184-187.
　　　　3. Larry A. Hjelle, "Transcendental Meditation and Psycological Health," Perceptual and Motor Skills 39(U.S.A.：1974)：623-628.

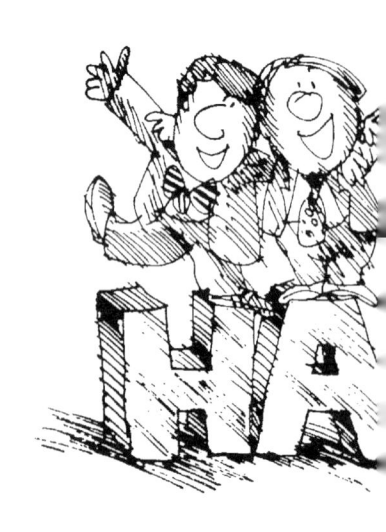

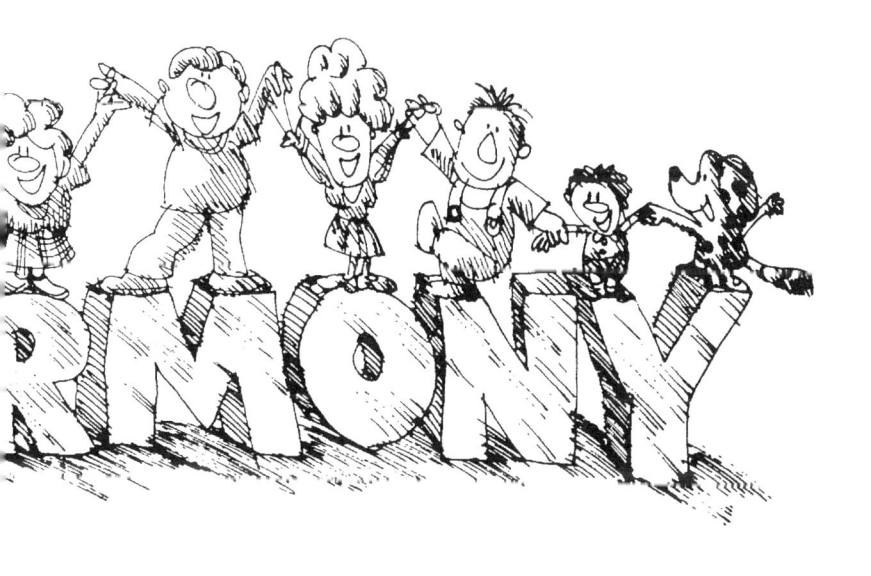

第５章　人格を高め、自己を実現する

III

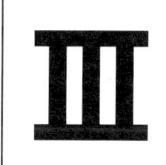

TMの可能性

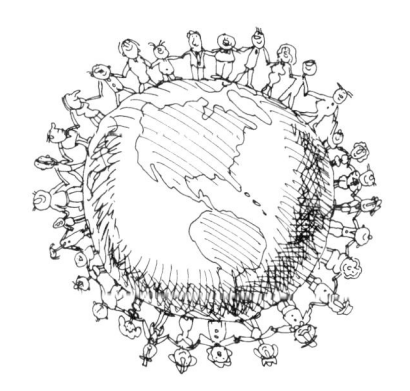

第6章
あらゆる問題はTMで解決される

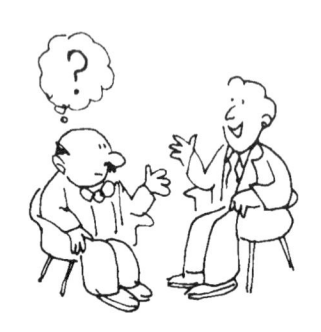

　これまでいろいろなTMの効果を見てきましたが、要するに何にでも効果を発揮するということですよね。何か途方もないことのような気がしますが、本当に大丈夫ですか？
＝TMはまさにそういった方法なのです。これまで人間は問題があると、まず何度も何度も検討し、よく考えた上でその対策を講じてきました。それが今まで一番妥当な方法だと思われてきたのです。

　しかし、ときにはそれがさほど適切ではなかったことに気づくこともあります。かえってその副作用の方が問題よりもたちが悪かった、などということもよくあります。現在の世界的な状況からすると、もっと創造性と知恵を発揮しなければならないことは明らかです。

　暗闇というものを考えてみてください。たとえば、真っ暗な部屋の中に人がいて、その人達は暗闇を取り除こうと、いろいろアイデアを持ち寄って一生懸命検討し始めます。暗闇対策委員会の始まりです。しかし、生じている問題の現象面にとらわれてしまい、そのレベルで解決しようとするだけに終始してしまいます。

暗闇対策委員会を
再開します。

書記に、前回の議事録
を読んでもらいます。

読めません。
ここは暗すぎます。

何か発言は？

ここは暗いです。
この暗さを取り除きましょう。

何か報告は？

暗闇を箱に閉じ込めて、
放り出そうとしました。

効果はありました？

まだ暗いですね。

> 暗闇が入ってくる穴を見つけようとしたのですが、見つかりませんでした。

> この暗闇を除くよりは、人生において当然なものとして受け入れるべきだと思います。それを誇りに思うべきです。
> 暗闇は我々の生来の権利なのだ！

> 暗闇に対する一般大衆のイメージを変えるためのキャンペーンを始めよう。

> 賛成！ 賛成！

> スローガン！ スローガンが必要だ！

> 7、6、5、4、3！
> 暗闇、暗闇、それは私のものだ！

> 歌！ 歌が必要だ！
> 「暗闇で踊ろう」はどうだろう？

> 静かに…
> 足音が聞こえる。

ドシン

ドシン

カチッ！

? ?

? ?

? ?

? ?

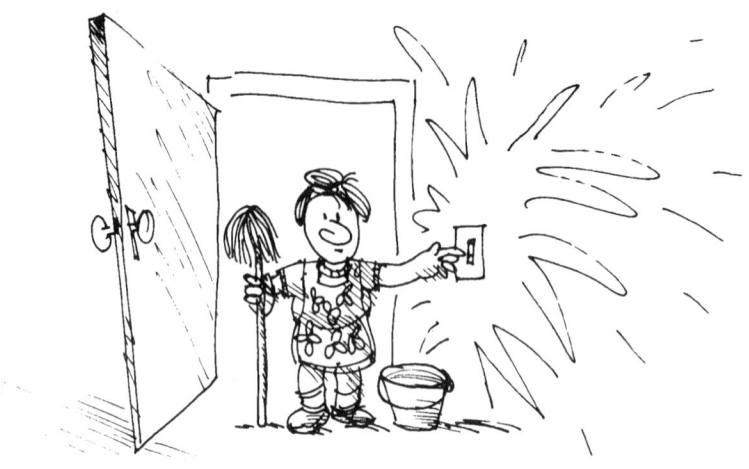

「電気もつけないで何してるの？」

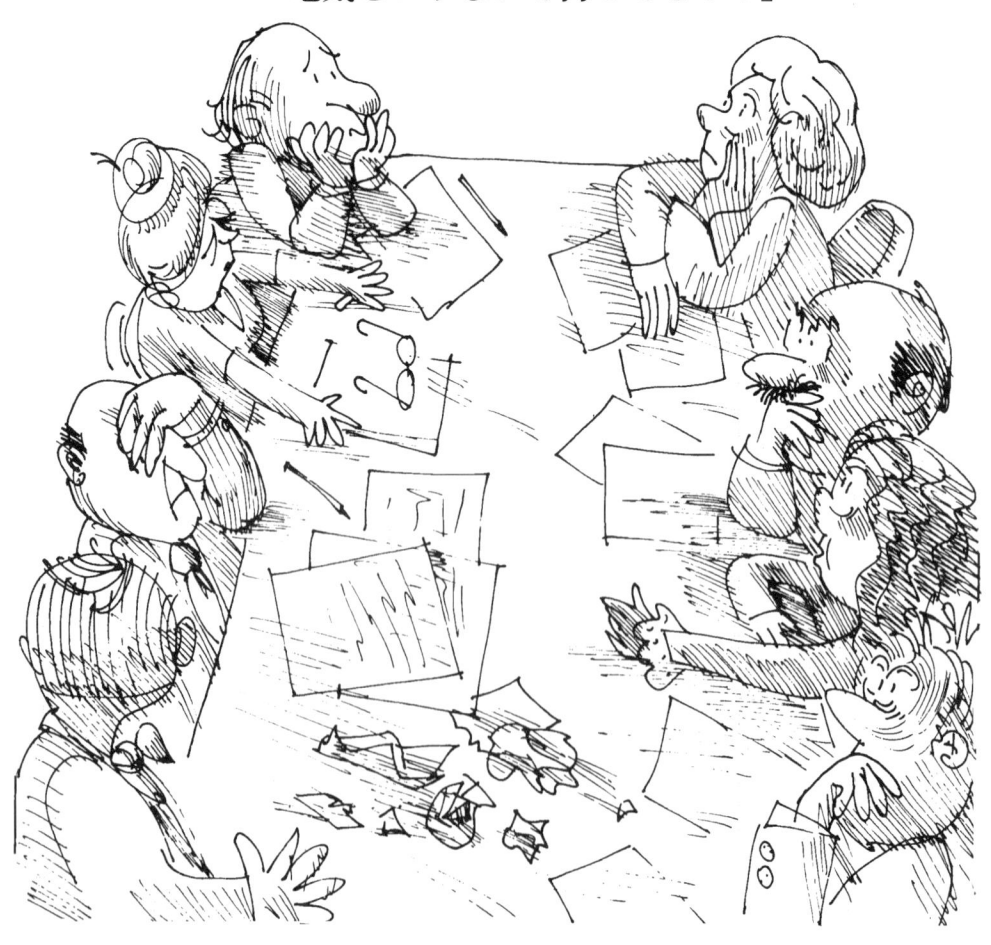

第6章 あらゆる問題はTMで解決される

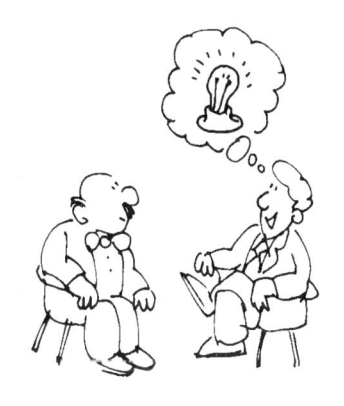

暗闇という問題は、ただ単に、光がなかっただけのことですから、電気をつければその問題もなくなります。それまでそこになかった「第二の要素」を取り込むことがポイントです。この場合は、光をもってくれば解決するわけです。

TMとの関連はどこにあるのですか？
＝TMは人間の生命に、強さ、安定性、創造性、知性を注入してくれます。人生におけるさまざまな問題というものは、ただそれを処理する能力に欠けているというだけのことですから、その能力が増せば「問題」は問題でなくなります。問題は課題や挑戦に変わり、さらには楽しみにすることさえも可能となります。TMは、あらゆる問題の根である弱さを克服していくものなのです。

面白いお話ですが、現実には難しいように思えますね。
＝では、もう少し詳しく、現代の問題に対してTMがどのように対処できるものなのか、検討してみることにしましょう。

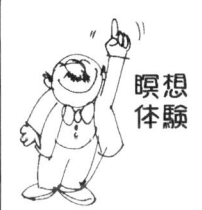

瞑想体験

TMを始めたばかりの頃は、仕事を辞めた頃のいやな思い出が噴き出すように出てきましたが、しばらくして、その雑念が霧が晴れるようにパーっとなくなり、今まで凝り固まっていた殻が、一気に崩れてしまいました。人の心の痛み、悲しみ、優しさが感じられ、創造力が増していきました。苦手だった対人関係が信じられないほどスムーズにいき、言葉をとても素直に表現できるようになりました。TMは神様が私に与えてくださった、最大のプレゼントです。　　　（TM歴1年・デザイナー・41才・女性・東京）

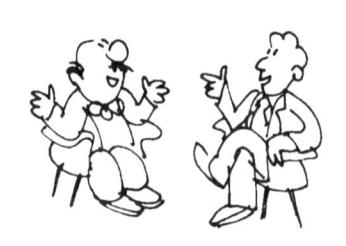

教育についてはどうですか？ 退屈で時間の無駄と思っている学生がたくさんいると聞いたことがありますが。
＝教育には、二つの大切な側面があります。それは、学習の対象となる知識と個人の能力です。ところが、現代のほとんどの教育は、あれやこれやと多岐にわたる情報知識を提供するにとどまっています。そして、どんな分野でも勉強すればするほど、さらに知らないことがたくさんあることに気づきます。

現代の教育に欠けているのは、個人の内面、学生自身の学習能力の開発です。ＴＭは、教育のこの側面に光を与えます。知識の器を拡大し、学習能力を発達させるのです。

ＴＭをしている学生は、毎日生き生きはつらつとしています。鋭敏な知覚、鋭い知性、豊かな心が培われていきます。統合力が増し、いろいろな知識を建設的かつ包括的に捉え活用していくこともできるようになります。学生は、学問が楽しいものであり、報いのあるものであることに気づくことでしょう。

実際に、ＴＭを取り入れているところはありますか？
＝はい、世界中50ヵ国以上の学校や大学で採用されています。その代表的な例として、米国のＭＵＭがあります。

第6章 あらゆる問題はＴＭで解決される

ＭＵＭ？
＝ＭＵＭとは、マハリシ経営大学（Maharishi University of Management）のことです。ＭＵＭは、次のような目標を達成するために、1971年にマハリシによって設立された総合大学です。12学部、7修士課程、5博士課程を擁しています。

1．個人の全潜在力を開発すること
2．政府の業績を向上させること
3．教育の最高理想を実現すること
4．社会に不幸をもたらす、昔からの犯罪や行動の問題を解決すること
5．環境の知的活用を最大にすること
6．個人と社会の経済的願望に成就をもたらすこと
7．この世代において人類の精神的ゴールを達成すること

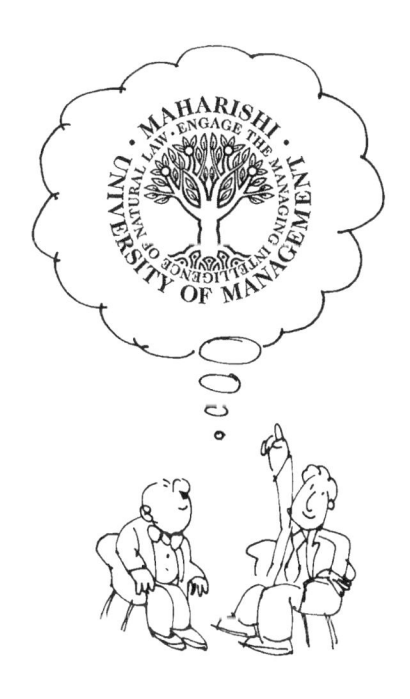

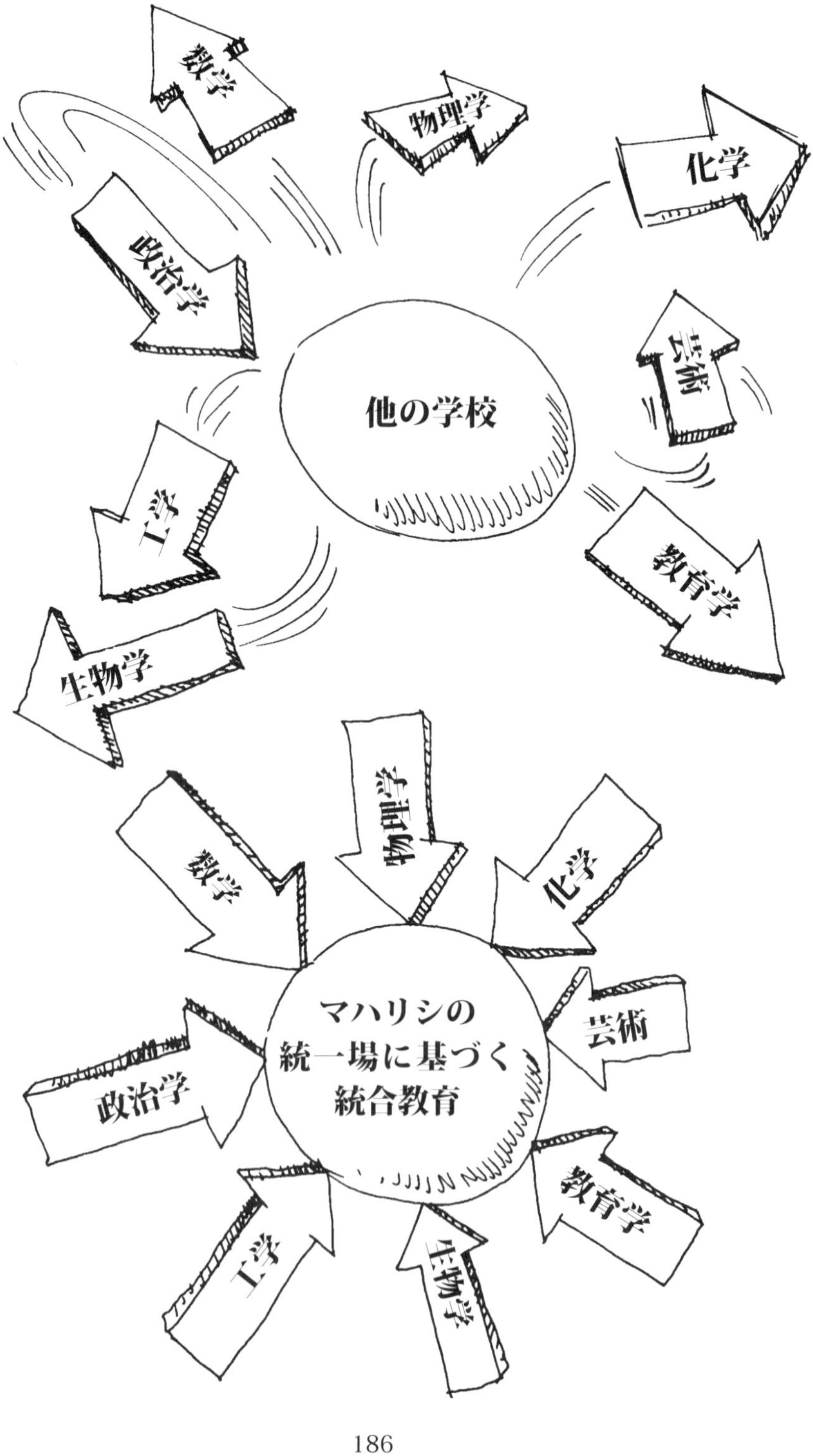
数学
物理学
化学
政治学
他の学校
芸術
工学
教育学
生物学
数学
物理学
化学
マハリシの
統一場に基づく
統合教育
芸術
政治学
教育学
工学
生物学

他の大学とどこが違うのですか？

＝一番の特徴は、従来の学問がＴＭのテクノロジーと統合されているという点です。物理学や数学、また文学や芸術にいたるまで、あらゆる学問が、宇宙の根源、すなわち知識の全分野の下に横たわる統一場という観点から教えられます。

　ＭＵＭの教育課程では最先端の知識を学習し、各分野のスペシャリストを養成していますが、それはあらゆる学問の共通の基盤である「すべての自然法則の統一場」に照らして教えられるのです。この方法によって、いわば知識の木全体、枝も葉も幹も、さらに根についても学ぶことになるのです。

　そして、一番大きな特徴は、学内の全員が、ＴＭやＴＭシディを毎日実践しているということです。学生だけではなく、教授陣も、職員もです。

全員が実践しているというのはすごいですね。

＝学生たちは、朝夕２回のＴＭやＴＭシディプログラムを日課として実践し、その体験と学問的知識とを関連させていきますから、学習はとても楽しく魅力あふれるものになっていきます。そういったことを通して、学生たちは自ずと自然法則に則った行動を身につけていくのです。

　学業成績も、入学時の学力レベルにはあまりこだわらない方針をとっていますが、卒業生の成績を見ると、各専門分野の能力試験で、米国全州の平均値をはるかに上回っています。

　また、同じアイオワ州フェアフィールドにあるマハリシスクール（高校）では、標準学力テストにおける各学年平均点が、全米トップ１％以内に入る優れた成績を修め続けています。

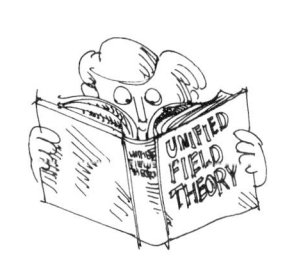

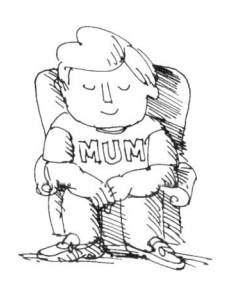

他の学校での導入例はありますか？
＝米国での例ですが、まず、ワシントンD.C.で最も犯罪が多く危険な地区にある中学校で、全員ではありませんが、かなりの割合の生徒と教師がＴＭを始めた例があります。その結果、学校全体で生徒たちの落ち着きが増して穏やかになり、頻発していた喧嘩が、校内だけでなく校外の街中でもほとんど起きなくなりました。さらに出席率が上がり、学業成績も上がったのです。校長のラザフォード氏は、次のように話しています。

「驚くほどの効果がありました。我が校に足を踏み入れてみれば、暴力に満ちあふれているスラム街のど真ん中に、緊張のない、ストレスのない学校があることを感じられるでしょう。」

また、デトロイトにある中学校では、生徒と教師が７年間ＴＭを１日２回実践した結果、デトロイトの他の学校の瞑想していない生徒と比較すると、幸福感が大きく、ストレスを上手に処理でき、自己評価が高く、仲間と良好な関係を築いていることがわかりました。

メリーランド州にある学習障害児の学校では、ＴＭが子供たちの情緒的・社会的発達を改善するだけでなく、ＡＤＨＤ（注意欠陥多動性障害）などの障害にも効果があることがわかっています。

その他のＴＭを取り入れた学校でも、生徒たちが学校生活をより楽しむようになる、いじめが減る、幸福感が高まる、心身のバランスが改善する、学業成績が向上する、といった効果が報告されています。

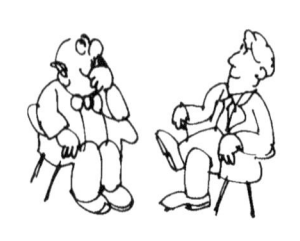

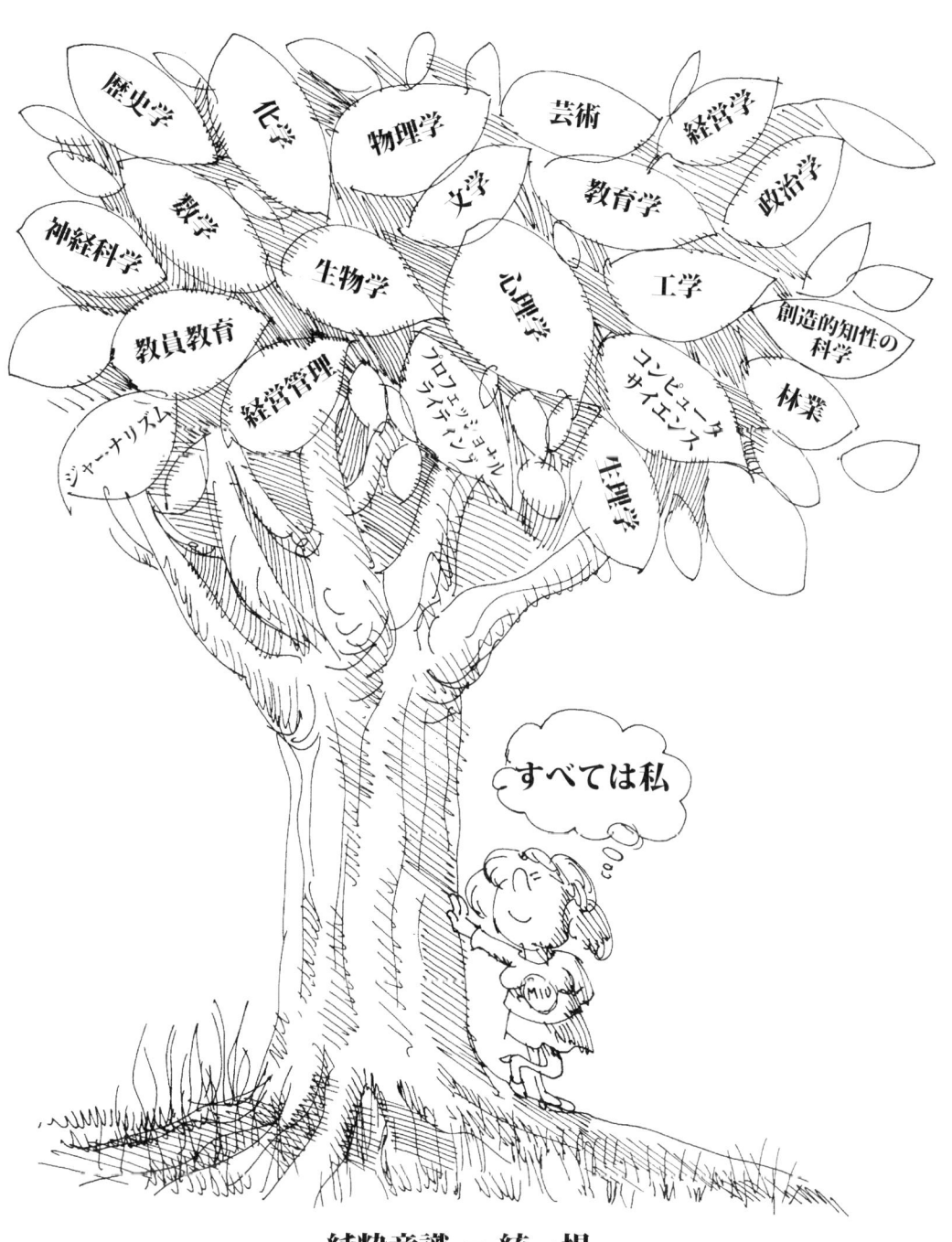

純粋意識 ＝ 統一場

毎日の決まりきった仕事をすることについてはどうですか？　創造性も何も発揮する余地はないようですが。

＝決まりきった仕事も必要なものですが、それだけでは退屈で欲求不満になってしまいます。人間が成長を妨げられたり、創造性を充分に発揮できないときには不快感を味わい、それが欲求不満の原因となります。それがひいては人生のあらゆる問題にまで波及していきます。

　ここで必要なのは、意識の成長を促し創造性と知性を発揮させる方法であり、ＴＭはまさにその役割を担うものです。ＴＭ中、心はあらゆる枠を超えた創造的知性の無限の場に達します。知覚能力が拡大することで欲求不満は解消され、決まりきった仕事を含む毎日の生活に新鮮さと喜びがもたらされます。仕事や家庭、友達やコミュニティでの付き合いなど、いろいろな場で創造性を発揮する機会が増えていくことでしょう。

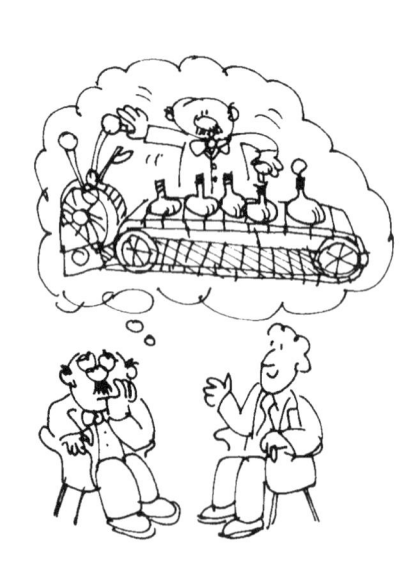

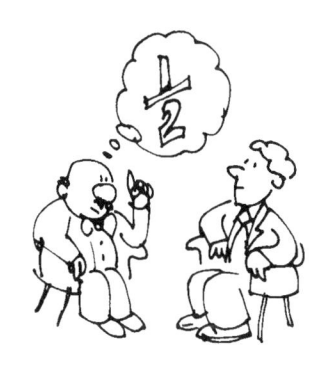

心の問題はどうです？　米国の病院のベッドの半分は心の病の患者で埋められていると聞きましたが。
＝ＴＭは心の病の治療法ではありませんが、心の病を含むほとんどの病気はストレスに原因がありますから、規則的にＴＭを実践していくことは優れた予防策となるはずです。

社会問題は？　貧困、失業、その他いろいろな問題がありますね。
＝ＴＭがエネルギー、創造性、知性を増すということはすでにお話ししましたが、この三つがあれば、あらゆる問題を解決していくことができるはずです。より生き生きと創造的になった人が、職を失い貧乏なままでいるはずはありません。
　生命の本質は進歩と拡大です。この本質が全体的に育っていくときには、人生は苦しみではなく喜びとなります。必要なことは、すべての良いことのために、創造的な思考と建設的な活動とをしっかり結びつけることです。

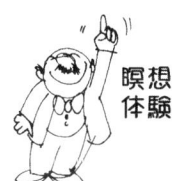

瞑想体験

　ＴＭ後、心の中に自然と「ああそうか、こうすれば良かったんだ……」と悩みに対する答えが浮かんできました。というより、正確に言うとその答えは元々自分の心の中の深い所にあったのに、表面に惑わされて気付かなかったのです。これまで見えなかったものが見えてきたという感じで、まさに「直感」ともいうべき明確で迷いのない答えを体験しました。何カ月も悩んでいたことが一気に解決されて、ＴＭのすごさに気付きました。

（ＴＭ歴７年・主婦・東京）

面接試験場

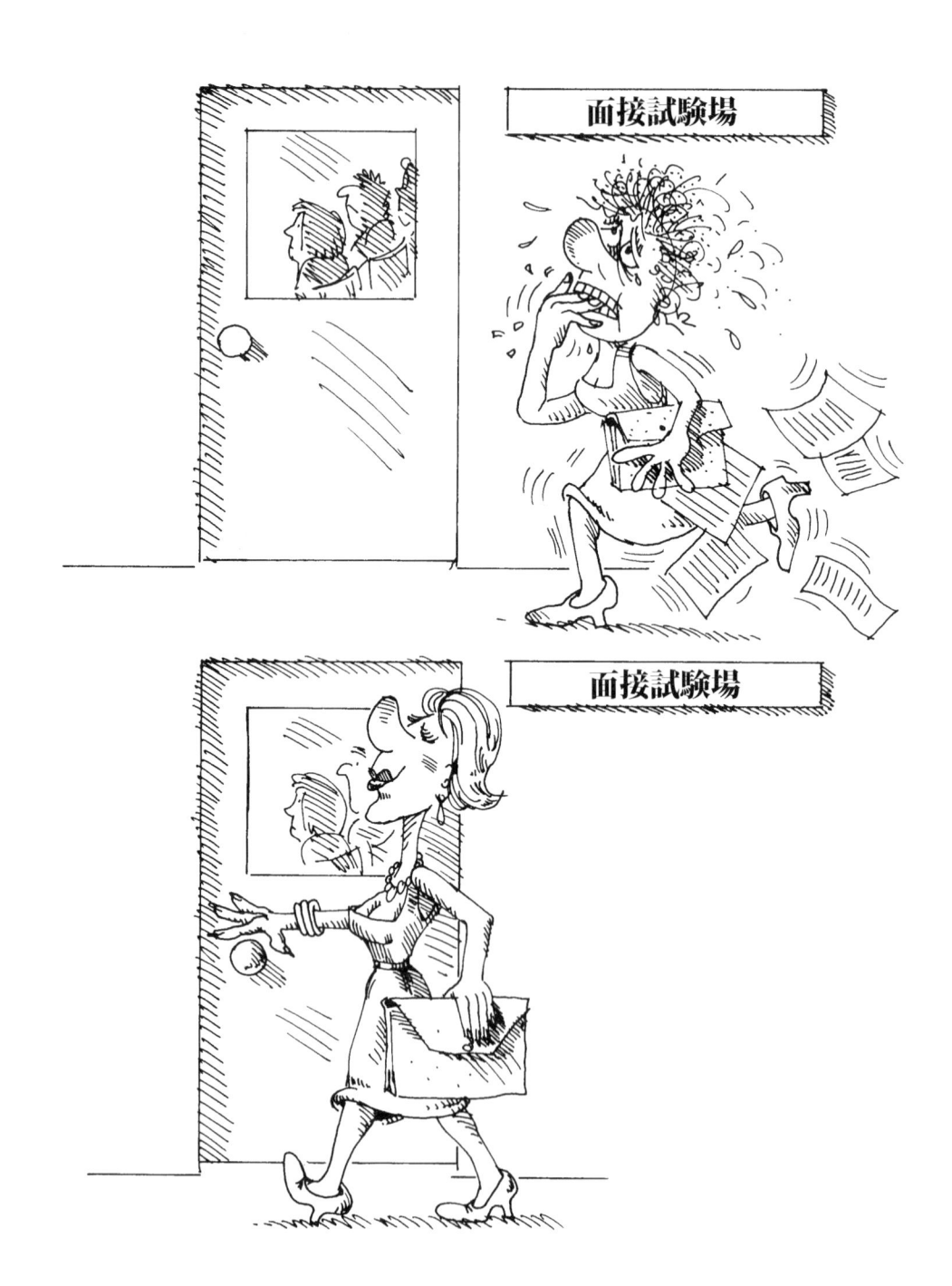

面接試験場

不安のより大きな減少

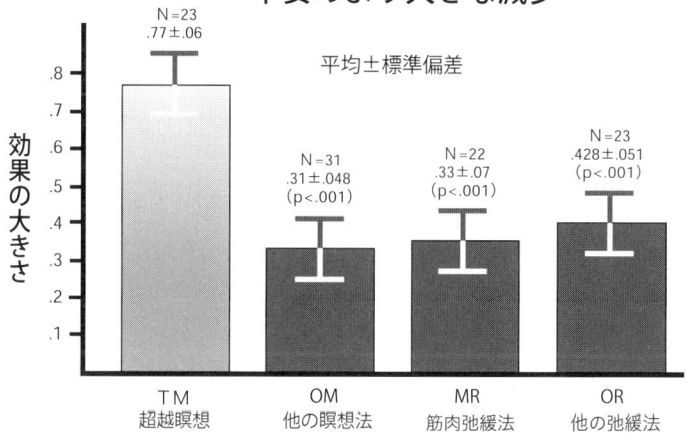

平均±標準偏差

- TM 超越瞑想: N=23, .77±.06
- OM 他の瞑想法: N=31, .31±.048 (p<.001)
- MR 筋肉弛緩法: N=22, .33±.07 (p<.001)
- OR 他の弛緩法: N=23, .428±.051 (p<.001)

縦軸：効果の大きさ

研究結果

手作業とコンピュータによる検索で、科学論文誌6誌から、「瞑想」と「弛緩」がキーワードとなっている研究を選び、いちばんよく計測される特性不安に関してメタ分析を行いました。被験者数、実験方法、要求特性、実験者の態度、研究の出典、実験期間、治療時間、被験者の欠落数、事前テストでの不安度など、多くの変数がデータとして入力されました。

超越瞑想（TM）、他の瞑想法（OM）、筋肉弛緩法（MR）、他の弛緩法（OR）に対する効果の大きさを比較しました。TMの効果が、他の方法よりも大幅に大きく（p＜.001）、他の方法の効果はほぼ同じでした。また、TMとMRを、他のいろいろなOMやORと比較したところ、TMは他のどのテクニックよりも大幅に優れていました。MRは他の方法と同じくらいの効果でした。集中する瞑想法だけは例外で、その効果は他の方法よりも大幅に小さいことがわかりました。

解説

科学研究誌に掲載された論文、博士号取得論文、公式に発表されていないTMの資料というようにグループ分けした場合、グループ間の差はまったくありませんでした。科学研究誌に発表された論文だけを分析すると、TMと他の方法との効果の違いはさらに大きなものとなります。

参考文献：Kenneth Eppley, Allan Abrams, and Jonathan Shear, "Effects of Meditation and Relaxation on Trait Anxiety: A Meta-Analysis," (Paper presented at the August 1984 Convention of the American Psychological Association, Toronto, Canada), Scientific Research on the Transcendental Meditation and TM-Sidhi Program: Collected Papers, Vol. 4 in press, (MUM Press, 1985).

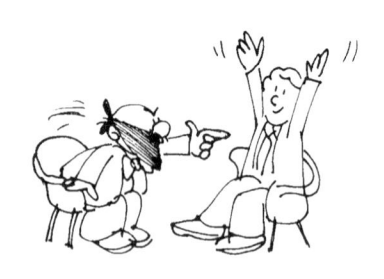

犯罪についてはどうでしょう。
＝犯罪は人間の弱さに根ざします。自分の欲求を合法的に満たすことができないとき、人は犯罪の誘惑にかられます。ＴＭは、創造性と知性を高めながら、強い心を養っていきますから、犯罪の根本的原因を解消することができます。

実際、米国やタイ、スリランカの刑務所で、社会復帰のための矯正教育にＴＭが採り入れられ、とても大きな成果を上げています。

えっ、刑務所でもＴＭが利用されているのですか？
＝はい。世界中の100以上の刑務所で、たくさんの人たちがＴＭを学びました。服役者、刑務所の職員ともに利用されています。その結果、特に服役者について、いろいろ好ましい効果が調査で確認されました。最近の研究では、ＴＭを実践している服役者の再犯率が大幅に低い、ということが明らかになっています。

再犯率？
＝再犯率というのは、出所した服役者がまた刑務所に戻ってくる割合のことです。刑期が終わった後、あるいは仮出所中に、再度犯罪を犯してしまう割合です。再犯率は、刑務所などで行われた矯正教育が、うまくいったかどうかを示す指標として用いられます。もし、矯正教育が本当にうまくいっていれば、誰も戻って来ないはずですが、実際のところ、凶悪犯用刑務所の服役者の60％もが、仮出所の後でまた刑務所に戻ってきます。そのために、人材、資金、創造性といった点で、社会がいかに多くの損失を被っているか知れません。

ＴＭを導入したカリフォルニア州矯正局では、1976年から1982年の間に仮釈放された250人の重犯罪者を調査したところ、ＴＭの指導後、再犯が大幅に減少していることがわかりました。

再犯の減少

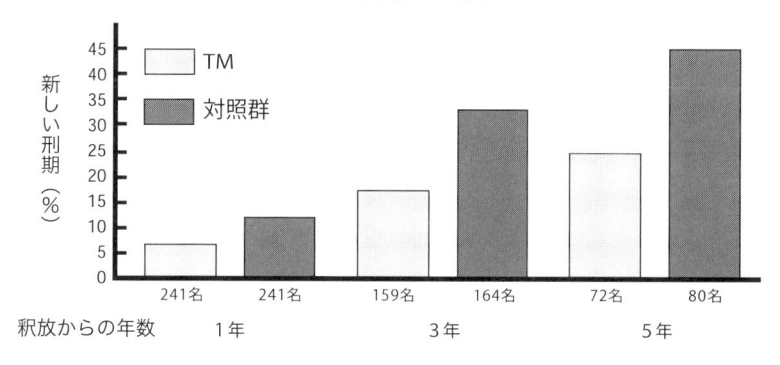

	TM	対照群
釈放からの年数		
1年	241名	241名
3年	159名	164名
5年	72名	80名

(新しい刑期 %)

研究結果

1) 仮釈放の年数、刑務所、前科、年齢、人種、麻薬使用歴が同じ傾向の対照群と比較したところ、ＴＭ群は再犯により新たに課された刑期が90日以下という、好ましい結果となりました（カリフォルニア州矯正局はこれをかなり良い結果であると考えています）。また、警察の記録によると、ＴＭ群の釈放後1年から5年後に新たに課された刑期は、さらに少なくなっていました（$p < .05$）。

2) 他の再犯に関係する要因（ＩＱ、ＴＭ開始前の規則違反、刑務所が提供する教育や心理療法への参加）の影響を統計的に差し引いても、対照群では新たな刑期を課されたのが35％だったのに対して、ＴＭ群では全体として約25％でした。

3) 刑務所で新たな刑期に服している再犯者のＴＭの規則性は、まだ釈放されていない瞑想者たちに比べて、大幅に低いものでした（$p < .002$）。

4) 再犯による新たな刑期に関するデータからＴＭ以外の影響を差し引いてみると、ＴＭ群の新たな刑期は、非再犯者を含む釈放された瞑想者一人当り、平均して5.7ヵ月減少したと推定できます。もし、刑期が半分になれば、1人1年当りの費用を2万ドルとすると、ＴＭ群全体（250人の男性）で、対照群に比べて、新しい刑期のための費用を約240万ドル減らすことになります。この研究におけるＴＭ導入は、ＴＭ運動と私的な寄付金によってまかなわれました。一人当りのＴＭ料金を800ドルとすると、250人のＴＭ料金は20万ドルになります。その全費用を国家が支払っても、240万ドルが節約できるわけですから、ＴＭは費用対効果がかなりよいと言えるでしょう。

参考文献：Catherine R. Bleick and Allan 1. Abrams, "The Transcendental Meditation Program and Criminal Recidivism in California," Journal of Criminal Justice, (Ann Arbor, Michigan, U.S.A., in press).

犯罪者の矯正教育にも効果的です

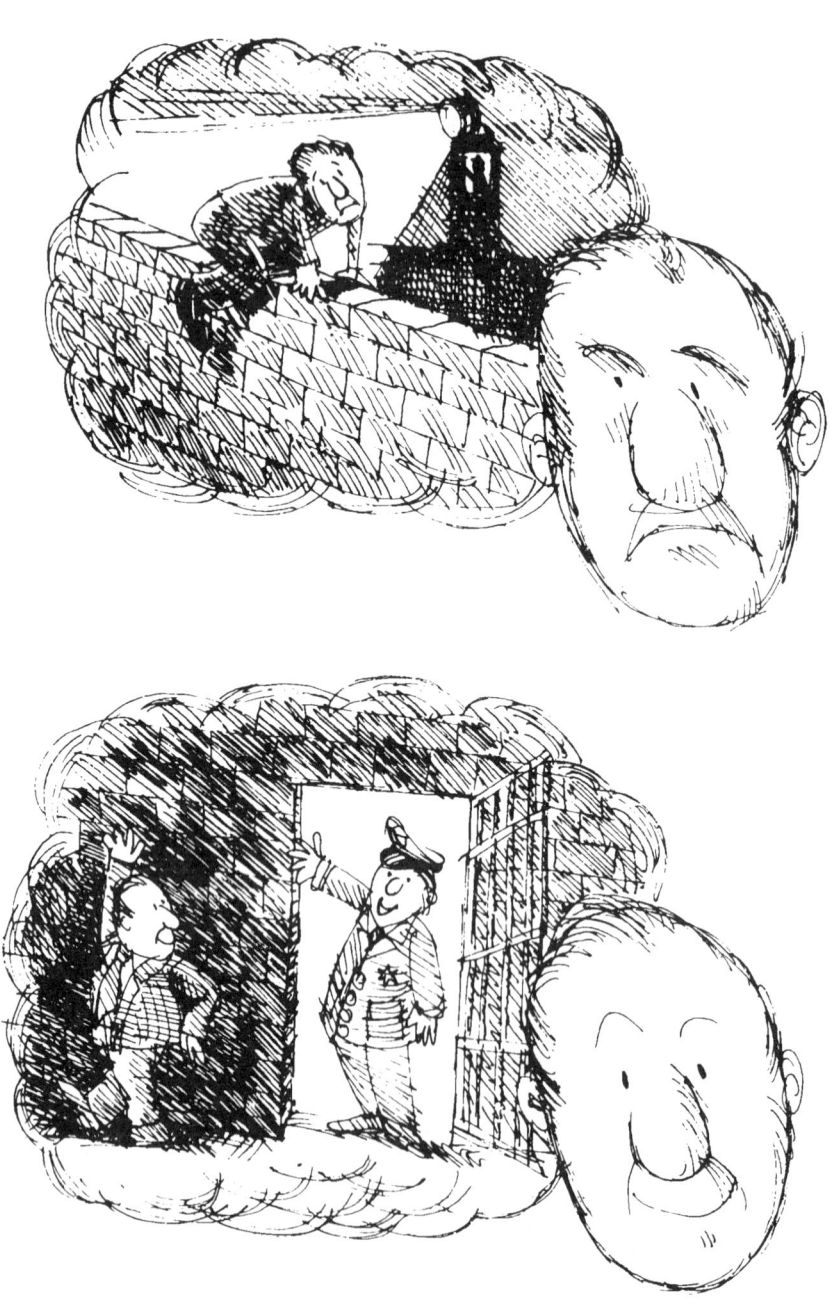

自律神経の安定化
（自発性皮膚抵抗反応 SSRR）

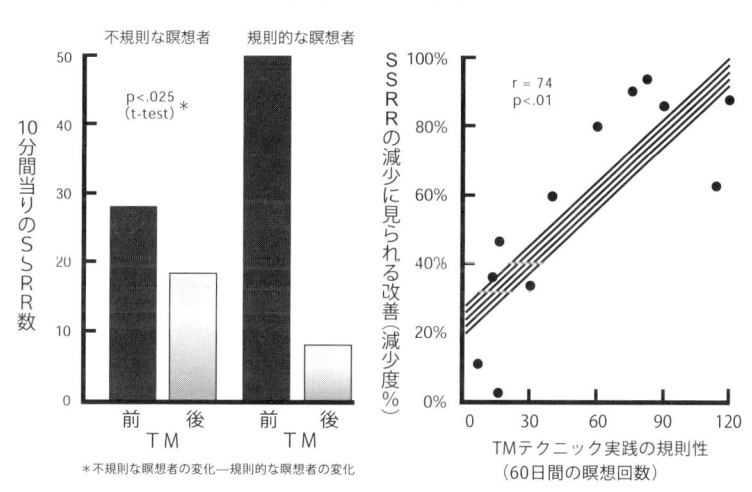

[グラフ：左は不規則な瞑想者と規則的な瞑想者のTM前後の10分間当りのSSRR数、p<.025（t-test）。右はTMテクニック実践の規則性（60日間の瞑想回数）とSSRRの減少に見られる改善（減少度%）、r = 74、p<.01]

＊不規則な瞑想者の変化—規則的な瞑想者の変化

犯罪者の矯正教育1：生理の改善

研究結果

　自発性皮膚抵抗反応（SSRR）の生理学的測定値が示しているように、TMテクニックは、犯罪者たちのストレス度を軽減します。TMテクニックを規則的に行うと、それにともなって、自律神経の安定性が高まってくることがわかりました。

解説

　TMはとても有効な矯正教育の方法です。生理が安定しますから、犯罪者たちは自分のエネルギーをより肯定的な方向に向け、人生にもっと責任を持つことができるようになります。

参考文献：David W. Orme-Johnson, John Kiehlbauch, Richard Moore, and John Bristol, "Personality and Autonomic Changes in Prisoners Practicing the Transcendental Meditation Technique," (La Tuna Federal Penitentiary, New Mexico, U.S.A.).

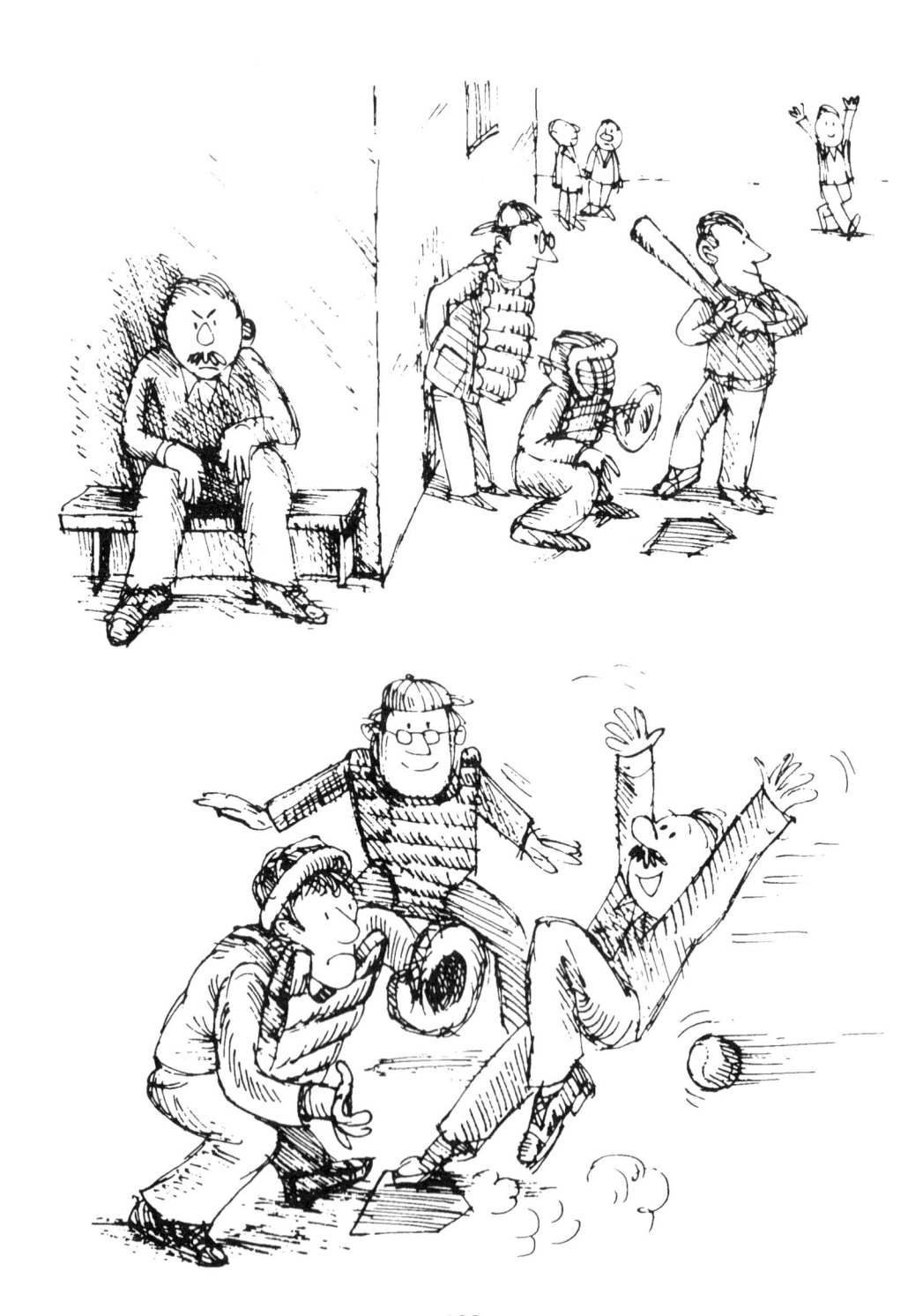

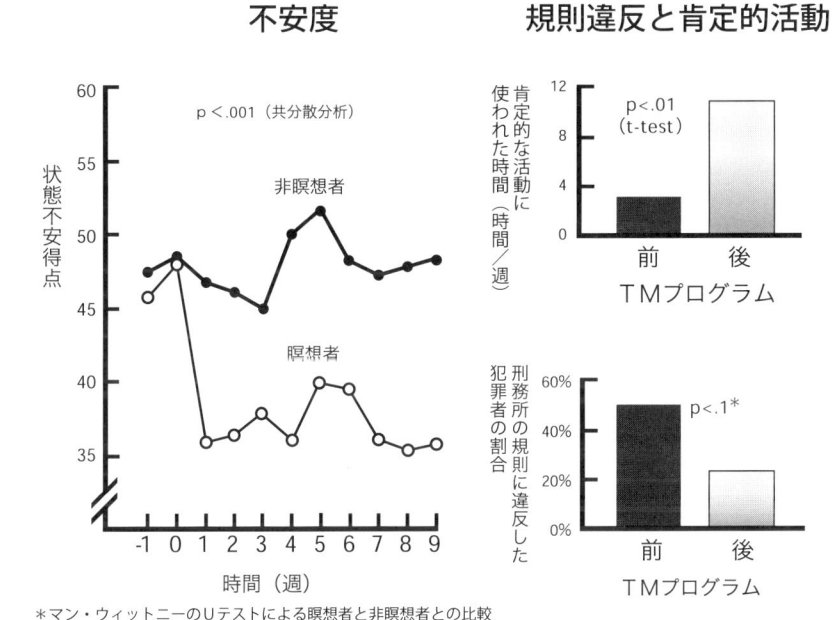

第6章 あらゆる問題はTMで解決される

不安度

規則違反と肯定的活動

*マン・ウィットニーのUテストによる瞑想者と非瞑想者との比較

犯罪者の矯正教育２：社会行動の改善

研究結果

　ＴＭテクニックを行っている犯罪者についての三つの研究から、次のことがわかりました。
　１．不安の減少（スピルバーガーの状況・素質不安質問用紙により測定）
　２．刑務所での規則違反の減少
　３．肯定的な活動に使われる時間の増加
　ＴＭは、生理と心理両面から働きかけ、本当の意味での持続的な矯正教育を可能にします。

参考文献 1. David Ballou, "The Transcendental Meditation Program at Stillwater Prison," (University of Kansas, Lawrence, Kansas, U.S.A.).
　　　　 2. Monte Cunningham and Walter Koch, "The Transcendental Meditation Program and Rehabilitation: A Pilot Project at the Federal Correctional Institution at Lompoc, California."

麻薬など必要なくなります

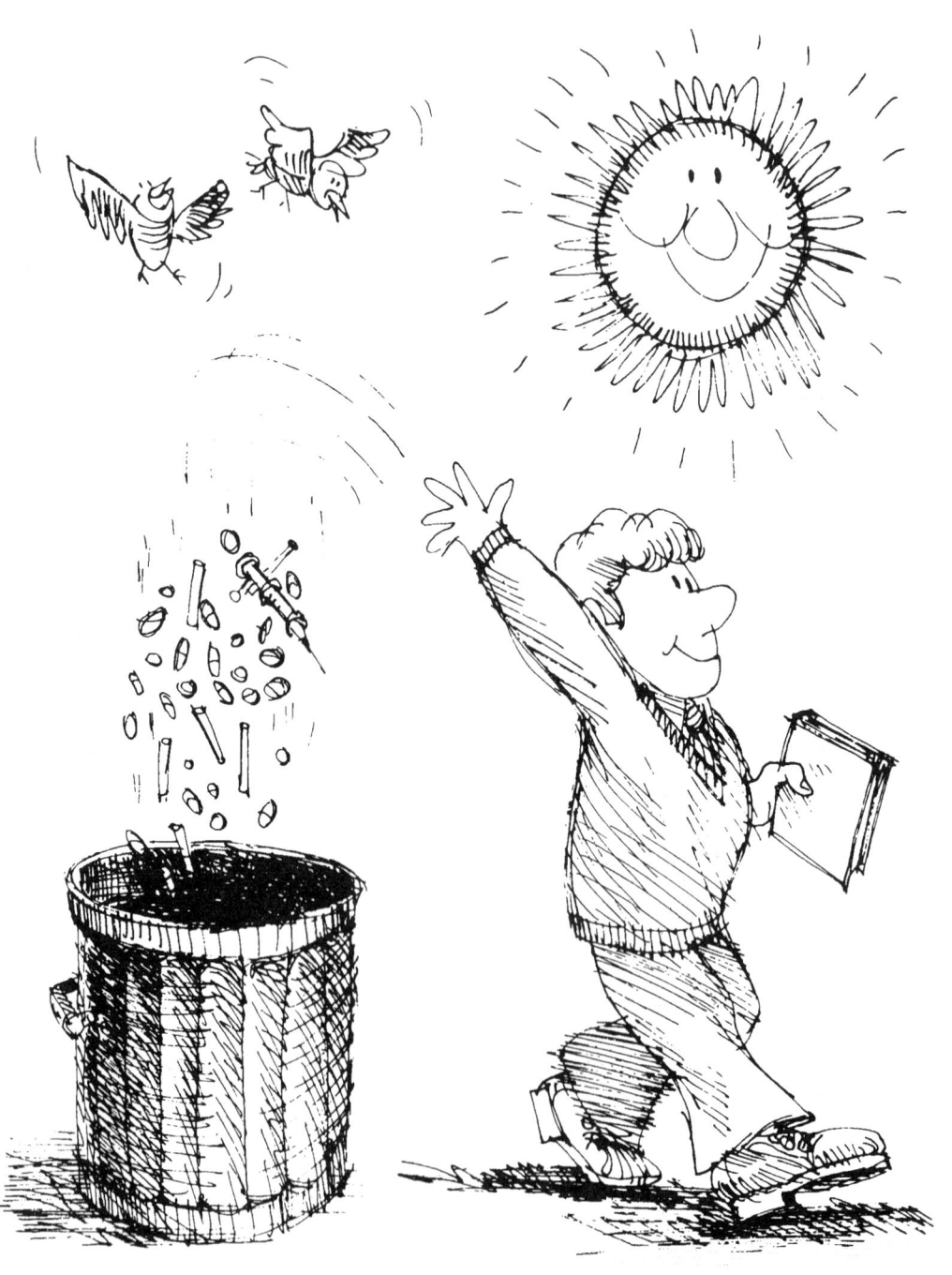

第6章 あらゆる問題はＴＭで解決される

麻薬の使用

（グラフ：麻薬使用の割合）
- アンフェタミン
- バーベチュレイト
- マリファナ（p<.01*）
- LSD
- 他の幻覚剤
- 麻酔薬

■ ＴＭプログラム開始前の麻薬使用者の割合　100％＝1862人
□ ＴＭプログラム開始後21カ月の麻薬使用者の割合　100％＝1417人

＊t-test　マリファナ使用

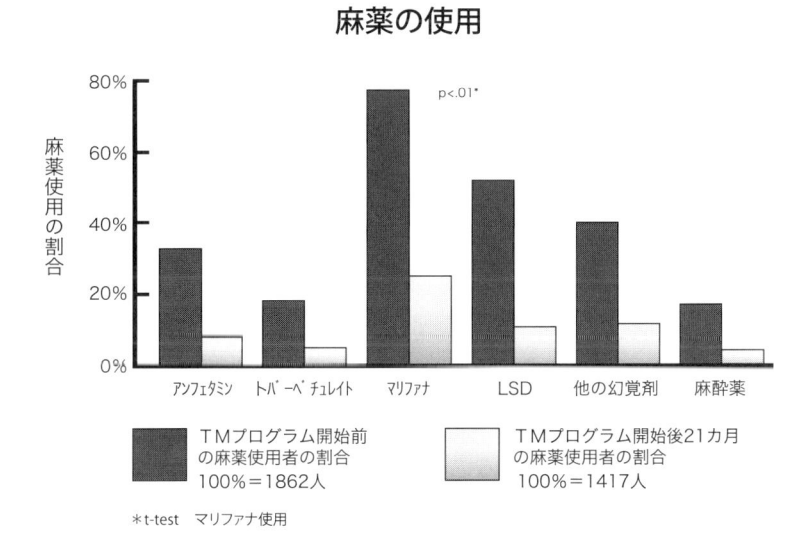

研究結果

ＴＭ歴平均20ヶ月の1862人を対象にして回想調査を行ったところ、麻薬の使用が少なくなっていることがわかりました。

32ヶ月以上ＴＭテクニックをしている852人では、12.2％がマリファナを、3％がＬＳＤを、4％が他の幻覚剤を、1.2％が麻酔薬を、1.2％がアンフェタミンを、1％がバルビタール塩酸を使用していましたが、そのほぼ全員が、ごくたまにしか使用していないと報告しています。

解説

麻薬に対する欲求が減少したりなくなったりしてしまうのは、ＴＭが内面から働きかけ、不安を少なくし、精神および全体の健康を強化するためであると推論できます。この結果は、悪い習慣をやめようという麻薬使用者自身の決意には依存していないことから、麻薬乱用に対する最も有効な解決策と言えるでしょう。

参考文献：Herbert Benson and Robert Keith Wallace, "Decreased Drug Abuse with Transcendental Meditation: A Study of 1,862 Subjects," Drug Abuse: Proceedings of the International Conference, ed., Chris J. D. Zarafonetis (Philadelphia, Pennsylvania, U.S.A.: Lea and Febiger, 1972): 369-376 and Congressional Record, Serial No. 92-1 (Washington, D.C., U.S.A.: Government Printing Office, 1971).

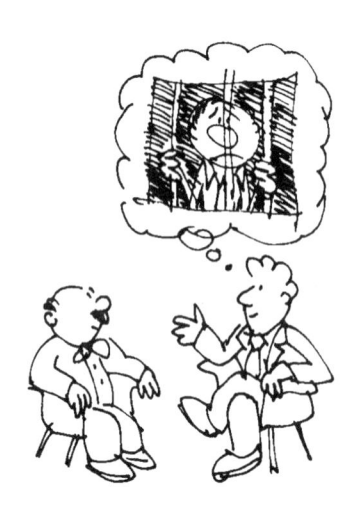

犯罪→刑務所→また犯罪という悪循環を、ＴＭによって断ち切ることができます。
　米国マサチューセッツ州のウォルポール刑務所とカリフォルニア州のサンクエンチン刑務所およびフォルサム刑務所で、ＴＭの効果を調べる研究が行われました。その結果、3年間の仮釈放の後また刑務所に戻った人数が、ＴＭ実践者たちの場合は 30～40％減少していました。
　つまり、ＴＭ実践者たちの間では、再犯が 30～40％減少したということです。刑務所では年間一人当りの犯罪者に対する経費として1万ドルから2万ドルの税金が使われていますから、これはたいへんな節約をしたことになります。

何百万ドルもの節約ですね。
＝少なくとも、それくらいにはなります。

しかし、犯罪者がＴＭテクニックを学んだら、かえって巧妙な犯罪者になったりしませんか？
＝それはありません。創造性が増すとともに、自然や社会と調和して正しく行動する強さも増します。それに、正しい行動こそがもっとも有益な行動である、ということがはっきりと認識できるようになります。
　すべての自然法則の統一場である純粋意識に、毎日2回規則的にコンタクトすれば、行動は自ずから生命を支援するものとなるでしょう。

第6章 あらゆる問題はＴＭで解決される

　麻薬に依存する理由は、次の二つのうちのどちらかのようです。満足を求めているか、逃避しようとしているか。ＴＭは満足を与え、逃避の必要性をなくします。ＴＭ中、私たちは内側で深い満足を得、そして、日常に戻っても、能率的になった活動でまた満足が得られます。麻薬の乱用がなくなるのは、麻薬が欲しいと思う気持ちそのものがなくなってしまうからのようです。

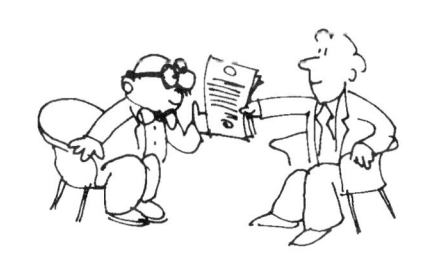

ドイツ　ニーダーシェーネンフェルト刑務所の服役者
「３年間というもの、私は完全にモルヒネのとりこになっていました。薬局に押し入り服役することになったわけですが、服役中は習慣性の薬物をあきらめなければなりません。しかし、薬に対する欲求がなくなったわけではありません。気分次第で、かなりひどいときとそうでないときはありましたが、注射器のことを考えない日はほとんどありませんでした。むしろ、注射器を使いたいという欲求は、刑務所の中での方がいっそう強かったと思います。薬で完全に自由になれるような気がしていましたから。
　ＴＭを始めるまでは、ずっとこんなふうでした。ＴＭを始めた後は、やがて考えが麻薬から離れるようになっていきました。今では麻薬のことはまったく考えなくなりました。本当にうれしいことです。自由を求める人間の願いは、瞑想によってのみ満たされるものと思います。瞑想こそ、自由になるためのものです。
　今後も、もっと多くの正しい知識が得られることを楽しみにしています。」

カナダ　医療外薬品使用調査委員会への報告書
G・ラデン他
「回答者の多く（61.1％）は、ＴＭが麻薬使用を軽減するか、またはそれに終止符を打つのにきわめて重要であると確信しています。」

米国マサチューセッツ州　麻薬教育企画ディレクター
ポール・アンドリューズ
「間違いなくＴＭは、化学物質を使わない自然な麻薬乱用代替物になります。」

米国コロラド州　ボルダー青年サービス、エグゼクティブ・ディレクター
メルバ・シェパード
「私たちはＴＭのプロセスを見てきましたが、これは麻薬乱用を減少させる一つの要因であると思われます。」

アルコールやタバコについてはどうですか？

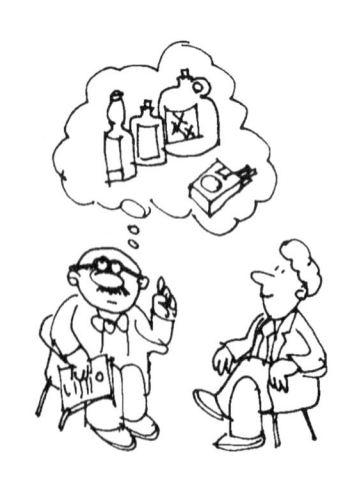

タバコ、アルコール、カフェイン、処方薬、非処方薬の使用減少

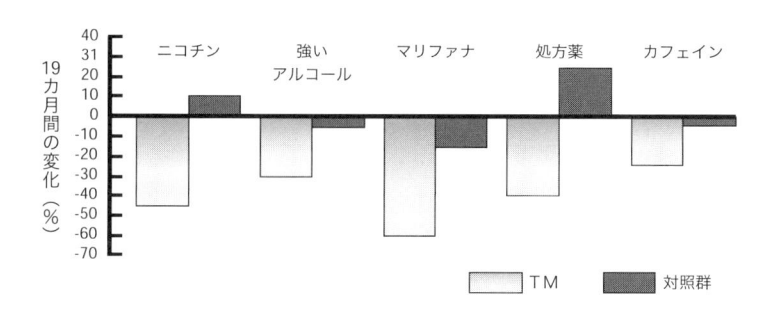

```
                ニコチン    強い     マリファナ   処方薬   カフェイン
                          アルコール
19カ月間の変化（％）

□ TM    ■ 対照群
```

研究結果

TM実践者の中から無作為に選んだ人たちと対照群の人たちに、薬物使用癖に関する質問表に答えてもらいました。TMを19ヵ月行った後、TM実践者たちの間ではすべての薬物使用の量が大幅に減少しましたが、対照群では大きな変化は見られませんでした。瞑想歴の長さおよび瞑想の規則性と薬物使用の減少との間には、明らかな相関関係が見られました。

解説

TMは、さまざまな薬物の使用（処方されたものと処方されていないもの、中毒性のものと非中毒性のもの、合法的なものと非合法的なもの）の減少に関連しています。瞑想者たちの間では、このような変化が自動的に起こります（TMには、生活スタイルや行動についての規制はありません）。

TMは、薬物の使用に関係している否定的な心の傾向を減らすと同時に、肯定的な心の傾向を増大させます。また、TMは、より秩序ある神経と生理の機能スタイルを発達させるので、瞑想者たちはストレスに満ちた状況に対してより効率的に対処できる、ということも研究からわかっています。

これらの結果は、TMは心と体のバランスのとれた機能を養うので、有害な行動を緊張や努力なしに自然に避けることができるようになる、という仮説を裏付けています。

参考文献 1 R I Monahan. "Secondary Prevention of Drug Dependence Through the Transcendental Meditation Program in Metropolitan Philadelphia," International Journal of Addictions 12(1977)：729-754.
2. M. Shafli, R. A. Lavely, and R. D. Jaffe, "Meditation and Marijuana," American Journal of Psychiatry 131(1974)：60-63.

思いやりが増します

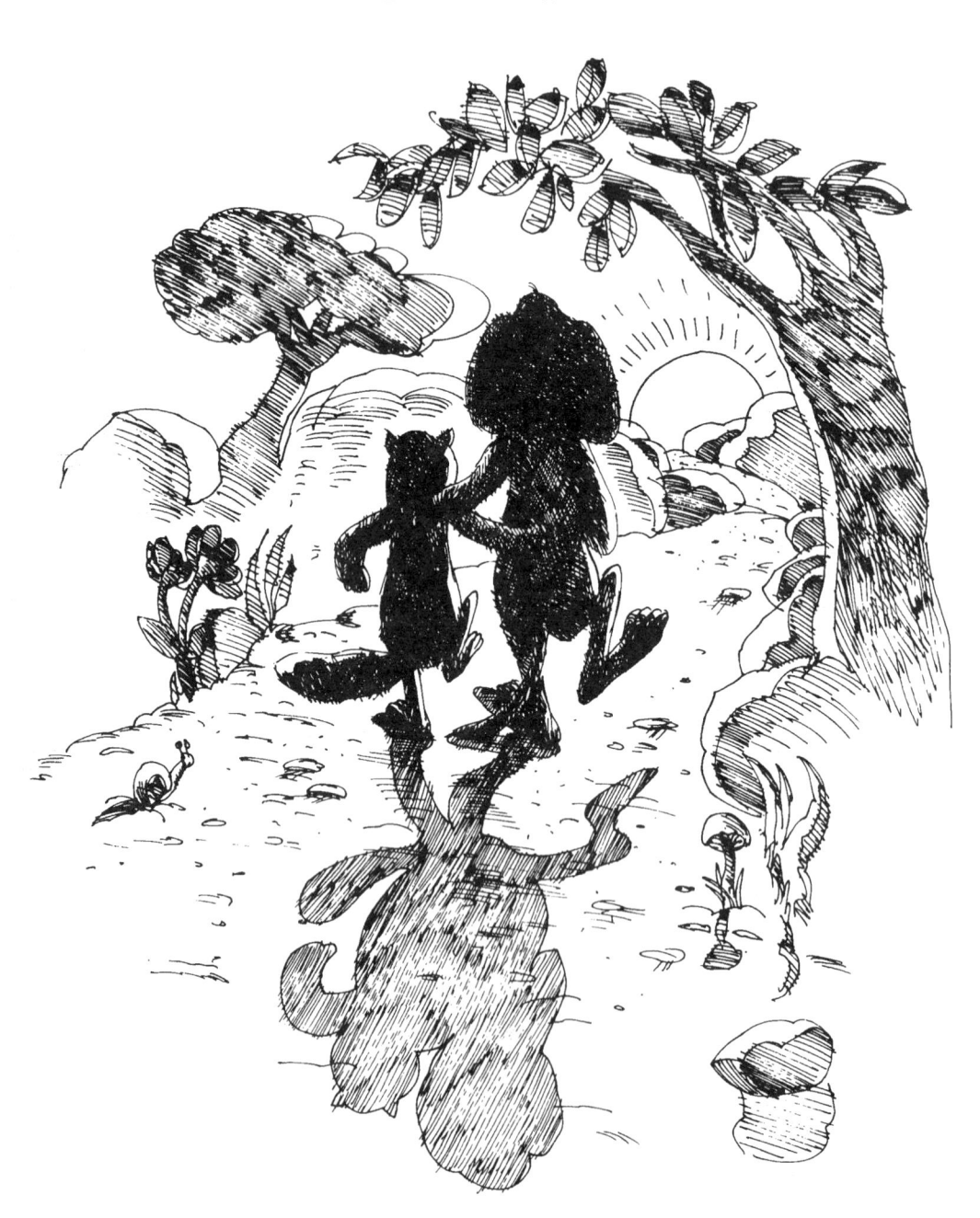

思いやり・寛容さの増大
（高校生を対象としたジャクソン性格診断検査）

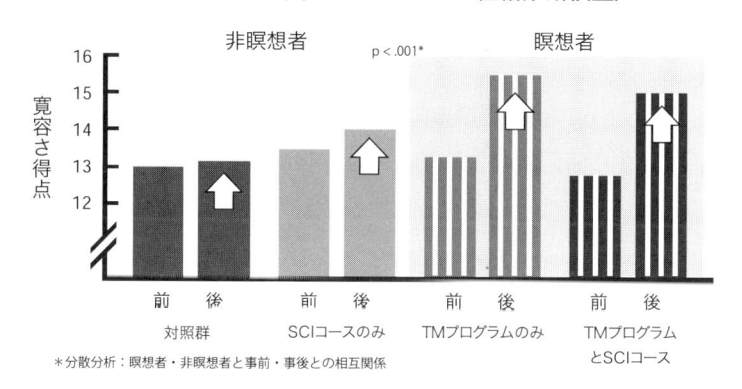

```
寛容さ得点
16
15
14
13
12
    前 後      前 後      前 後      前 後
    対照群    SCIコースのみ  TMプログラムのみ  TMプログラム
                                        とSCIコース
```
p <.001*
非瞑想者　　　　　　　　　瞑想者

*分散分析：瞑想者・非瞑想者と事前・事後との相互関係

研究結果

　この研究は、カナダの公立高校の生徒80人を対象にした研究です。TMテクニックを行っている生徒たちの寛容さを、ジャクソン性格調査表を用いて調査したところ、TM開始14週間後には、大幅な寛容さの伸びが見られました（$p < .001$）が、対照群には大きな変化はありませんでした。

　TMのみのグループと、その理論を提供するSCIコースを並行して受講したグループとの比較から、寛容さの伸びは主として、TMテクニックそのものの実践によるのであって、その理論を知的に学習した結果ではないということがわかりました。

解説

　この発見は、さまざまな人種や文化的背景をもつ生徒たちの集まりである都会の高校にとって、きわめて重要な意味をもっています。寛容さの増大は、TMによって開発される自信、思いやり、積極性などの自然な結果であると考えられます。また、より深いレベルにおいて自己を深く経験することで、アイデンティティが拡大した結果である、とも言えるでしょう。

　TMは、生徒たちがもっているこのような性質を発達させるための手段を、中等教育の通常のカリキュラムの一環として提供することができます。

参考文献：Howard Shecter, "The Transcendental Meditation Program in the Classroom: A Psychological Evaluation," (York University, North York, Ontario, Canada).

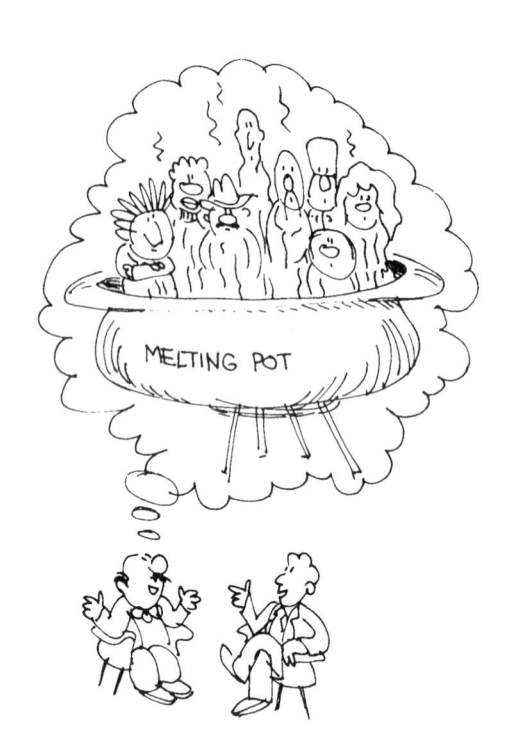

文化という観点からはどうですか？
＝現代は、世界中で文化の交流が盛んになってきています。それはそれで良いのですが、他の文化に影響されすぎてしまい、自分たちの文化が本来持っている独自の良さを失ってしまう、ということが多く見受けられます。ものすごいスピードで変化する現代社会からの恩恵を充分に活用しながらも、固有の文化は大切に守っていかなければなりません。それには安定性と統合性が必要ですが、ＴＭにより、文化の本質を含む私たち自身の本質を活性化することができます。

　このしっかりとした文化的土台があって初めて、他の文化による業績、テクノロジーの必要性、時代の変化を正しく評価し、本当に自分たちの成長のためになるものだけを受け入れることができるのです。

　それぞれの文化圏を形成している人々がＴＭを実践し、自身の文化的価値にしっかりと根をおろし、変化の風にも奏然としていられるようになることで、多種多様な文化は本来の価値を失わずに保持されていくことでしょう。

環境については？

＝環境のバランスに関する問題の根底には、個人の抱える無数の問題があり、これを解決するには、より一層の創造性と知性が必要とされるでしょう。

大切なことは、問題の解決に当たって新たな問題を作り出さないということです。それには状況全体を把握できる拡大した意識と、完全に生命を支援するような行動を直感的に選択できる心が必要です。

ＴＭにより意識は拡大し、自動的に正しい行動がとれるようになります。

ヨハネス・オリヴェグレン博士
スウェーデン　シャルマース・テクノロジー大学建築学教授

「世界中の多くの場所で、現代人のつくる環境が自然の美しい景観を破壊し、都市生活をあわただしく危険なものにしています。さらに、家庭や職場も非人間的で退屈なものにしてしまっています。

ＴＭの実践は、設計者、建築家、建設業者、政治家、一般の人々の目を開かせ創造性を刺激してくれます。その結果、家や都市そして景観などは、誰もが豊かで調和にあふれた生活ができるよう、より生命を支えてくれる環境へと変わっていくことでしょう。」

サイモン・コーヘン氏
イギリス　ヘンプシャイアー保護観察課 上級保護監察官

「ＴＭは人々の潜在力を充分に開発するとともに、他の人々とその世界についての気づきを深めてくれます。人々が変化していけば、社会や政治の機構もそれに従い変化していくに違いありません。」

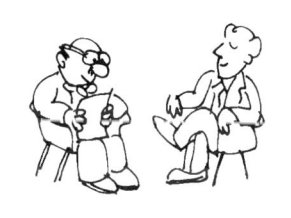

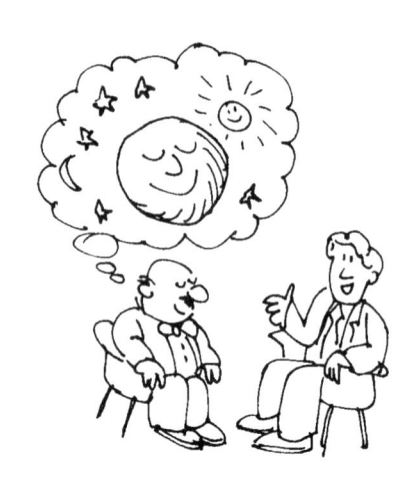

世界平和の問題はどうでしょうか？
＝世界平和の問題は、個人の平和の問題です。森が緑であるためには、すべての木が緑でなければなりません。世界平和を実現するためには、一人ひとりが満たされるようにすることから始めなければなりません。これが、世界平和の実現と持続を可能にする唯一の基盤です。これこそがまさしく現実的な基盤なのです。

とても遠大なことのように思われます。どうやって世界中の人をＴＭに参加させるつもりですか？
＝世界中の人が参加する必要はありません。必要なのは100人に一人だけです。そうすれば、社会全体がその効果を楽しむことができるようになります。

100人に一人？　そんなに少ない人数で社会が変わるというのですか？
＝これまで、社会全体の生活の質を改善するためには、どんな方法であれ、たくさんの人たちが直接参加しなければだめだと考えられていました。これまで科学者たちは、健康、心理、能率、創造性など、個人生活のあらゆる面にわたるＴＭの効果を調査してきました。

第6章 あらゆる問題はＴＭで解決される

　そして、米国の 100 余りの都市を対象とした社会学的研究で、驚くべき重大な現象が起こっていることが明らかになりました。社会学者たちが発見したのは、ＴＭを実践している人たちの数が人口の１％に達した途端、その地域全体の、秩序性、肯定性、生産性の増大といった変化が明確に現れるということでした。これは社会における相転移ともいうべき現象です。

相転移？
＝「相転移」とは物理学や化学で使う用語です。たとえば、水のしずくが雪のひとひらに変わるのがそれです。自然現象の一つで、物質の様相がある条件によって変化することを指します。液体としての水から、分子構造がより整い秩序だった固体としての水への移行です。

　ＴＭに関する研究をしている科学者たちは、神経系がより秩序だって機能するなど、脳において相転移に似たことが起こっているのではないかと推察しています。同じように、社会の基本的変化においても相転移は起こると考えられます。
　ＴＭにより、社会の混沌とした状態は、整然と秩序だった状態へと転換されるはずです。

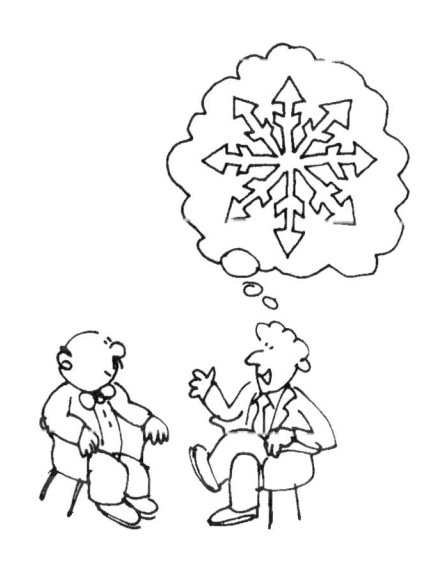

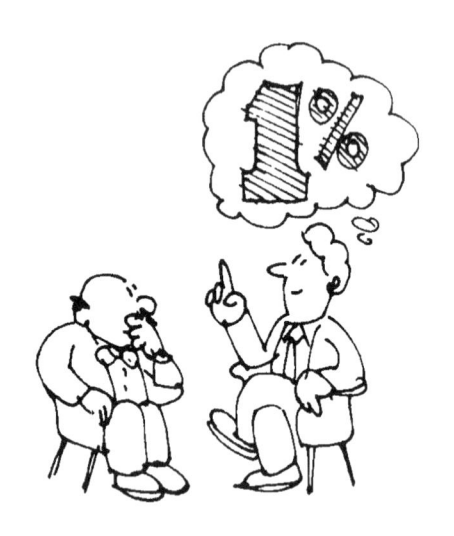

何よりも重要なことは、生活の質を向上させるために全部の人がTMをする必要はない、という点が明らかになったことです。TMの生み出す秩序正しさとバランスのとれた強い影響力のために、わずか1％の人たちだけで社会全体が調和的に機能するようになるのです。

　1％が瞑想をしているときに起こるこの相転移は、物理学などの自然法則をもとに予想されていました。それが、1％のTM実践者がいる都市を調べることで実証されたわけです。
　たとえば、人口や地形、犯罪統計などが似ておりTM実践者があまりいない都市では、1年間の犯罪率は7.7％増加していますが、1％のマジックナンバーを超えた都市では平均8.8％減少しています。差引16.5％も犯罪率が減少したのです。

都市生活の質の改善

1972－1973年の犯罪率の変化：
人口の1％がTMテクニックをしている都市と対照都市

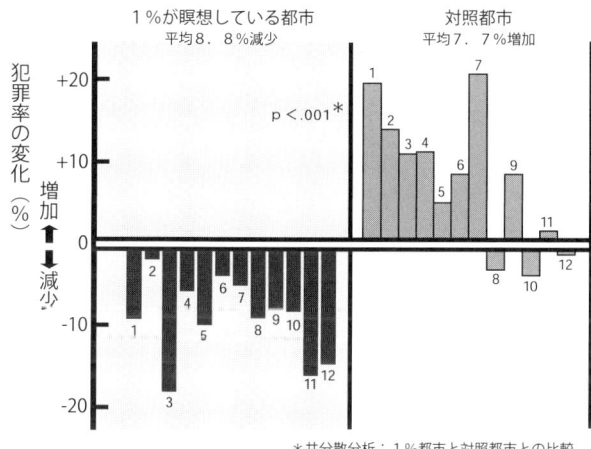

1％が瞑想している都市	
都市名	変化の割合
1. チャペルヒル、NC	－9.3％
2. イサカ、NY	－0.6％
3. ローレンス、KS	－18.4％
4. ブルーミングトン、IN	－4.5％
5. カーボンデイル、IL	－9.9％
6. アイオワシティ、IA	－2.5％
7. エイムズ、IA	－3.6％
8. ボウルダー、CO	－9.1％
9. サンタクルーズ、CA	－7.9％
10. サンタバーバラ、CA	－8.8％
11. ロスアルトス、CA	－16.4％
12. デイビス、CA	－15.2％

対照都市	
都市名	変化の割合
1. ロッキーマウント、NC	＋20.2％
2. プーキープシー、NY	＋14.4％
3. ラファイエッテ、IN	＋11.1％
4. コロンビア、MO	＋11.2％
5. マーシャルタウン、IA	＋5.0％
6. オシュコシュ、WI	＋8.3％
7. ノーマン、OK	＋20.8％
8. フォートコリンズ、CO	－3.2％
9. モントレー、CA	＋8.8％
10. コスタメサ、CA	－3.9％
11. クレアモント、CA	＋1.4％
12. プレザントヒル、CA	－1.2％

＊共分散分析：1％都市と対照都市との比較

研究結果

　この研究では、1972年末までに人口の少なくとも1％がTMテクニックを学んでいる12の都市と、それと同等な人口、地形、犯罪統計をもつ、TMテクニックをしている人のほとんどいない12の対照都市とが比較されました。

　12の対照都市のうち犯罪が増加した都市が8ヵ所ありますが、1972年から1973年にかけて全体で平均7.7％の重犯罪数の増加が見られました。米国全州の犯罪統計をまとめた「ＦＢＩ統一犯罪報告」によると、同じ規模の都市群の犯罪の平均増加率は8.7％でした。これに対して、人口の1％がTMテクニックを実践している都市群では、平均8.8％の犯罪率の低下が見られました。対照都市と比較すると、これは相対的に16.5％の減少になります。

　二つの都市群におけるこの犯罪率の変化の違いは、統計的に偶然とは言えない大きな違いです（$p < .001$ 共分散分析）。さらに、これらのサンプル都市の瞑想者の割合と犯罪率減少との間には、相関比0.66という統計的に有意な相関関係があることがわかりました（$p < .001$）。

解説

　どんな社会学的研究にも、コントロールできない変数がたくさんあり、原因と結果の関係を決定的に証明するのは難しいものです。しかし、この研究の場合には、多くの都市に一貫した結果が得られました。

さらに、ＴＭテクニックを実践している個人に見られる心身の秩序や人間関係の向上など、多くの科学的に実証されている結果が、ＴＭグループは全体の生活の質に影響を及ぼさずにはおかない、ということを示唆しています。

　個人の行動に調和とバランスが増大してくれば、都市の生活にも自然に調和とバランスが増大してきます。これは、都市人口のわずか１％がＴＭテクニックを行えば、生活の質全般にはっきりとした変化が見られるようになる、ということを示した最初の研究です。

参考文献：Candace Borland and Garland Landrith 企, "Influence of the Transcendental Meditation Program on Crime Rate in Cities," (Maharishi University of Management, Fairfield, Iowa, U.S.A.).

＝ＴＭ人口が１％に達したほとんどの都市で犯罪率がめざましく減少するという事実は、ＴＭを実践している人々の肯定的影響が社会構造のずっと奥深く、底辺にまで達することを示しています。特に社会を良くするために積極的に動いている人々には、この秩序増大の効果を考慮してほしいと思います。

　ＴＭが個人生活に与えるすぐれた効果は、世界中の何百という調査研究によって証明されました。それは、昔から続いてきた人類の問題をＴＭの力で解決できる、ということを明らかにしています。

　この研究は、ＴＭを実践している人のもつ影響力がいかに強力に働くか、そして、それがどんな共同体であれ、都市でも、州でも、相転移させることができるということを示しています。ＴＭ実践者が人口の１％というマジックナンバーに達したとき、社会の進歩と改善は自動的かつ必然的に行われるのです。

第7章
統一場に基づく理想の文明

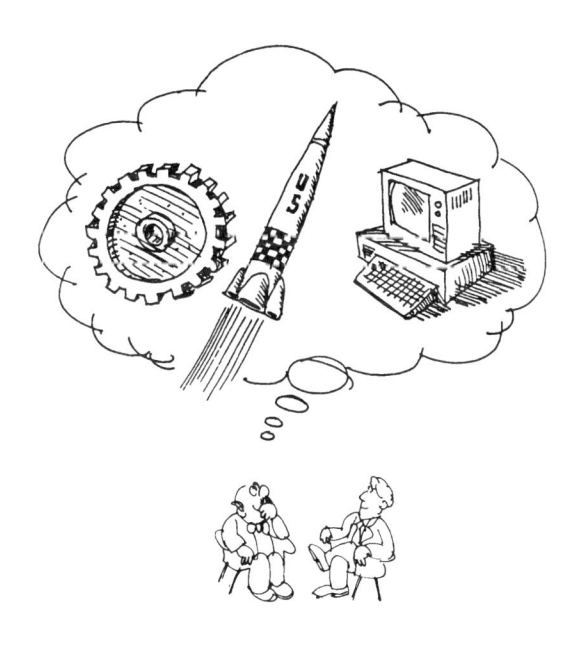

ＴＭの実践によって、私たちの生活がもっともっとよい方向に向かうということがよくわかりました。でもなぜ、「統一場に基づく理想の文明」と言うのですか？
＝過去300年の間に、社会は産業革命の時代から宇宙時代、情報化時代へと進歩してきました。この新しい時代への変革は、自然界におけるより深くより力に満ちた層への大いなる探求と、そこから得たものを社会で実際に役立たせるための技術的な応用の結果です。

　実は、これまでお話ししてきたＴＭテクニックによる大きな可能性は、自然の最も深遠なレベル、究極の源である、すべての自然法則の統一場の発見に基づいています。このテクノロジーに基づいた生活を、「統一場に基づく理想の文明」と呼んでいるのです。

それはどのようなものでしょうか？
＝マハリシはそれを次のように表現しています。
「社会は、調和とダイナミックな進歩が特徴となります。教育は理想的になり、完全に開発された市民を生み出します。健康は完全なものとなります。あらゆる文化が活性化し、統合性が強まります。すべての政府の業績が向上します。国家は無敵へと高まります。自然はバランスを取り戻し、季節は順調に巡り、作物は豊かに実り、大きな自然災害もなくなります。国際社会には平和が訪れます。世界中の人々が悟りの時代の完全な太陽の光の中で生きるようになるのです。」

本当にそのようなことが可能なのですか？　統一場とはいったい何なのか、まずそこから教えてください。
＝統一場とは、科学者たちが宇宙の最も基本的なレベルを表すために使っている言葉です。大自然は、無限のエネルギー、知性、創造性、組織力の現れそのものです。その統一された源が統一場です。アルバート・アインシュタインはその晩年を統一場の探究に捧げましたし、今日の物理学者たちも、さまざまな統一場理論、またそれを裏付ける研究を通じて、統一場をかいま見ることに成功しています。

少しずつわかり始めたのですね。
＝そうです。そして面白いことに、統一場についての研究が進めば進むほど、科学者たちの説明とヴェーダ科学の説明が一致してきているのです。

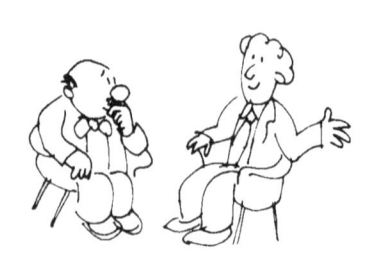

第7章 統一場に基づく理想の文明

ヴェーダ科学？

＝ヴェーダ科学とは、生命についての完全な科学のことです。認識者、認識の対象、認識の過程についての完全な知識を明らかにする科学です。

それは、今日まで伝えられている最も古い人間の経験の記録に由来する科学です。ヴェーダ科学はマハリシが明らかにしたものですが、統一場を完全に記述し、誰もがこの場を日々の生活の中に活かすことができるようなテクノロジーを与えてくれます。

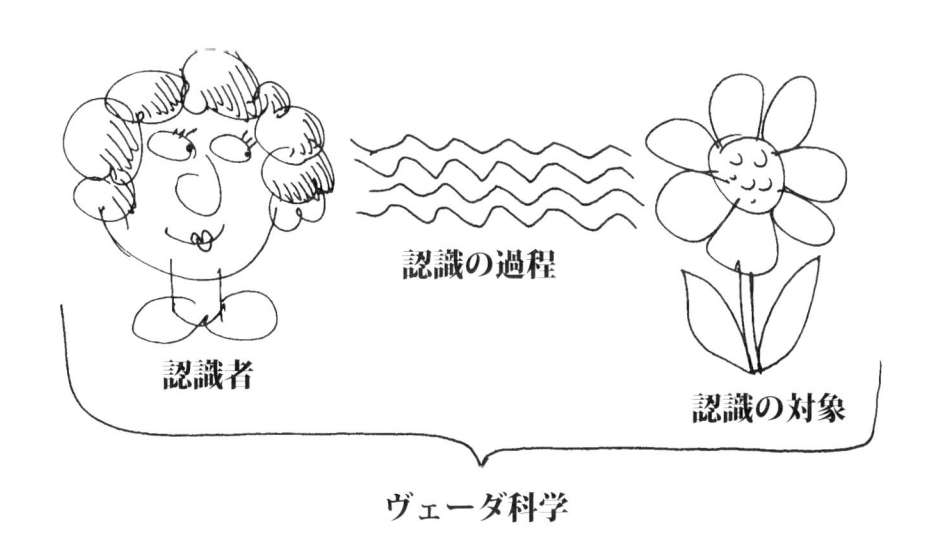

認識の過程

認識者

認識の対象

ヴェーダ科学

ちょ、ちょっと待ってください。まだ、その統一場ということがよくわかりません。もう少し説明していただけませんか？

＝最近の科学技術の進歩の多くは、自然界に働いている四つの主要な力の発見に基づいています。それは全宇宙を統治している力です。まず、電磁気力。次に、強い力と弱い力。強い力は原子核がばらばらにならないようにしている力です。そして重力。これら四つの力を応用することによって、科学技術は大いに進歩し、社会生活はどんどん快適になってきたのです。発電機、コンピュータ、人工衛星、原子力、こういった科学技術も、結局は四つの基本的な力の応用にほかなりません。

現代科学による自然法の統一場の発見

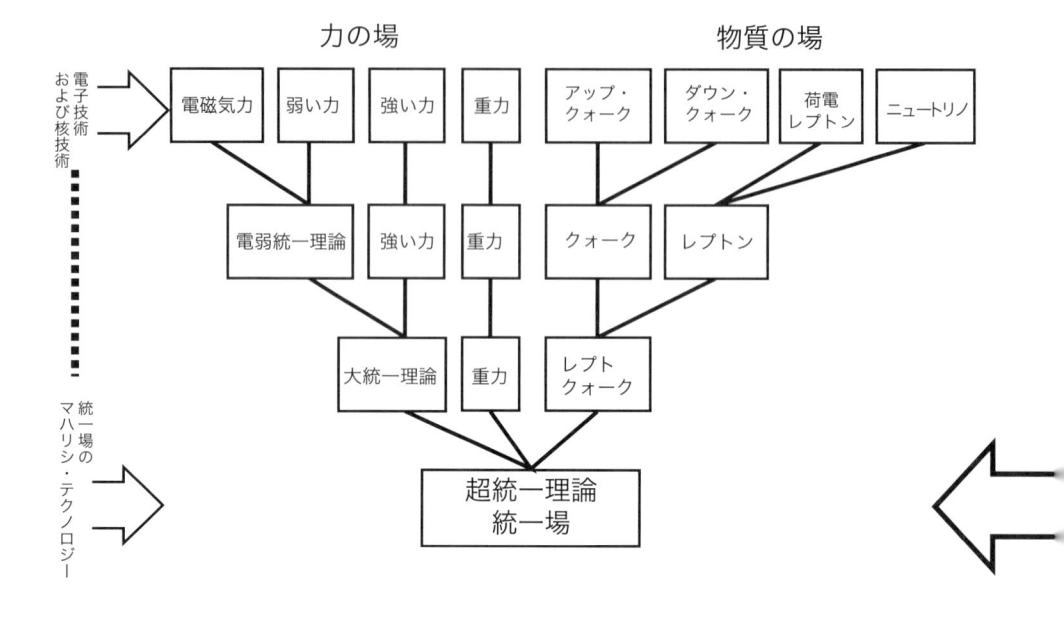

```
            力の場                          物質の場

電子       ┌──────┬─────┬─────┬─────┐   ┌──────┬──────┬──────┬──────┐
技術       │電磁気力│弱い力│強い力│ 重力 │   │アップ・│ダウン・│ 荷電 │ニュート│
および     │       │     │     │     │   │クォーク│クォーク│レプトン│  リノ │
核技術     └──────┴─────┴─────┴─────┘   └──────┴──────┴──────┴──────┘

            ┌──────────┬─────┬─────┐       ┌──────┬──────┐
            │電弱統一理論│強い力│ 重力 │       │クォーク│レプトン│
            └──────────┴─────┴─────┘       └──────┴──────┘

                 ┌────────┬─────┐             ┌────────┐
                 │ 大統一理論 │ 重力 │             │ レプト  │
                 │          │     │             │ クォーク │
                 └────────┴─────┘             └────────┘

統一場の                     ┌──────────────┐
マハリシ・                   │  超統一理論  │
テクノロジー                 │   統一場    │
                             └──────────────┘
```

　ここ数年の間に、物理学者たちは理論と実験の両面で、一連の躍進を遂げました。そこで明らかになってきたことは、自然の四つの力の根底には、さらに一つの統一された場があるということです。

　この統一場は、力の場を統一しているだけでなく、自然界の構成単位である基本粒子を構築する物質の場をも統一しています。

物理学者が議論するようなことですね。何か私たちにも関係あるのですか？
＝もちろんです。というのも、統一場は、実際の私たちの日々の生活にとても役立つからです。最近の画期的な発見の一つに、統一場はそれ自身と相互作用して宇宙万物の構成要素のすべてを生み出す、ということがあります。

　このような自己相互作用、自己参照の質は、統一場にはそれ自体の中から創造する能力がある、ということを意味しています。

超越瞑想による自然法の統一場の経験

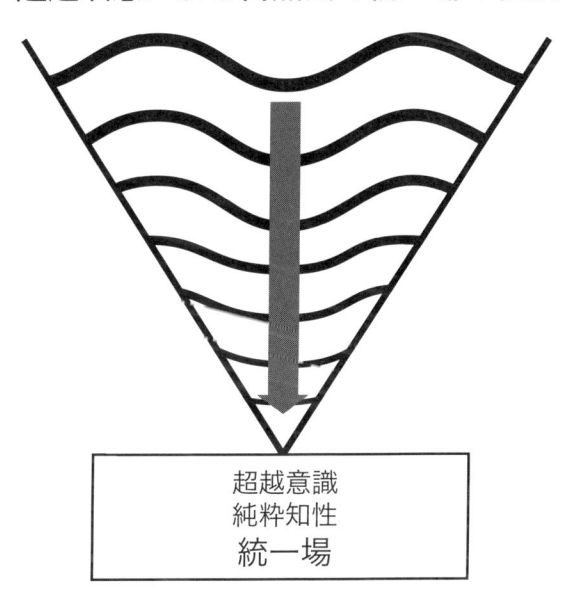

```
超越意識
純粋知性
統一場
```

　量子物理学者たちは、超対称の原理によるすべての力の場と物質の場との統一を提案しています。超越瞑想は、超越意識において心をすべての自然法則の統一場と一致させ、それによって、個人の想念や行動の中に、統一場のすばらしい進化的な質を活性化します。

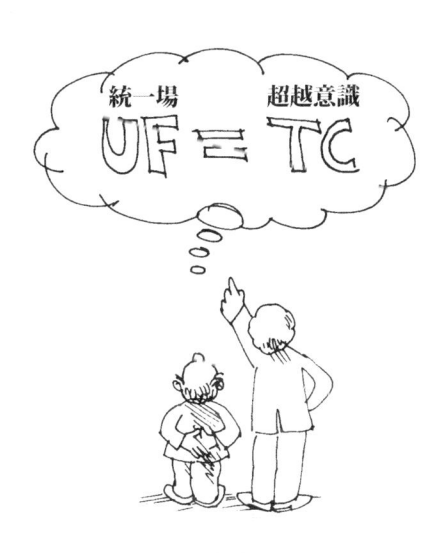

統一場　超越意識
UF ≡ TC

ふ〜む。
＝ヴェーダ科学によると、自然の働きにおけるこの自己参照的なレベルは、純粋な超越意識の場であって、それは人間なら誰でもＴＭで直接経験できる、とされています。この意識の最少励起の場は、自分自身を意識している純粋な「意識」として経験されます。
　つまり、自然のもつ無限の創造性、躍動力、組織力、そういったものが私たちの内側にしっかりと息づいている、ということです。

統一場と自己参照……？　うーん、なかなか難しいですね。
＝自己参照とは、知識や情報、組織力を得るために、統一場がそれ自体を参照するということです。宇宙の創造、維持、進化のためのすべての知識が統一場の中にあります。統一場はそれ自身の中からあらゆるものを創造します。統一場が宇宙を創造するために、自分自身の外側に何かを求めるということはありません。

　統一場の自己参照的な活動は、飛行機と管制塔の関係に似ています。飛行機の航行は管制塔によって導かれています。パイロットは管制塔と連絡をとることによって、飛行状況にあった正確な情報や指示を得ます。

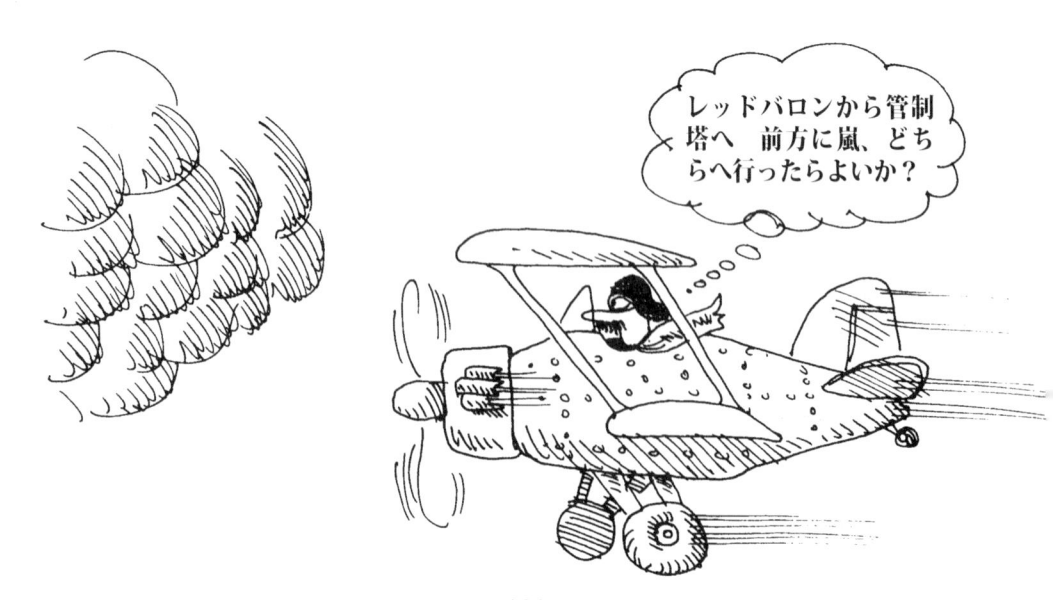

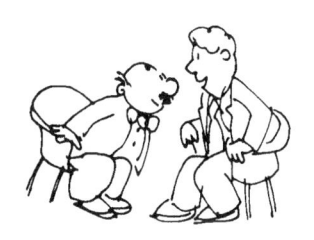

第7章 統一場に基づく理想の文明

　これは「管制塔参照」といってもいいでしょう。パイロットは管制塔に連絡をとり、管制塔が飛行機の動きを導くのです。もっとも、この例えでは飛行機と管制塔は離れています。

　しかし、統一場の場合には離れてはいません。統一場は自然の働きの最も深いレベルに位置していて、それは自足的であり、それ自身の内側から全宇宙を創造します。それは個人とその行動すべての源でもあります。

　ＴＭやＴＭシディプログラムを実践するとき、私たちは統一場を参照し、意識を保ちながら自分の心をその源と一致させます。このようにして、私たちは私たち自身を自然法の全潜在力と完全に結び付けて、自然の組織力のすべてが、自ずと私たちの想念や言葉や行動を導いてくれるようにするのです。

すみません。もう一度そこのところを説明してください。
＝はい。つまり、ヴェーダ科学によると、自然の最も深い客観的レベルである統一場と、人間の最も深いレベルである純粋意識とは、互いに異なるものではなく、それは同じものだということなのです。つまり、私もあなたも自然もその本質においては同一であり、すべては統一場である、ということです。

統一場……。どんなものなのでしょうね。
＝統一場は自然法の源ですから、宇宙のあらゆるものの根源でもあります。意識と物質が統一されている、この最も基本的な場は次のような特徴を持っています。

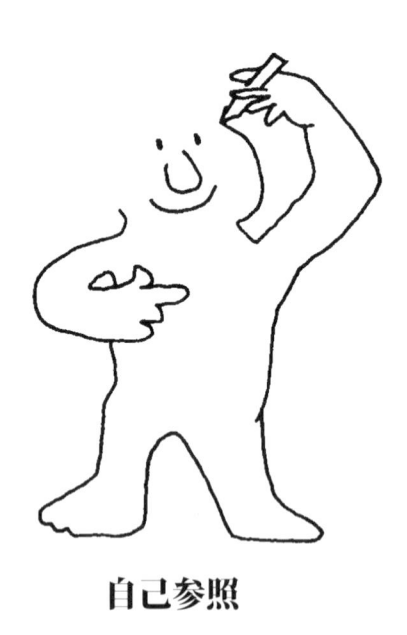

自己参照

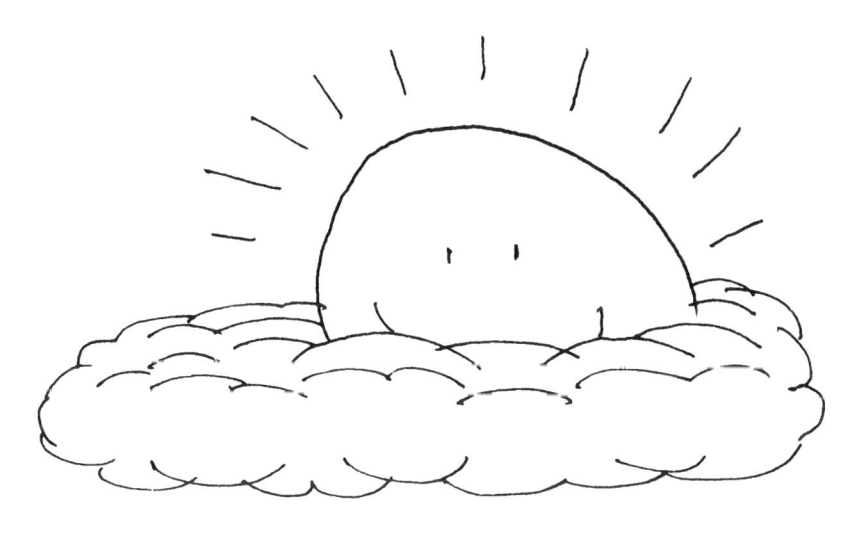

第 7 章 統一場に基づく理想の文明

無限の静寂

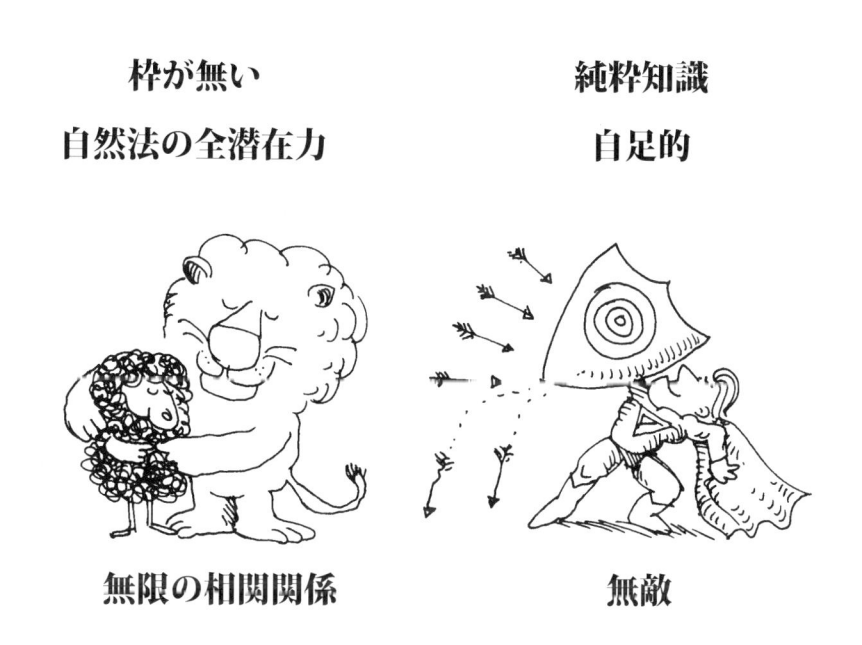

枠が無い　　　　　　　純粋知識
自然法の全潜在力　　　自足的

無限の相関関係　　　　無敵

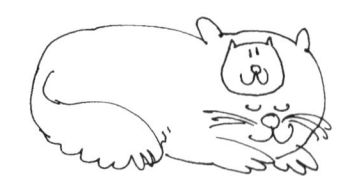

自身の内側での完全な目覚め

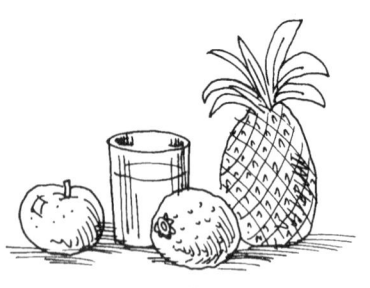

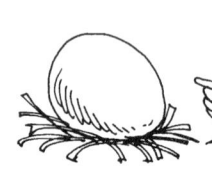

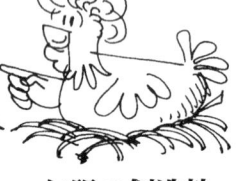

滋養

完全な秩序　無限の創造性

至福
進化的
統合
あらゆる可能性
自由
完全なバランス
非具象

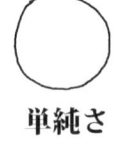

単純さ

無限の組織力

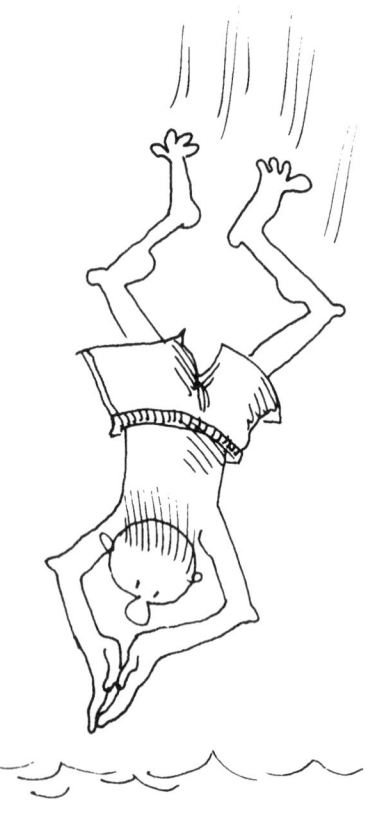

浄化

無限の躍動

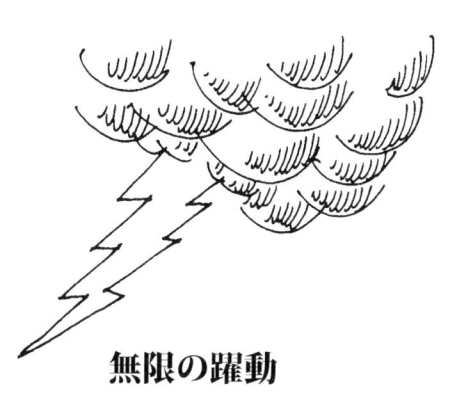

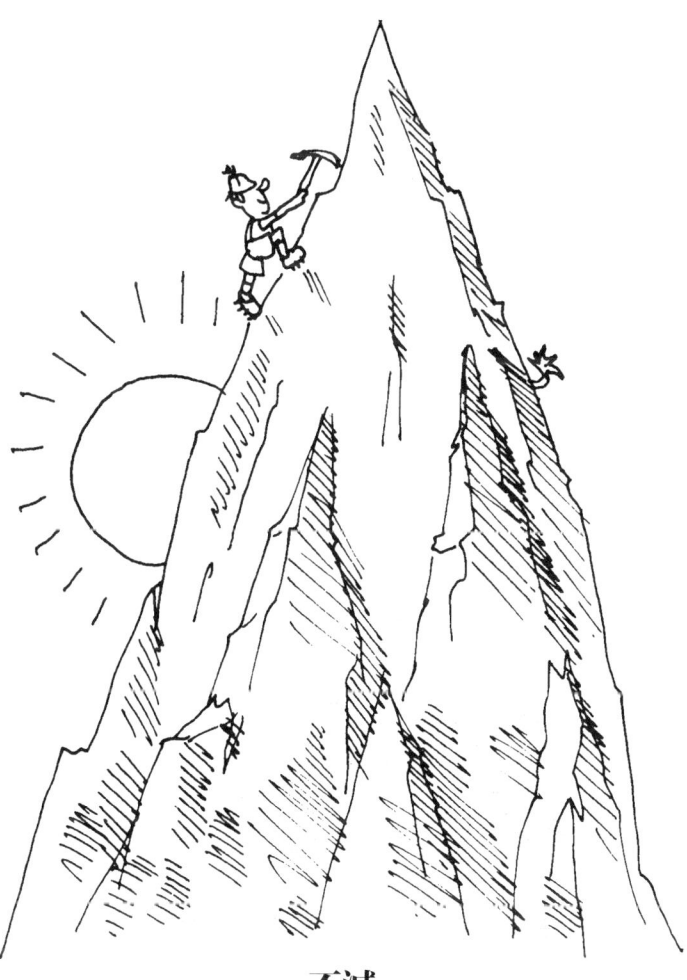

不滅

現代科学とヴェーダ科学とはどんな関係になるのですか？
＝現代科学によって得られる客観的な知識は、ヴェーダ科学の一部をなします。つまり、それは認識の対象についての知識です。ヴェーダ科学にはその他に、認識者についての知識（主観的な知識）と、認識者と認識されるものとの間のつながり、関係についての知識があります。

　この知識の三分野は互いに支え合い、互いを豊かにします。それらが一緒になることで、生命全体の知識が提供されるのです。

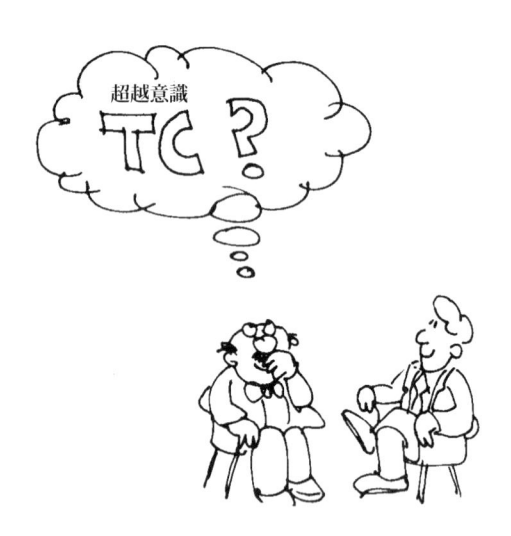

純粋意識とこのこととどのような関係があるのか、もう少し話していただけませんか？
＝純粋意識は最も静まった意識の状態です。私たち自身の「意識」のこのレベルは、想念や行動になる前の、完全に静寂で無限のレベルです。それは波になる前の静かな海のようです。

　このような生命の最も深いレベルでは、意識と統一場は同じものです。

第7章 統一場に基づく理想の文明

でも、意識の最も静まった状態が自然法の統一場である、とどうしてわかるのでしょうか？
＝もっともなご質問です。それについては、これまでにお話ししてきた科学的理論の他に三つの方法で検証できます。一つは、座ってＴＭを実践し、直接経験することです。ＴＭ中に、意識の最も落ち着いた状態、すなわちすべての自然法則の統一場を体験することができます。

それは限りなく静かで、しかも無限に躍動的な場です。意識の最も静まった状態が統一場であるということは、第一に、こうした直接的な経験で確かめられます。

それから？
＝次は、科学的に計測された、ＴＭやＴＭシディプログラムによる、個人、社会、世界への効果によって確かめられます。

それから？
＝もう一つは、ヴェーダ文献のような古くから伝えられている記録を参照することによっても確かめられます。ヴェーダ文献には、人間が体験してきたことについての最も古い記録が残されています。

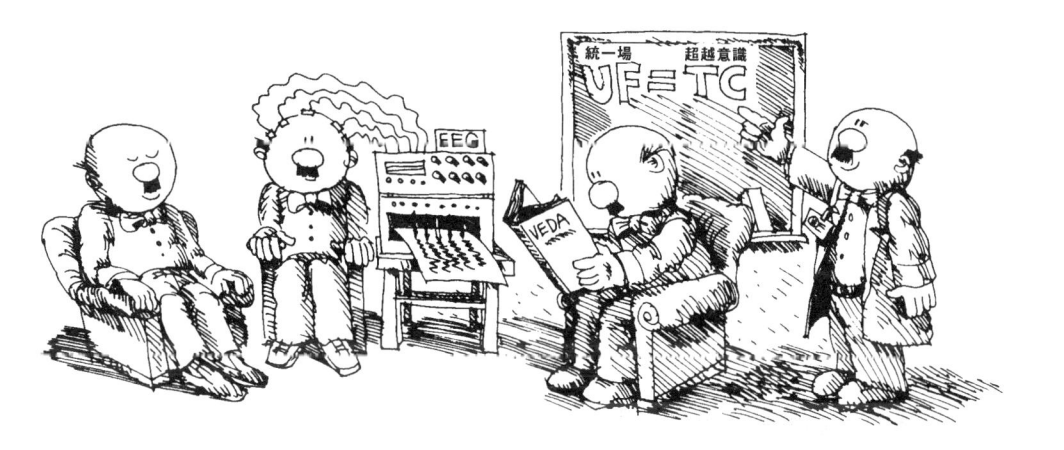

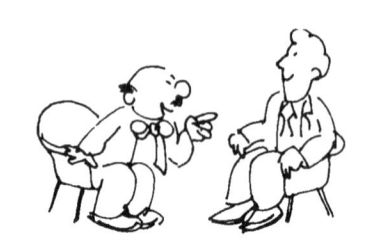

それが私にどのような意味を持つのですか？
＝つまり、統一場の持っている質が、我々自身の本質、つまり最も落ち着いた意識状態の質でもあるということなのです。私たちの心がこのような生命の最も深いレベルと同化すれば、自然のもつ無限の創造性、知性、組織力を自発的に活性化して、それを日々の生活に役立てることができるはずです。

具体的には、どのような価値がありますか？
＝私たちが統一場から機能するようになれば、自然と完全に調和して生きられるはずです。間違いを犯さず、人生で苦しむこともなくなるでしょう。完全な健康、幸福、成就の方向へと成長するようになります。

統一場には自然法の全潜在力があります。統一場は私たちも、家族も、地球も、宇宙にあるすべてのものを創造し、それらを支えています。それは、自然界いたるところで絶えず起こり続けている多様なものごとの、すべてを統治している中央コンピュータのようなものです。

そこから考え、行動できるようになれば、自然のもつ無限の組織力すべてが私たちとともに働くようになるでしょう。これが、統一場のマハリシ・テクノロジーが約束することです。

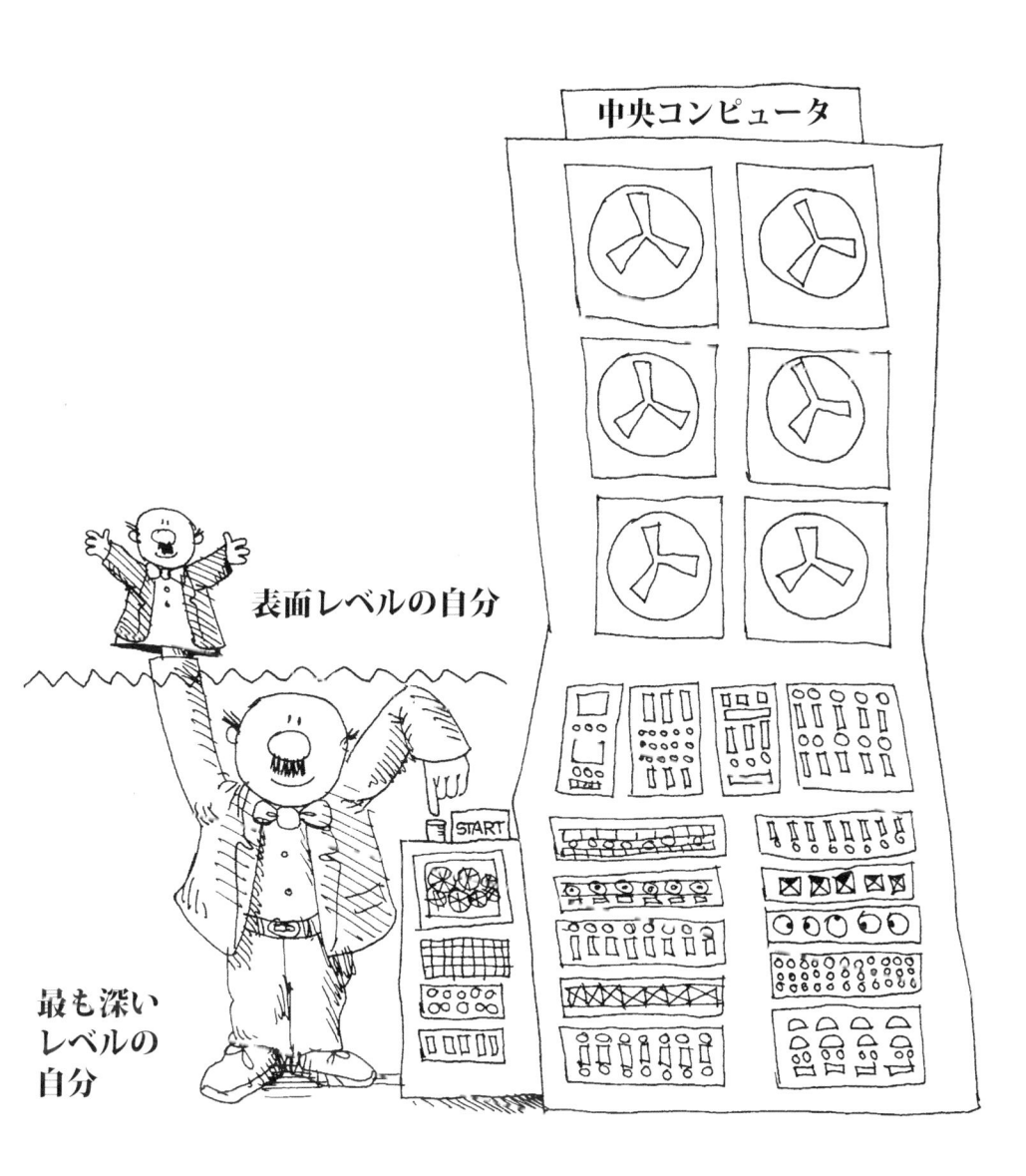

第7章 統一場に基づく理想の文明

中央コンピュータ

表面レベルの自分

最も深い
レベルの
自分

統一場のマハリシ・テクノロジー？　それが統一場のテクノロジーということですね。それはどのようなものなのですか？
＝ＴＭもその一つです。

なるほど、それから？
＝もう一つがＴＭシディプログラムです。

先ほどから気になっていたのですが、そのＴＭシディというのはいったい何ですか？
＝前にお話ししましたが、ＴＭは、心に意識の最も落ち着いた状態、つまりすべての自然法則の統一場を経験させます。そして、ＴＭシディプログラムはさらにこの場を機能させます。

機能させる？
＝そうです。それは自分自身のいちばん深いレベル、つまり統一場から自然に行動を起こすことができるようにする上級プログラムです。自分のため、そして世界のために統一場を直接活性化することを学ぶのです。

そして？
＝ＴＭシディプログラムは、心と身体の未使用の潜在力を活性化し開発することを学びます。そのため、すべての可能性の場である意識を探求する技術である、とも言えます。

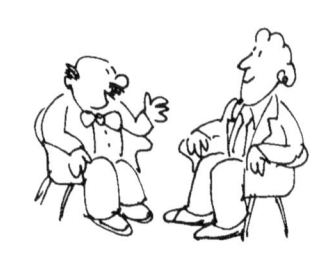

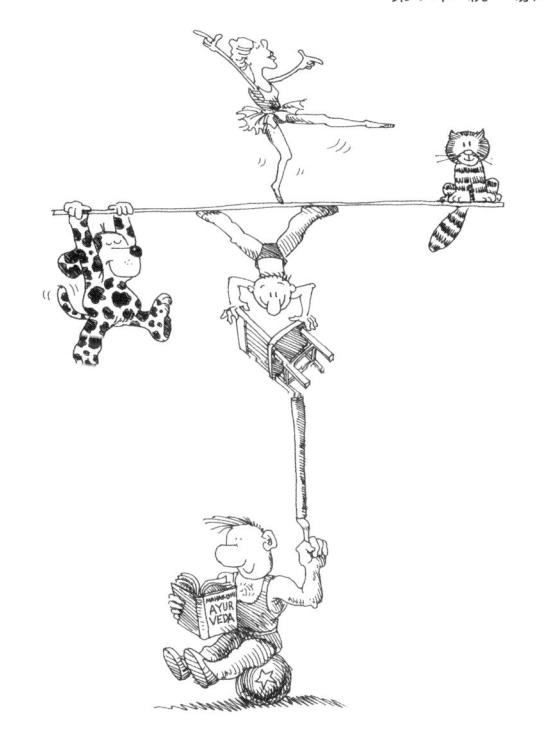

第7章 統一場に基づく理想の文明

何が開発されていくのですか？
＝シディというのは「完成」を意味するサンスクリット語です。私たちはＴＭシディプログラムを通して、神経系、脳、五感の働きを系統的、科学的に完成させていきます。心と感情の最も繊細な質が開発され、心と身体の協調が高まります。

心と身体の協調ですか？
＝たとえば、あなたが立ち上がろうと思ったとします。そしてその結果立ち上がります。これが心と身体の協調ということです。

　ＴＭシディプログラムでは、すべての自然法則の統一場である、意識の最も落ち着いた状態から機能することを学びます。自然の働きの全能のレベルから、心と身体の協調を完成させれば、そのすべての可能性において行動することができるようになるはずです。

ＴＭシディプログラムはＴＭと同じように、簡単で、自然で、無理のない方法です。これよりも簡単なものは何もないと言えるほど簡単です。心理学者によると、私たちは自分の潜在力の５％ほどしか使っていないと言われています。ＴＭシディプログラムは、その残りの95％の開発を促します。

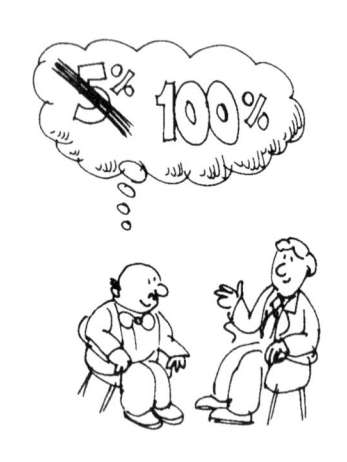

**　では、犯罪者がＴＭシディプログラムを学んだらどうなるのでしょう。その力を悪用して恐ろしい超犯罪者になるのではありませんか？**
＝いいえ。ＴＭシディプログラムは、すべての自然法則の統一場に触れることでシディを開発します。人がこのレベルから機能するときには、法律に違反したり自分や他人を傷つけるようなことは何もできません。その人は反対に、統一場の進化的な質のすべてを発達させることになるはずです。

**　こういったことにはどのような価値があるのですか？**
＝最も重要な価値は、意識が完全に開発されるということです。これは人生で成功するための基盤となります。自分の願望を素早く、完全に、自動的に達成できるようになります。しかも、自分も周りの人たちもまったく傷つけることがありません。それが自然法との完全な提携です。

第7章 統一場に基づく理想の文明

　統一場のマハリシ・テクノロジーを規則的に実践することによって、悟りを得ることが可能になります。お母さん、歯医者さん、学生さん、電気技師、音楽家、大工さん、どんな人でも悟りを得ることができます。

「悟りを得る」とは？
＝「悟りを得る」というのは、人が自然法と完全に手を結び、生命の絶対的な全潜在力を生きるようになるということです。

自然法と手を結ぶ？
＝ご存じのように、宇宙に存在するありとあらゆるものは自然法則に支配されています。銀河の巨大な動き、微細な電子の動き、その他あらゆるものが特定の自然法則に従って活動しています。

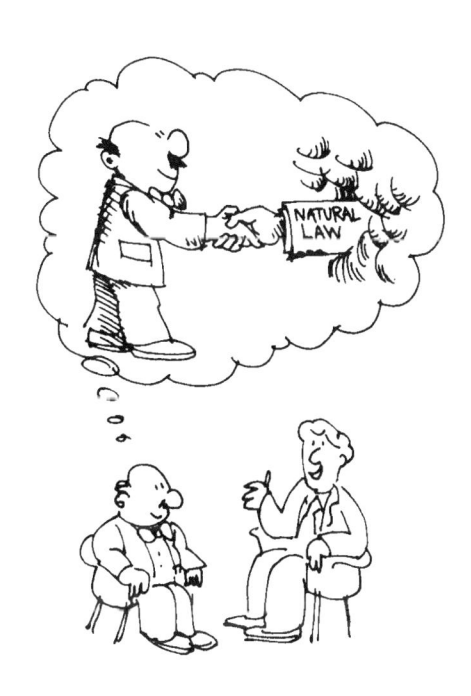

ヴェーダ科学が説明し、現代科学がかいま見た統一場は、すべての自然法則の基底状態であり、自然の無限の組織力の源です。ＴＭの実践中、個人の心は統一場と一つになります。そしてＴＭシディプログラムでは、さらにその統一場を機能させることを学びます。

　こうして、人はあらゆる想念、あらゆる行動において、統一場から機能するようになります。学校の宿題をする、子供の世話をする、野球をする、家計をやりくりする、どんなことを行うにしても、自然の無限の組織力、自然からの支援を受けて行うようになるのです。

　自然からの支援？
＝これまで、何をやってもうまくいくと感じたことはありませんか？

　ええ……。
＝車を止めようとして駐車スペースを探していたら、目の前の車がちょうど出ていったとか、電話をかけてもなかなかつながらなかった人から突然電話がかかってくるとか、あるいは、会いたいと思っていた人がちょうど会いにきてくれたり、欲しいと思っていたものを誰かが持ってきてくれたり……。
　ああ、今日はなんてツイてるんだろう！　と思ったことはありませんか？

　それなら経験したことがあります。毎日そうだったら、どんなに素敵でしょうね。それを自然の支援というのですか？
＝そうです。人が自然法にかなった生き方をしていれば、つまり、思いや言葉、行動が自ずと正しく環境に有益なものであれば、自然はそのお返しに、こちらを支援してくれるようになります。そうなれば人の願いは自然に満たされるようになるでしょう。
　物理学にも作用反作用の法則というのがありますね。作用があれば、同じだけの反作用が返ってくるのです。

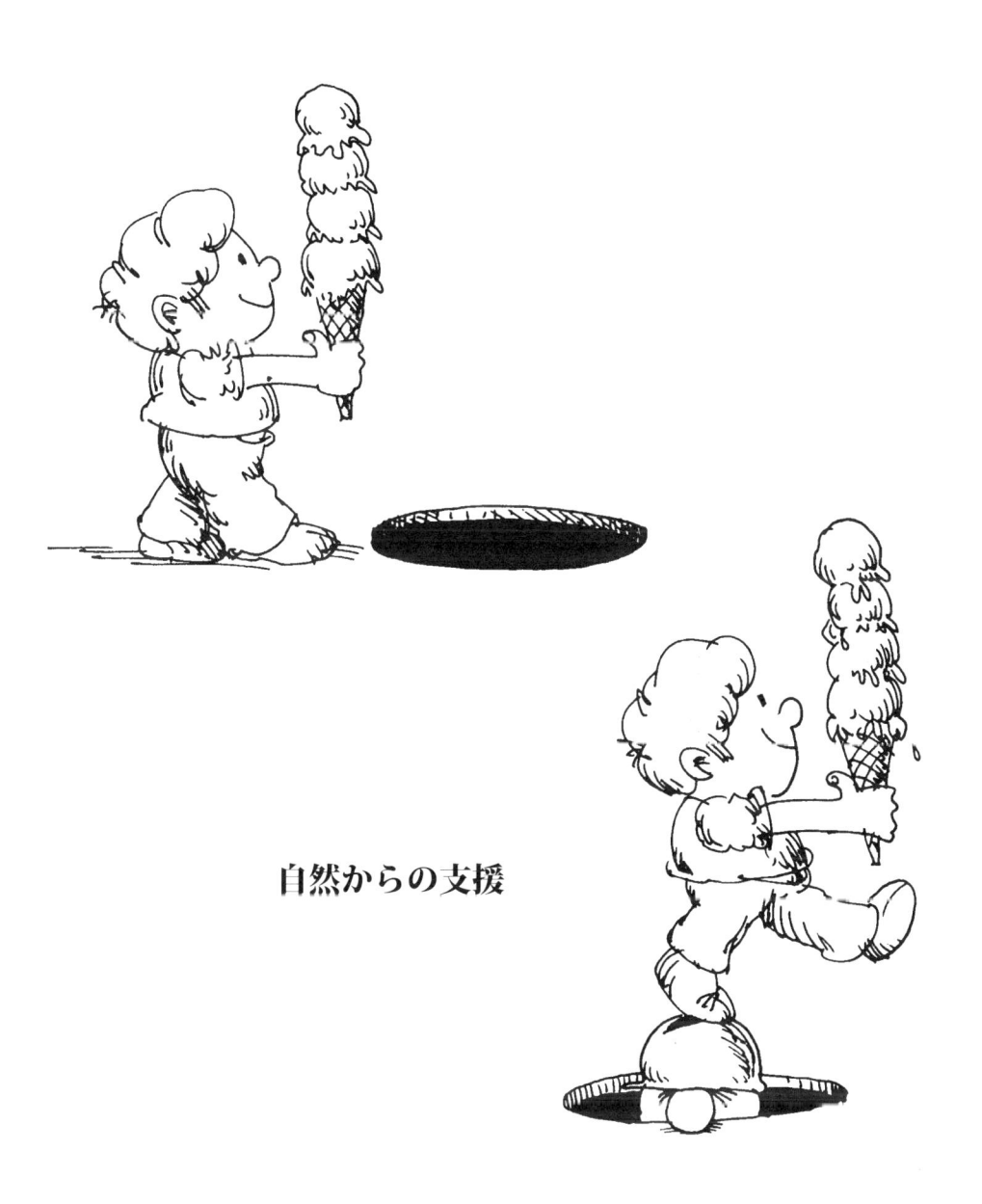

第7章 統一場に基づく理想の文明

自然からの支援

ＴＭやＴＭシディプログラムを通して自分自身を自然法に調和させていけば、人生はますます快適でスムーズに、ますます生産的で進化的になっていきます。これはきわめて現実的なことであり、とても満足できるものです。「人生は苦である」という言葉がありますが、自然の支援を受けるようになれば、逆に「人生は至福」になります。

それを裏付ける研究は何かありますか？
＝これまでお話ししたように、統一場のマハリシ・テクノロジー、すなわちＴＭとＴＭシディプログラムによって心の全潜在力が花開きます。生理学的な観点から言うと、脳の機能が最大限に働くようになるということです。

脳の機能が最大限に？
＝つまり、心の潜在力をすべて活用するということは、すなわち脳の全潜在力を活用するということでもあります。神経生理学者によりますと、脳のそれぞれの部分にはそれぞれ異なる機能があります。例えば、前頭部は記憶や創造性、高い道徳的判断に関係し、後頭部は視覚などの知覚に関係しています。

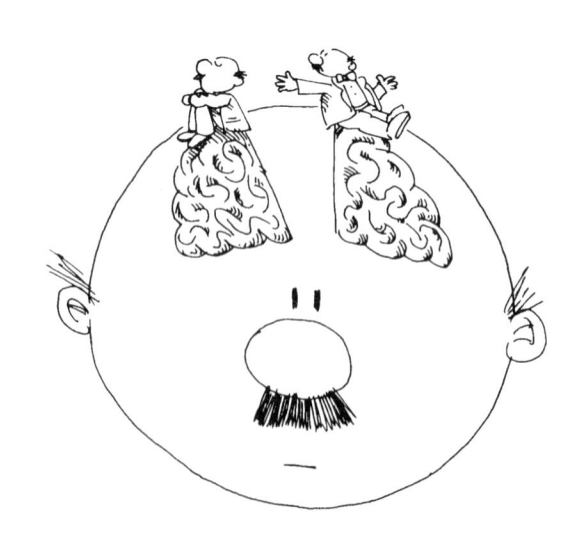

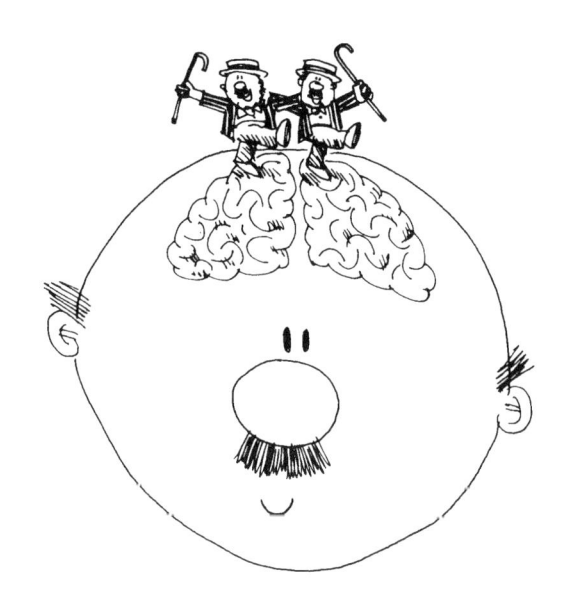

さらに、脳は右脳と左脳に分かれていて、左脳は合理的、分析的な思考に関係し、右脳は空間的、直観的な思考に関係していると考えられています。最近では、どんな単純な行動でも、脳の各部分の活動が迅速、かつ複雑に関係し合っていることがわかってきました。

　歩いたり話したりなど、何かをするためには脳の各部分が統合されていなくてはなりませんが、現状としては、まだ本来あるべき緊密な協調を確立していないのが普通です。

　どうしてそうわかるのですか？
＝一つの方法として、脳波計を使って脳波を調べればわかります。

　脳波ですか。
＝脳波というのは、何億という脳の神経細胞から出てくる電気エネルギーを計測したものです。脳波を調べれば、目覚めているのか、夢を見ているのか、眠っているのか、あるいは瞑想によって純粋意識を体験しているのか、判別することができます。

ＴＭを行うと、起きているとき、夢を見ているとき、寝ているときとは違う脳波が出るのですか？
＝そうです。ＴＭ中には、生理的、生化学的機能が通常とは異なった状態になりますが、脳波にも独特のパターンが現れます。

どのようになるのですか？
＝ＴＭ中には、脳の各部分から波形のよく似た脳波が同時に出てくることが知られています。つまり、脳の異なった部分の脳波同士が同調しているということです。これは脳機能の秩序性が高まっていることを意味します。脳のさまざまな部分が同調し、一つになって働いている、つまり「脳の機能が最大限に働く」ということです。

でも、脳波の同調は脳機能が高まっていることを示している、と本当に言えるのですか？
＝もちろん、脳波の同調だけで判断することはできないでしょう。実は、複数の研究によって、脳波の同調が高まることと、脳の働きが高まることとの間に強い相関関係があることが明らかになっているのです。
　以下の点が、脳波の同調と大きな相関関係を持っていることがわかりました。

〈言葉による創造の流暢さの増大〉〈新しい概念を学ぶ際の効率の増大〉〈より規律正しい道徳観念〉〈言語的知能指数の向上〉〈神経症的傾向の減少〉〈はっきりした純粋意識の体験〉〈神経系の効率増大〉

> 参考文献：1. International Journal of Neuroscience 13 (1981) : 211-217.
> 　　　　　2. International Journal of Neuroscience 15 (1981) : 151-157.
> 　　　　　3. Scientific Research on the Transcendental Meditation Program : Collected Papers, Volume 1 (MERU Press, 1977), paper 21, 208-212.
> 　　　　　4. Scientific Research on Maharishi's Transcendental Meditation and TM-Sidhi Program : Collected Papers, Volume 4 (MVU Press, 1989), paper 294, 2245-2266.）

　これらのことから、脳波の同調が脳機能が高まったことを示していると言えるのです。

アルファ波の同調

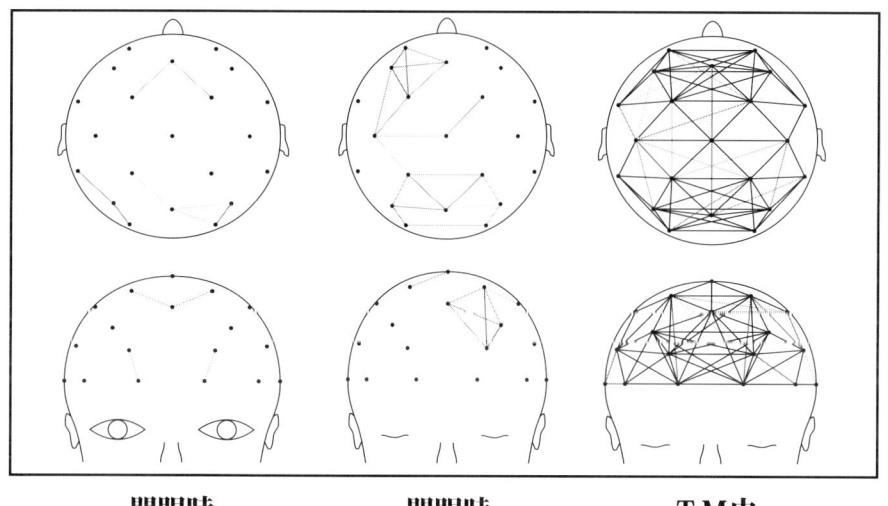

| 開眼時 | 閉眼時 | ＴＭ中 |

解説

　この図は、頭部全体に複数の電極を付け、目を開けている開眼時、目を閉じている閉眼時、ＴＭ中において、アルファ波（8～12Hzの脳波）がどのくらい同調しているかという同調度をみたものです。点が脳波を検出している電極の位置、点と点とを結んだ直線が脳波同士の同調を示しています。

　開眼時に比べると、閉眼時には同調している箇所が少し増えています。それに対して、ＴＭ中は圧倒的に多くの同調が生じています。しかもその同調は、脳全体に及んでいます。

　このことから、ＴＭ中は脳の各部分同士が協力し合い、秩序立ち統合された全体として機能していることがわかるのです。

参考文献：1. International Journal of Psychophysiology, 116, 1519-38 (2006)
　　　　　2. Biological Psychology, 61, 293-319 (2002)
　　　　　3. Consciousness and Cognition, 8(3), 302-18 (1999)
　　　　　4. International Journal of Neuroscience, 14, 147-151(1981)

過去30年間にわたって世界中で、ＴＭによる意識の成長が研究されてきましたが、ＴＭシディプログラムは、それをさらにいちだんと前進させるものとなりました。ＴＭを発展させたＴＭシディプログラムは、高い意識状態を開発するためのより効果的な技術です。

　ＴＭでは、心の活動の内側に静寂を見いだします。ＴＭで経験する純粋意識は、意識の最も静まった状態であり、至福に満ちた場でもあります。そして、その場は変化がなく不動です。

　純粋意識は、人間の「意識」の基底状態です。そして、統一場と純粋意識が同じものであるならば、純粋意識は自然法則の源ということになります。つまり、自然の諸法則は意識の現れにほかならないということなのです。もし、このレベルから働きかければ、その願いはもちろん生命を支えるものであるはずですし、そのまま自然法則の支援を自動的に受け、何ものにも妨げられることなく成就することができるはずです。まさにその技術がここにあります。

　純粋意識は自然界に影響を与えるもっとも重要な場であるのです。ＴＭシディプログラムは、「意識の最も単純な」状態から考え行動することを学ぶ技術です。その状態では、想いも行動も最も自然であり、したがって最も進化的に働きます。内側への努力のいらない活動と、自分自身の「意識」の場における非具象の活動とに

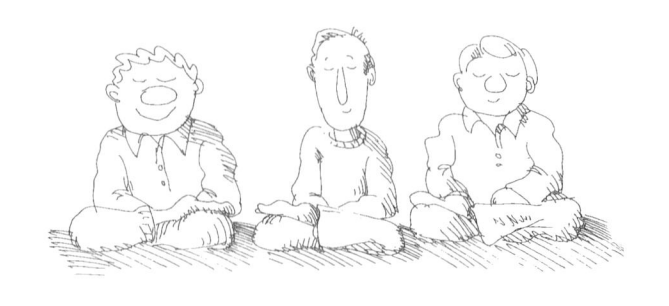

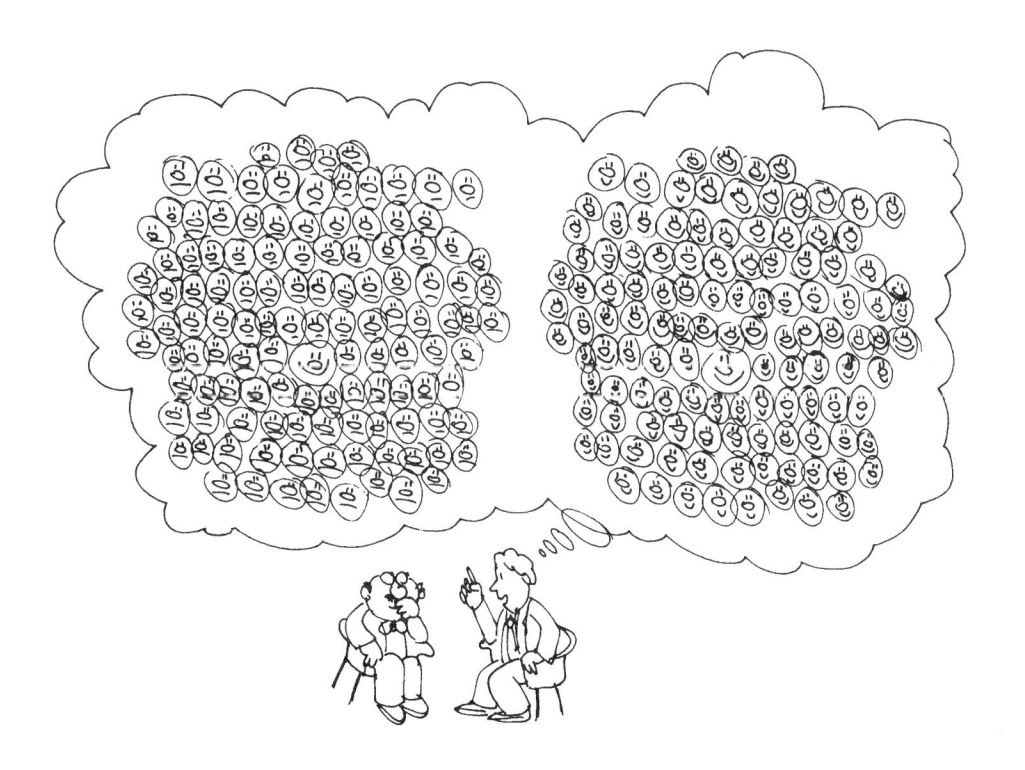

よって、ただそれだけで外側の世界において達成が得られます、これは、最高度に機能している人間の自然な能力です。ＴＭシディプログラムによって、個人の人生にはすべての可能性が開かれます。人はまさに万物の主となるのです。

　意識はさまざまなものとの関係をもつ場であり、純粋意識は無限の相関関係の場です。純粋意識において活動するという能力により、調和に満ちた影響が生み出され、それは個人から環境へと放射されます。その結果、すべての自然法則が活性化し、いたるところで生命は豊かに進化することになるでしょう。このように、ＴＭシディプログラムは、社会をより調和的にし最大限の進歩を促すことのできる、かつてない最も強力な技術なのです。

ちょっと別の質問があります。この方法が環境や世界中に及ぼす効果を聞いてきましたが、ＴＭやＴＭシディプログラムを実践する人が、100マイル（約160km）も離れたところにいる人に、いったいどうやって影響を与えることができるのでしょうね。
＝それはもっともなことです。

どういったことなのですか？
＝それを理解するためには、場の量子論、そして意識が場としての効果を持つということを知っていただく必要があるでしょう。

ちょっと待ってください。何の場ですって？
＝例を挙げてお話ししましょう。たとえば磁石にも場があります。私たちはその場を目で見ることはできませんが、実際に存在している証拠に、冷蔵庫のドアなどに磁石で紙を留めたりできるわけです。電波もそうです。これも目には見えませんが、その場がありますので、好きなテレビも見ることができるのです。

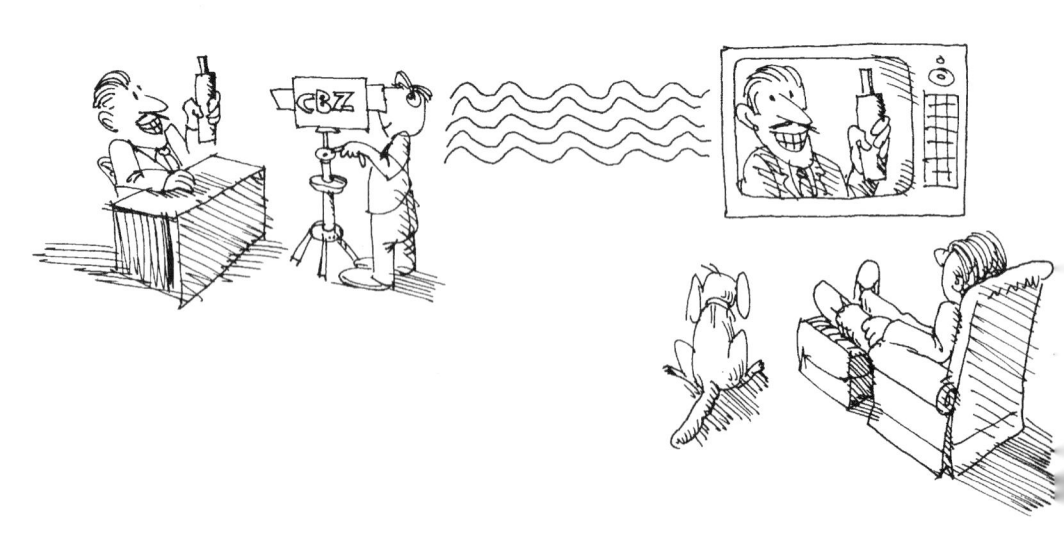

第7章 統一場に基づく理想の文明

　場というのは目にすることはできませんが、実際に自然界にあるものです。場に生じる波動によって、距離をおいた一つの対象から別の対象へと影響を与え、情報を交換することも可能になります。
　おわかりになりますか？

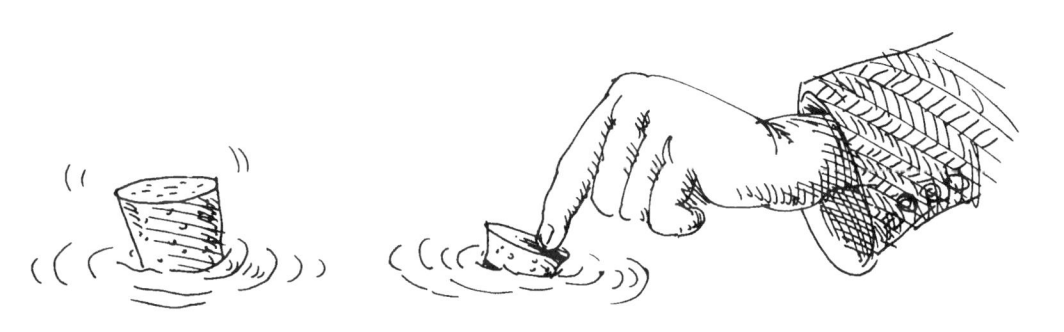

何となくわかってきましたが、なかなか難しいですね。
＝では、池に2つのコルクが浮かんでいると思ってください。一方のコルクを押せば、池の水面に波が広がっていきます。すると、すぐにもう一方のコルクも上下に揺れ始めるでしょう。
　このとき、池は場であると考えられます。その場において、一つの対象から別の対象へ情報を送ったり影響を与えたりするのが波動です。

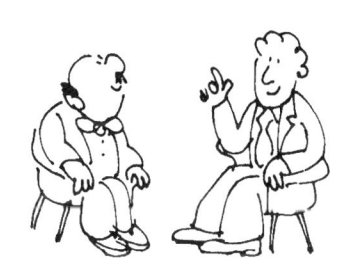

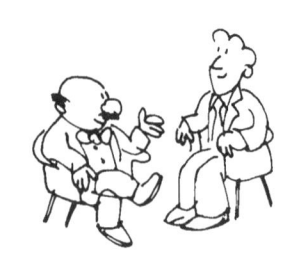

なるほど、それならわかります。
＝では、もう一つ光の例でお話ししましょう。レーザーをご存じですか？

ええ、ＤＶＤやレーザーを使った手術など聞いたことはありますが。
＝けっこうです。さて、光は波動であり、また電磁場の励起と考えることもできますが、レーザー光は普通の光よりもはるかに強力です。なぜでしょうか。それは、光線における光の波動がすべて同期しているということによります。

　波動が乱雑に干渉しあったり、打ち消しあったりせずに、全波動が足並みを揃えて進んでいきます。同期している光は、同期していない普通の光よりはるかに強力です。レーザー光なら月にまで届きますが、普通の電球の光では部屋の中を明るくするのが精一杯でしょう。

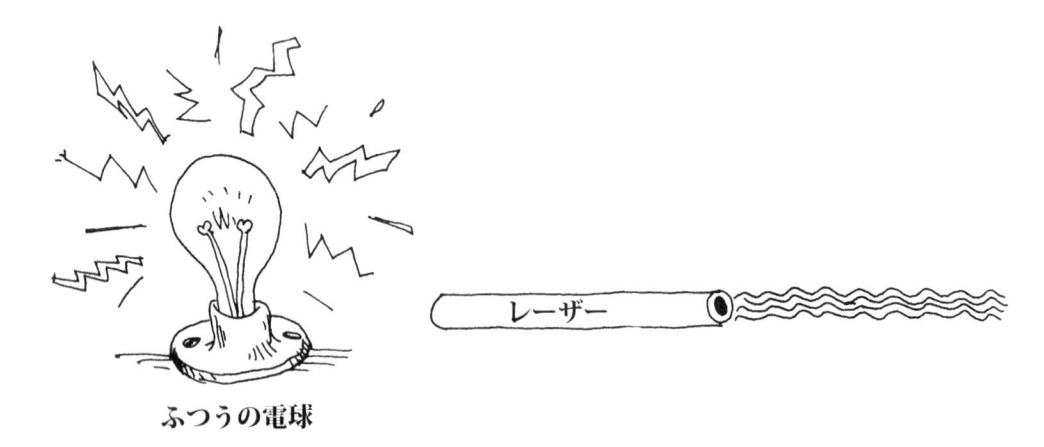

ふつうの電球　　　　　　レーザー

第7章 統一場に基づく理想の文明

なかなかおもしろいですね。

＝場の働きを司っている基本法則によると、たくさんの光が同期した場合はいつでも、光の数の 2 乗倍の強さになることがわかっています。これが超放射です。

たとえば、100 の光波全体の強さをみた場合、同期していなければその強さは 100 ですが、同期していれば 100 の 2 乗つまり 10,000 の強さになるわけです。

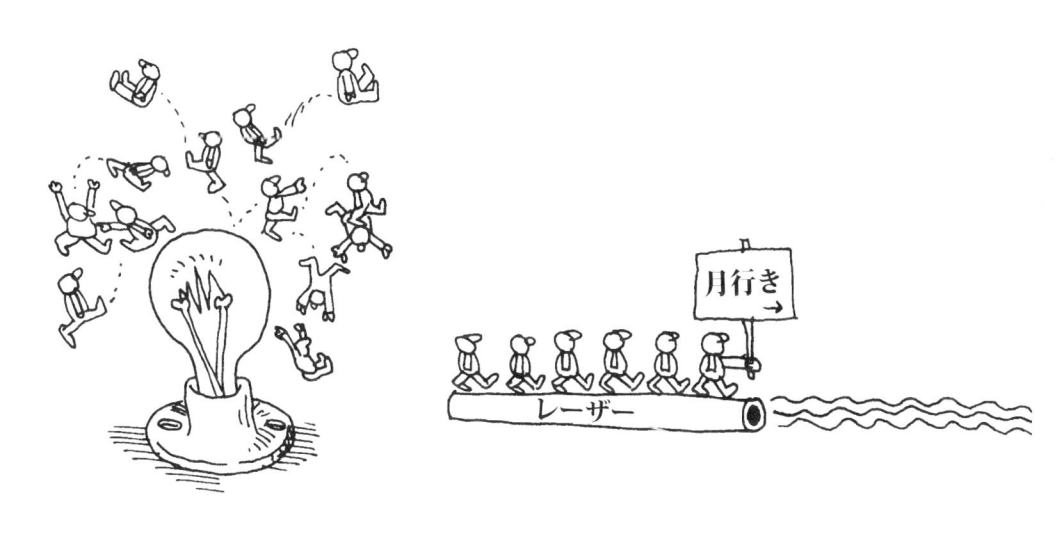

これが、同期している光と普通の光との違いです。同期している光は、すべての原子が互いに歩調を合わせて光を放つ、超放射状態のレーザーによって生み出されているのです。

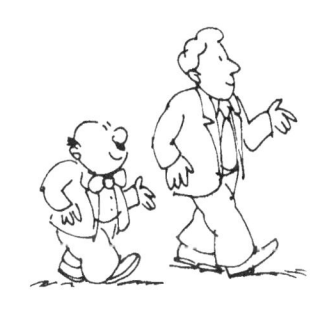

それと統一場のマハリシ・テクノロジーとは、どんな関係があるのですか？
＝同じような原理なのです。統一場のマハリシ・テクノロジーの実践者が、グループで一緒に実践すれば、自然界の基本的な場である統一場をとても強力に活性化できます。統一場はあらゆる自然法則の家とも言えるものであり、その統一場が活性化されれば、自然のすべての法則が目覚め、調和と秩序の強力な影響が環境や世界に向けて放出されます。

ということは、私たちがＴＭやＴＭシディプログラムをグループで行えば、一人ひとりで実践するのよりもずっと強力になるというのですね。
＝そうです。実践者自身にはもちろん、他の人にまで及ぶその生命を支える効果は、数百倍にも数千倍にもなります。

本当にそういった効果は確かめられているのですか？
＝はい。たくさんの研究がされています。最初の研究は、1972-73年の犯罪発生率についての研究ですが、これは先ほども触れましたね（P213参照）。人口の１％以上の人たちがＴＭを実践している都市と、１％に及ばない都市とを比較して、16.5％の犯罪発生率が減少した研究です。このとき、犯罪の減少は、ＴＭ実践者の数が人口の１％に達したときに起こっています。

　この調査の結果を基に、1975年１月12日、マハリシは「科学の窓を通して、私たちは悟りの時代の夜明けを見ます」と宣言しました。

　これに関する研究は、今ではもっと精巧な統計学的技術と社会学的手法を駆使して、世界中の都市で何百回となく繰り返し行われています。
　この現象は、1960年にすでにこのことを予測していたマハリシにちなんで、「マハリシ効果」と呼ばれています。

第 7 章 統一場に基づく理想の文明

　さらに科学者の予測によると、ＴＭシディプログラムをグループで実践することは、超放射に匹敵する影響を生み出すことになり、はるかに強力な効果があるということです。社会全体のすべての質を改善するのに必要なのは、人口のおよそ 1％の平方根の人数によるＴＭシディプログラムの実践で充分なのです。

1％の平方根とはずいぶん少ないですね。100 万人の都市であれば 100 人のグループで足りることになりますが、本当に大丈夫なのでしょうか？
＝大丈夫です。実際に、1978 年の夏、マハリシは世界 108 ヵ所において、ＴＭシディプログラムを実践しているマハリシの統一場のテクノロジー熟達者たちとともに、理想社会建設のキャンペーンを開始しました。
　これらのテスト地区での調査研究の結果、生活の質的変化が広範囲に実証されることになりました。科学者はこれを「拡大マハリシ効果」と名付けました。

生活の質が変わる、どのように？
＝交通事故や入院患者数が減少する、経済状態が向上するなどたくさんの変化が発表されたのです。

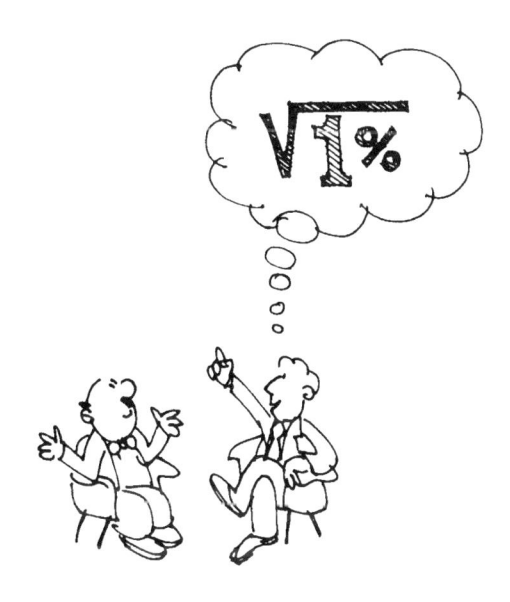

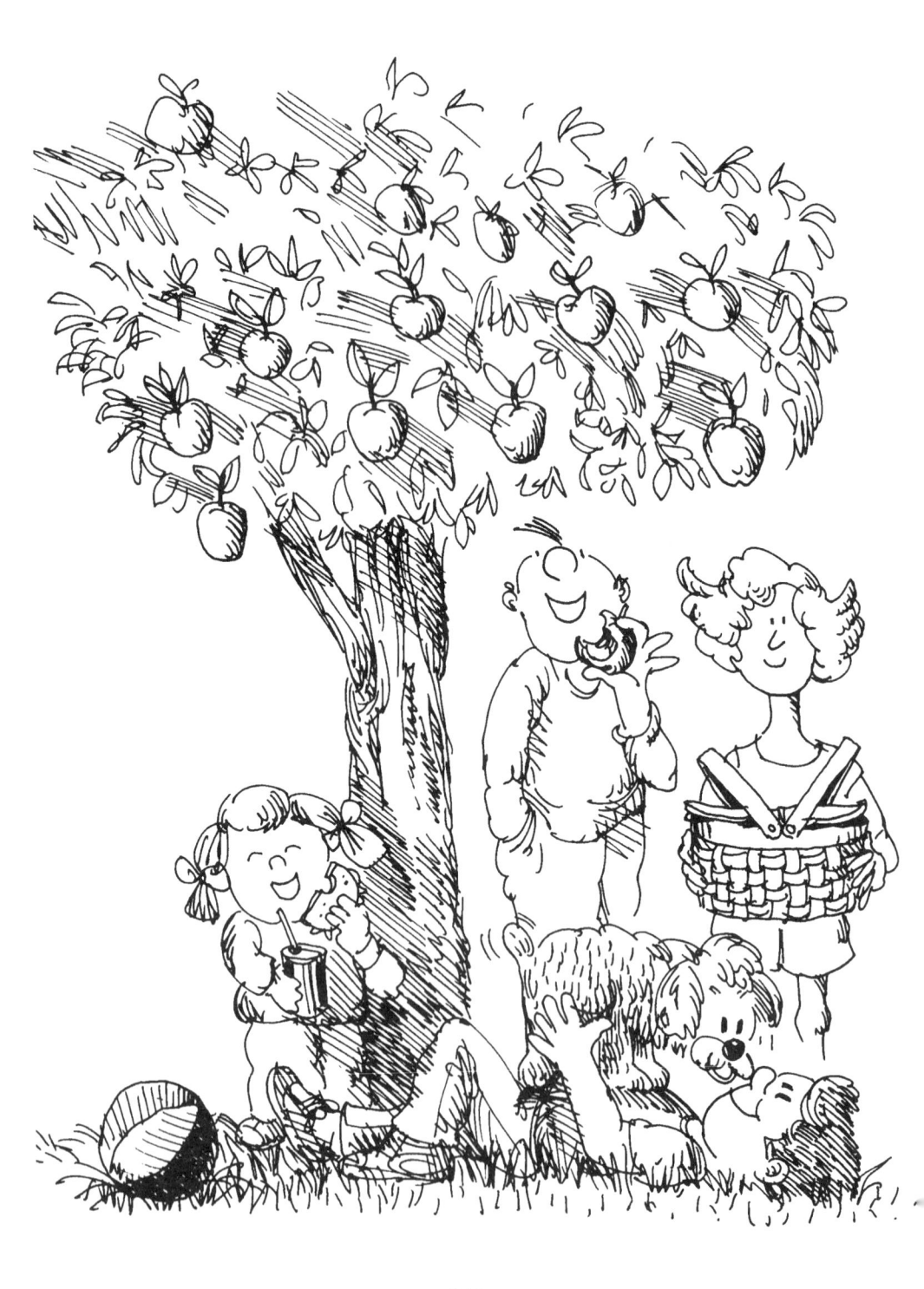

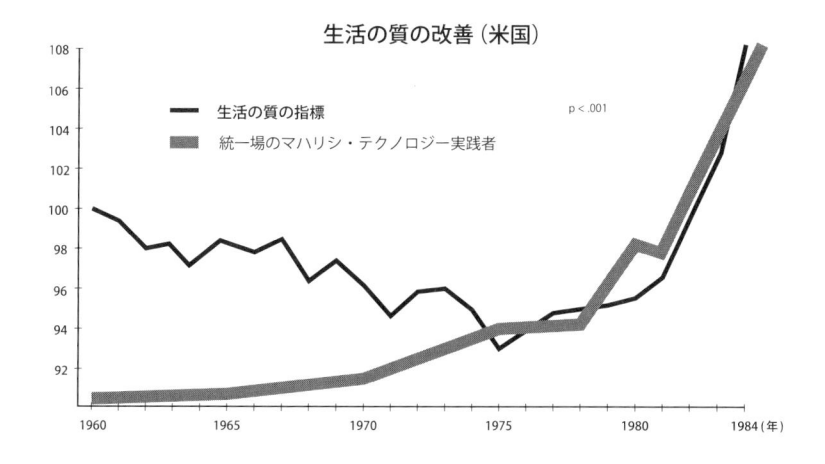

生活の質の改善（米国）

凡例：
- 生活の質の指標
- 統一場のマハリシ・テクノロジー実践者

$p < .001$

　12の変数（犯罪発生率、民事訴訟率、伝染病発生率、乳児死亡率、タバコとアルコールの消費量、一人当りのGNP、特許出願率、学位取得率、離婚率、交通事故死亡率、入院患者率）から成る米国の生活の質を測定したところ、1960年から1975年にかけて、ほぼ一定の割合で悪化し続けていました。1975年から1976年に数十万の人たちがTMテクニックを学び、1976年にはTM人口が全人口の0.4％を越えました。統計的に分析すると、TM人口の割合と生活の質の向上との間には、高い相関関係があることがわかりました。生活の質は1976年から徐々に向上しています。

　そして、1982年、1983年、1984年にTM人口が1％のしきい値（TMを行っている人たちの数と、MUMにおけるTMシディプログラムのグループ実践に参加している人たちの数とを合算した効果に基づく）を越えるようになってからは、その向上が急速に加速し始めています。特に、MUMがあるアイオワ州では、この期間に生活の質が大幅に向上しています。

　生活の質の向上と、TMおよびTMシディプログラムに参加している人数の割合との間に高い相関関係（$p < .0001$）が見られることから、マハリシの統一場のテクノロジーの実践によって社会のあらゆるレベルに調和が生まれ、それによって生活のあらゆる面が向上するようになる、と考えられます。回帰モデルに基づく予測は、マハリシの統一場のテクノロジー熟達者による7000人のグループが一つの国に確立されれば、生活の質は4年毎に10倍向上するということを示しています。

参考文献：David W. Orme-Johnson and Paul Gelderloos, "The Long-Term Effects of the Maharishi Technology of the Unified Field on the Quality of Life in the United States" (1960-1983). Updated version. (Department of Psychology, Maharishi University of Management, USA 1984). Scientific Research on the Transcendental Meditation and TM-Sidhi Program: Collected Papers, Vol. 4, in press, (MUM Press, 1985).

この効果は戦争している国でも当てはまるのでしょうか？
＝「拡大マハリシ効果」は、1978年の秋、「世界平和計画」の期間中に国家規模で実験されています。ＴＭシディプログラムの実践者がチームを組んで、ニカラグア、イラン、イスラエル、東南アジア、ローデシアなど当時紛争が激しかった5つの地域に派遣されました。その結果はとてもはっきりしたもので、この計画の数ヵ月間は暴動が鎮まり平和が取り戻されたのです。

国連憲章で指摘されているように、戦争は人の心の中で生まれるものです。何千年も懲りずに続いてきた流れを変えるためには、ストレスや闘争といったことではなく、成功、進歩、至福に人々の思いを向けさせなければなりません。ＴＭおよびＴＭシディプログラムを実践していけば、これが自然に起こります。人間の脳生理が調和的に機能してこそ、世界平和が可能になるのです。

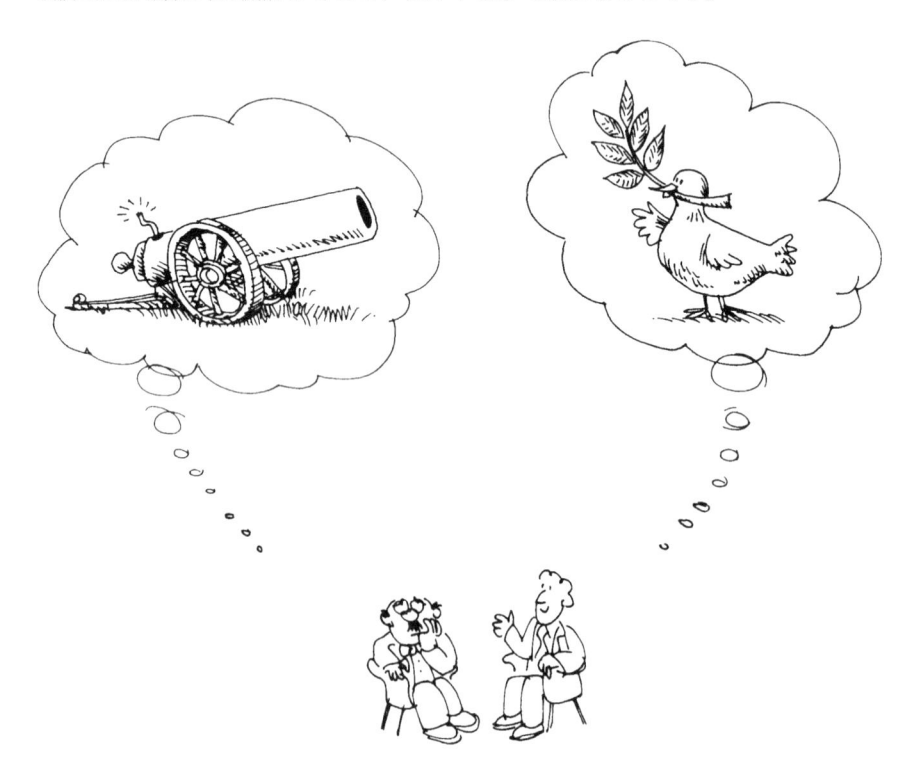

国家間の調和の増大

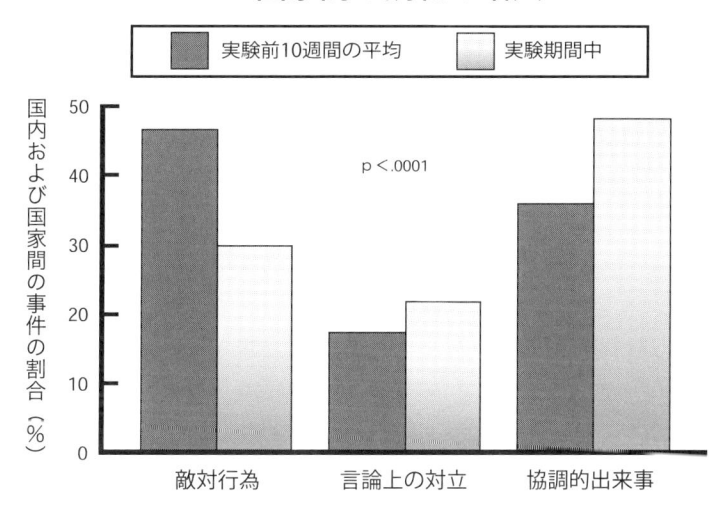

凡例: 実験前10週間の平均 / 実験期間中

縦軸: 国内および国家間の事件の割合（%）

横軸: 敵対行為、言論上の対立、協調的出来事

p < .0001

研究結果

1978年10月8日から12月23日まで、10週間にわたる世界平和キャンペーンの期間中、TMとTMシディプログラムの熟達者1400人はいくつかのグループに分かれ、最も激しい紛争地域5ヵ所に出かけて行きました。その目的は、このテクノロジーのグループ実践により集合意識の場に調和が生み出せれば、紛争地域のみならず、世界中の社会・政治システムに影響を与えバランスを回復できる、という仮説を実証することでした。

解説

この実験の効果は、国際紛争関係のデータを大量に保有している「紛争と平和のデータバンク（COPDAB）」を使用して評価されました。実験前10週間を基準にして比較すると、実験期間中には、国内の事件と国際関係の両方において、敵対行為が大幅に減少し、協調的な出来事が増加しました。（カイ二乗＝18.51、$p < .0001$）。それ以前の10年間を対照期間として分析した結果、週単位、月単位、年単位の周期的変動や週毎のデータ量の変動によるものではない、ということもわかりました。

参考文献：David W. Orme-Johnson, Charles N. Alexander, and Jean G. Bousquet, "Impact Assessment Analysis of the Effects of Coherence Creating Groups on International Conflicts," (Department of Psychology, Maharishi University of Management, USA, 1985) Scientific Research on the Transcendental Meditation and TM-Sidhi Program: Collected Papers, Vol. 4, in press, (MUM Press, 1985).

もっと詳しく説明してください。
＝戦争は、いわば社会的ストレスの爆発です。その社会を構成する一人ひとりが自然法則に違反することによってストレスは蓄積し、それが限度を超えたときに起こります。ですから、世界平和は、個人個人からストレスを取り除かなければ、けっして達成できません。

そのためには、統一場のマハリシ・テクノロジー、ＴＭとＴＭシディプログラムの実践が不可欠です。特に、世界人口の１％の平方根にあたる人数の人たちが、一カ所に集まってＴＭシディプログラムを実践すれば、世界意識の中に強力な調和の影響が生み出されます。そして、その調和の力がストレスを打ち消し、世界中の人たちの中に調和と肯定性を増していきます。

それはどうしてですか？
＝前に説明したように、統一場のレベルでは、宇宙に存在するあらゆるものがつながっているからです。古代からヴェーダ科学では、その統一場のことを純粋超越的意識の場として説いてきました。それは、人間の「意識」の最も静かなレベルにあります。

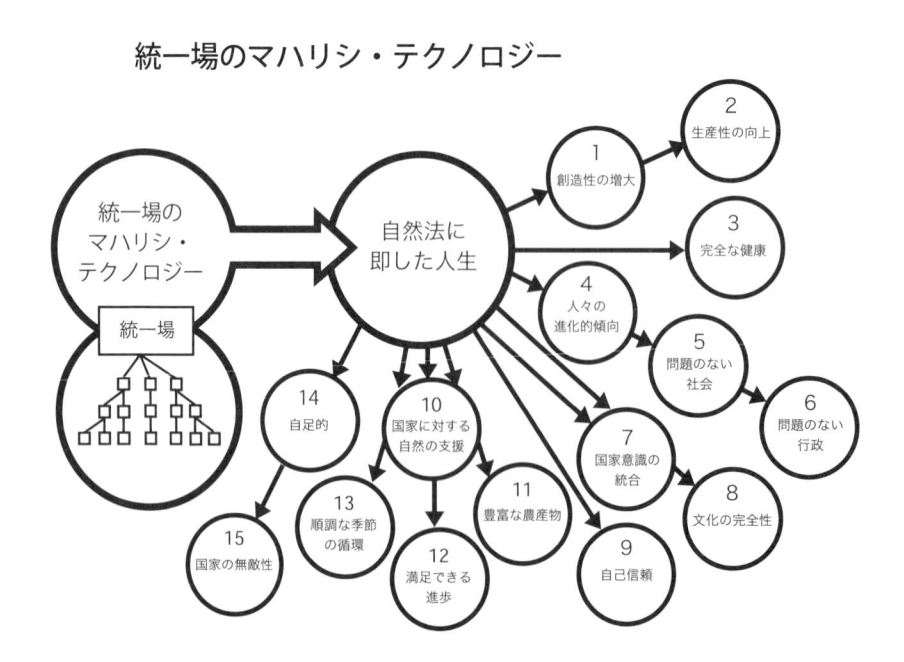

統一場のマハリシ・テクノロジー

統一場のマハリシ・テクノロジー（統一場） → 自然法に即した人生

1. 創造性の増大
2. 生産性の向上
3. 完全な健康
4. 人々の進化的傾向
5. 問題のない社会
6. 問題のない行政
7. 国家意識の統合
8. 文化の完全性
9. 自己信頼
10. 国家に対する自然の支援
11. 豊富な農産物
12. 満足できる進歩
13. 順調な季節の循環
14. 自足的
15. 国家の無敵性

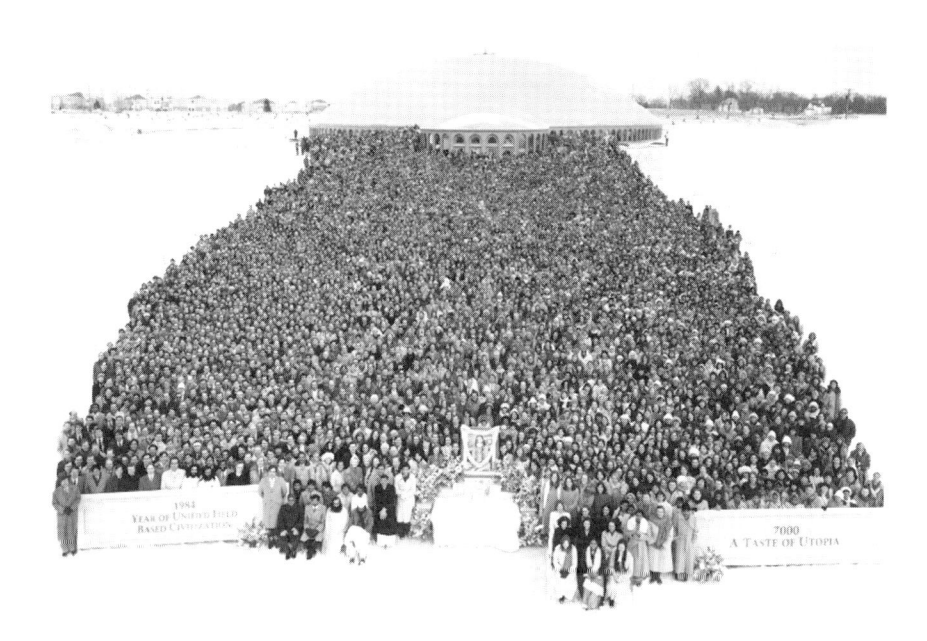

統一場のマハリシ・テクノロジーは意識のテクノロジーです。ＴＭ実践中に統一場を直接経験し、ＴＭシディプログラムでは、その静かな統一場を活性化することができます。

　ＴＭとＴＭシディプログラムは、脳機能に調和を創り出します。シディプログラムの実践中、統一場のレベルで生み出される調和の影響力は、自然界全域に広がっていき、人々の集合意識に強力な調和をもたらします。社会の否定的な傾向を打ち消し、肯定的な流れを強めます。

　残念なことに、いまだに世界中どこの政府も平和を達成できていません。あちこちでテロリズムが横行する今日にあって、人々の安全を保障することすらできない有り様です。

　マハリシは次のように述べています。

「テロリズムが高まり、超大国が危険な対立を続けているいま、世界意識に不屈の調和の力を早急に創り出すことがぜひとも必要とされています。統一場のテクノロジーのグループ実践は、地上の平和を力強いものにし、地上の力を平和的なものにするでしょう。世界意識における調和が世界平和の基盤です。」

（東西冷戦時のコメント）

地球規模のマハリシ効果
についての科学研究

ユートピアの味わい大会
1983 年 12 月 17 日〜 1984 年 1 月 6 日
米国 マハリシ経営大学（MUM）

**統一場のマハリシ・テクノロジー熟達者 7000 人が
全人類のためにユートピアの味わいを創り出す**

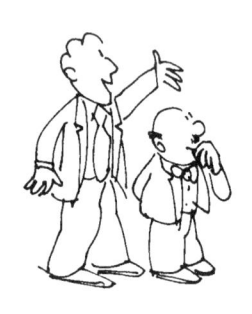

統一場のマハリシ・テクノロジー熟達者数の推移

TMシディプログラムの実践者たち

　12 月 17 日から始まったMUMにおける調和創造グループの人数は増え続け、世界人口の 1％の平方根に相当する 6855 人を越えるまでになりました。1 月 6 日にユートピアの味わい大会が終わると、マハリシの統一場のテクノロジーのグループ実践に参加していた熟練者の人数は減少し、世界意識に調和と肯定性を維持するのに必要な数を、かなり下回るようになりました。

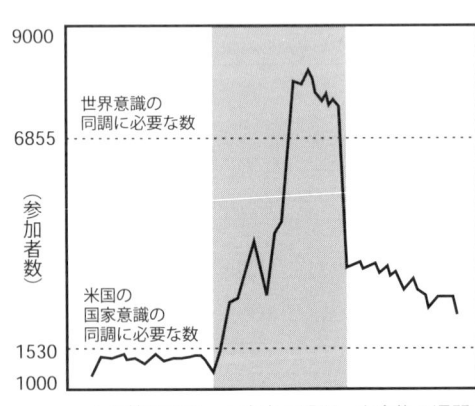

国際紛争地域における肯定的事件の増加
紛争の程度を考慮した肯定的および否定的事件の割合

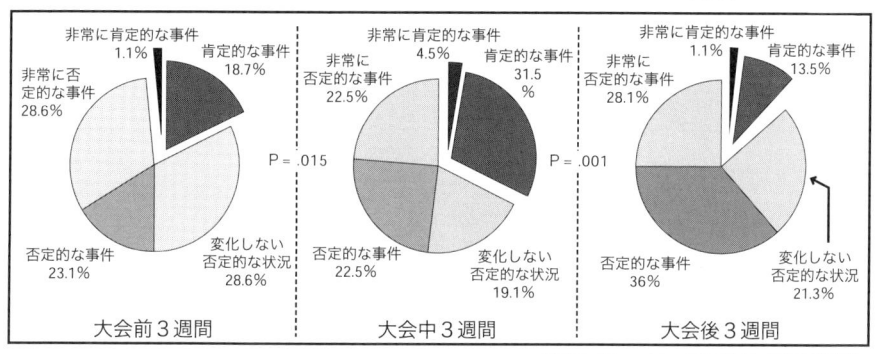

大会前3週間
- 非常に肯定的な事件 1.1%
- 肯定的な事件 18.7%
- 変化しない否定的な状況 28.6%
- 否定的な事件 23.1%
- 非常に否定的な事件 28.6%
- P = .015

大会中3週間
- 非常に肯定的な事件 4.5%
- 肯定的な事件 31.5%
- 変化しない否定的な状況 19.1%
- 否定的な事件 22.5%
- 非常に否定的な事件 22.5%
- P = .001

大会後3週間
- 非常に肯定的な事件 1.1%
- 肯定的な事件 13.5%
- 変化しない否定的な状況 21.3%
- 否定的な事件 36%
- 非常に否定的な事件 28.1%

資料:「ニューヨークタイムズ」紙の内容分析

　ユートピアの味わい大会中の3週間には、世界中の紛争地域における国際紛争に関係する否定的事件と肯定的事件のバランスが、肯定性増大の方向へと大幅に変化しました。大会の終了後、そのバランスは再びもとの否定性増大の方向へと逆転してしまいました。

国家元首達の活力と肯定性の増大
従来の否定的行動を逆転する言動とそうでない言動の割合

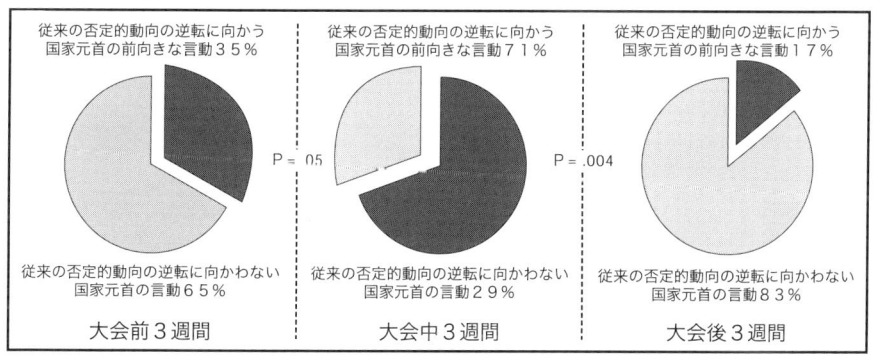

大会前3週間
- 従来の否定的動向の逆転に向かう国家元首の前向きな言動 35%
- 従来の否定的動向の逆転に向かわない国家元首の言動 65%
- P = .05

大会中3週間
- 従来の否定的動向の逆転に向かう国家元首の前向きな言動 71%
- 従来の否定的動向の逆転に向かわない国家元首の言動 29%
- P = .004

大会後3週間
- 従来の否定的動向の逆転に向かう国家元首の前向きな言動 17%
- 従来の否定的動向の逆転に向かわない国家元首の言動 83%

資料:「ニューヨークタイムズ」紙の内容分析

　マハリシの政府の絶対理論によると、政府は国民をそのまま映す鏡であって、国家元首の言動には、国民の意識の質がそのまま反映されます。ユートピアの味わい大会中には、世界各国の国家元首のより肯定的で進化的な言動や、彼らの政策や指導に対する内外の支援に見られるように、世界意識の中に同調が増大しました。大会後には、国家元首たちの言動や彼らが受けていた支援の質は、再びもとの否定的な方向へと逆転してしまいました。

レバノン紛争における肯定的事件の増加
紛争の程度を考慮した肯定的および否定的事件の割合

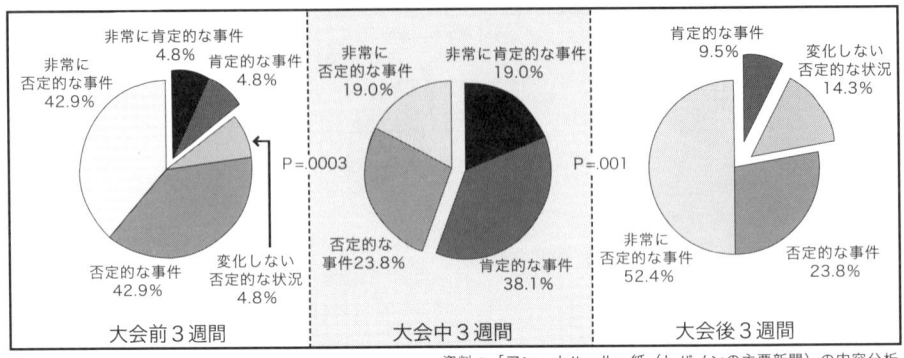

大会前3週間
- 非常に否定的な事件 42.9%
- 非常に肯定的な事件 4.8%
- 肯定的な事件 4.8%
- 変化しない否定的な状況 4.8%
- 否定的な事件 42.9%

P=.0003

大会中3週間
- 非常に否定的な事件 19.0%
- 非常に肯定的な事件 19.0%
- 否定的な事件 23.8%
- 肯定的な事件 38.1%

P=.001

大会後3週間
- 肯定的な事件 9.5%
- 変化しない否定的な状況 14.3%
- 非常に否定的な事件 52.4%
- 否定的な事件 23.8%

資料:「アン・ナハール」紙(レバノンの主要新聞)の内容分析

　ユートピアの味わい大会中の3週間には、紛争の平和的解決への前進に見られるように、レバノンにおける肯定的事件が大幅に増加しました。大会終了後は、状況は急速に悪化してしまいました。
(注：内容分析は、レバノンの様々な利益団体のメンバーからなるチームによってなされました。)

伝染病発生率の減少
届出義務のある伝染病発生率の変化

過去数年間の同時期の中央値との比較

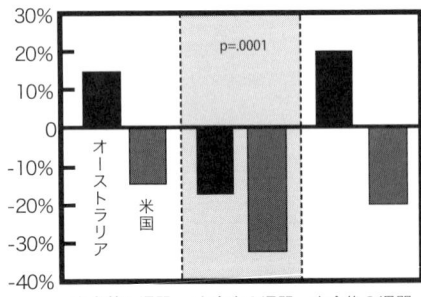

p=.0001

(オーストラリア、米国 : 大会前3週間、大会中3週間、大会後3週間)

資料：米国疾病管理センター、オーストラリア厚生省
(注：オーストラリアは過去4年間、米国は過去5年間のデータ)

　ユートピアの味わい大会中、届出義務のある伝染病の発生率が減少しました。大会終了後、伝染病の発生数は再び上昇し始め、過去数年間と同じレベルに戻りました。

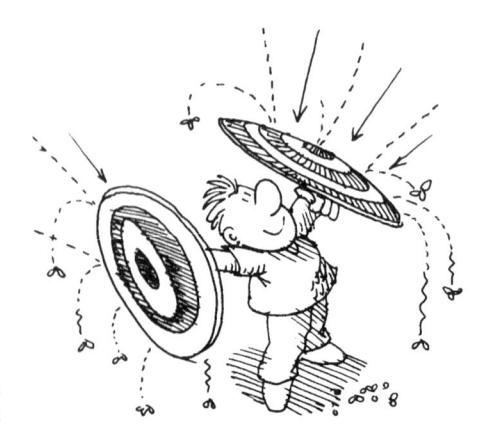

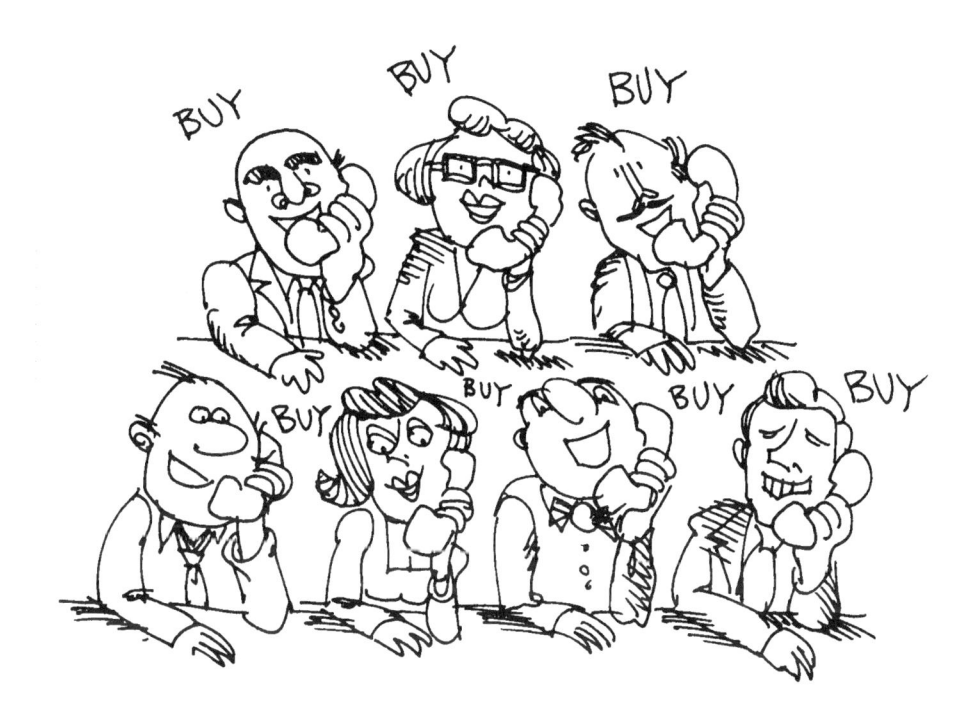

世界株価指数の上昇

ジュネーブのキャピタル・インターナショナル（株）の世界株価指数

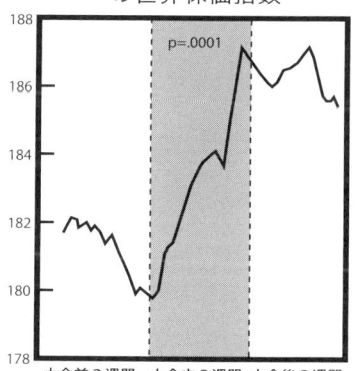

資料：ウォールストリート・ジャーナル

ユートピアの味わい大会中は、19カ国の株価を合成した世界株価指数の上昇に見られるように、世界中に自信と楽観的なものの見方が生まれました。大会終了後は、再び下降傾向に戻ってしまいました。

主要な株式市場における株価指数の同時上昇

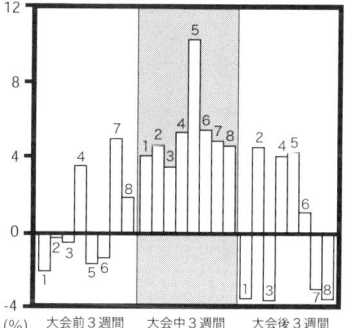

1 米国
2 イギリス
3 カナダ
4 日本
5 フランス
6 ドイツ
7 スイス
8 オーストラリア

資料：ジュネーブのキャピタル・インターナショナル（株）
（ウォールストリート・ジャーナル掲載）

ユートピアの味わい大会中は、世界の主要な株式市場における株価指数が同時に上昇しました。これは、世界経済のバランスのよい成長を表しています。大会終了後は、上がっている国もあれば下がっている国もあるという大会前と同様なパターンに逆戻りしてしまいました。

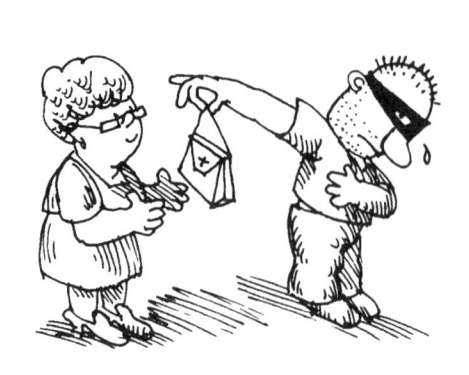

犯罪件数の減少

一日単位または週単位での
犯罪件数の変化

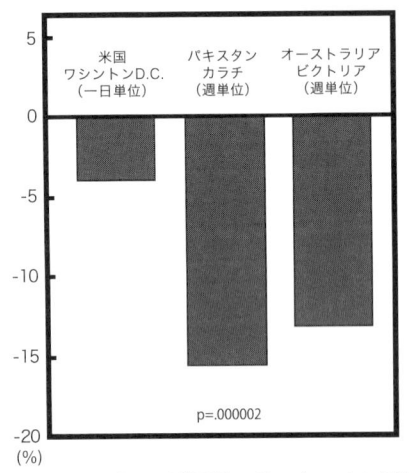

資料：ワシントンD.C.警察局、パキスタン・シンド州警察庁、オーストラリア・ビクトリア州警察

時系列解析の結果、ユートピアの味わい大会中には、大会前24週間および大会後3週間と比較して、三つの大陸のそれぞれの地域で、犯罪件数の大幅な減少が起こったことがわかりました。

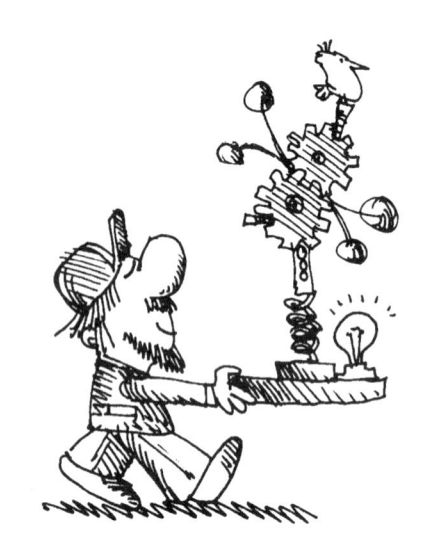

特許出願の増加

特許出願の予想数と比較した
実際数の変化

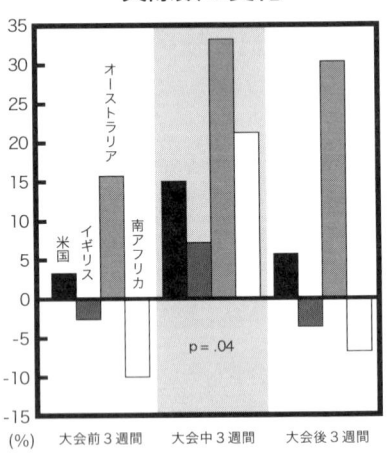

資料：米国特許局、イギリス特許局、オーストラリア特許商標意匠局、南アフリカ特許局

ユートピアの味わい大会中には、国民の創造性の重要な尺度である特許出願数が、四つの大陸の各国で、大幅に増加しました。大会終了後には、大会前と同様のパターンに逆戻りしました。

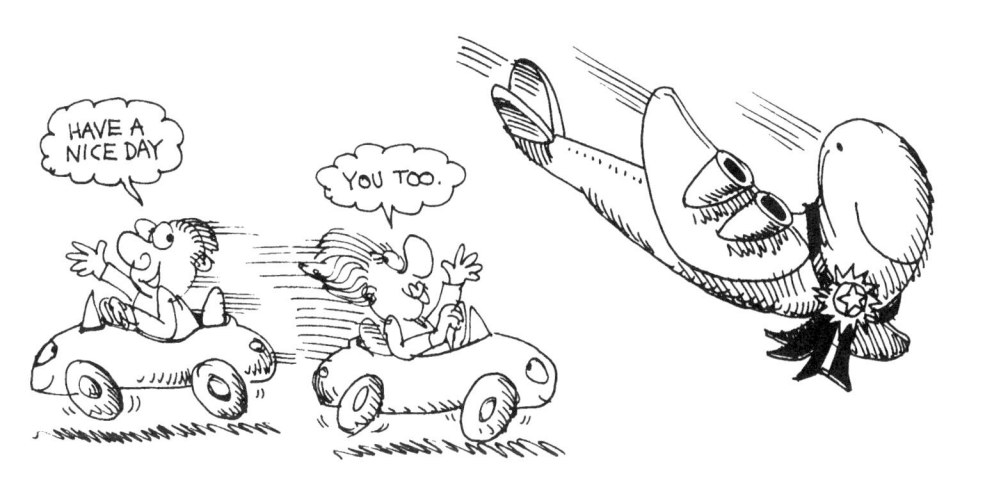

交通事故による死亡者の減少
1983年12月17日から1984年1月6日までの交通事故死亡者の減少率
（前年度データから予測される死亡者数との比較）

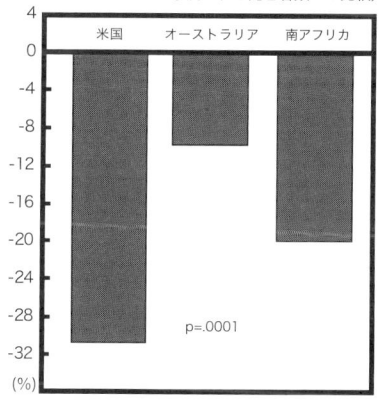

資料：米国安全協会、南アフリカ道路安全協会、オーストラリア・シドニー警察局、パース警察局、ホーソン道路交通局

（注：オーストラリアの死亡者数は、ウェスタン・オーストラリア州、ニュー・サウス・ウェールズ州、ビクトリア州のもの）

ユートピアの味わい大会中には、交通事故による死亡者数が大幅に減少しました。米国では、クリスマスから正月の週末にかけての一日当りの死亡者数は，一日当りの走行距離が過去最高だったにもかかわらず、過去最低の値になりました。

飛行機事故による死亡者数の世界的減少
12月17日から1月6日までの飛行機事故死亡者数

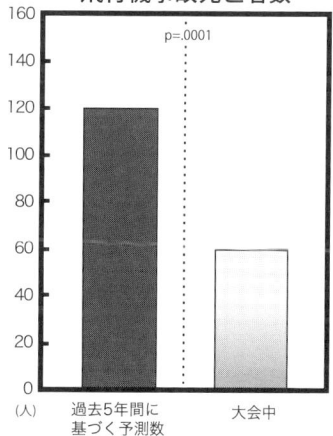

資料：国際民間航空連盟、米国交通安全委員会

ユートピアの味わい大会中は、世界中の飛行機事故死亡者数が、過去5年間の同じ時期のデータから予測された数に比べて、49％減少しました。また、この数は、過去5年間の同じ時期の最低値よりも29％低い値でした。

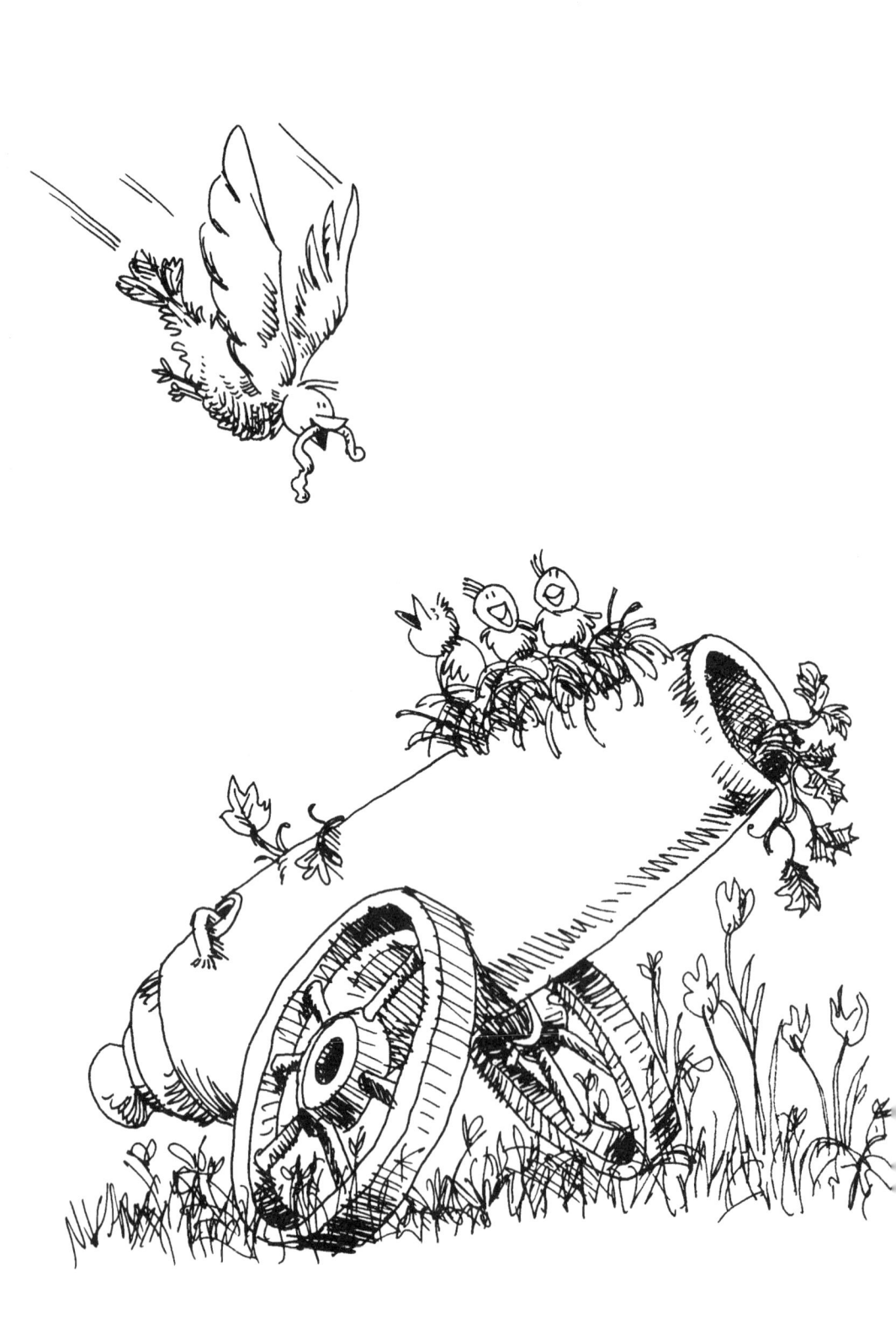

レバノンにおける戦闘の減少　1984年

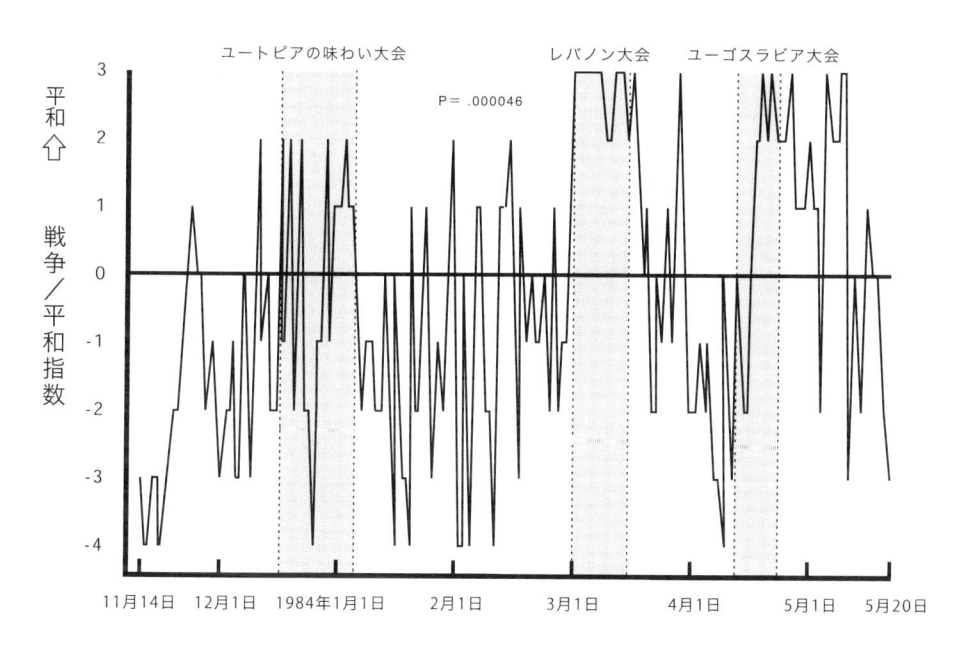

グラフ内ラベル：
- ユートピアの味わい大会
- レバノン大会
- ユーゴスラビア大会
- P = .000046
- 縦軸：平和⇧ 戦争／平和指数
- 横軸：11月14日　12月1日　1984年1月1日　2月1日　3月1日　4月1日　5月1日　5月20日

解説

　1983年11月13日から1984年5月18日までの6ヵ月間、レバノンにおける戦争／平和指数は大きく変動し、全般に低い値を示しています。それに対して、この間に開かれた三つの調和創造大会の期間中（大会参加者数が戦争に影響を及ぼすために必要と予測されるしきい値を越えた期間中）は、紛争の平和的解決へ向かう安定した傾向がみられました。

　時系列解析によると、これらの大会中に見られた平和への動きは、それ以前のレバノン戦争の経過から予測されるより、はるかに大きなものであることがわかりました（p = .000046）。

(Data source:daily Beirut newspapers,AI Nahar,AI Anwar,Le Reveil,and L'Orient.)

参考文献：C.N. Alexander, T.M. Abou Nader, K.L. Cavanaugh, J.L. Davis, M.C. Dillbeck, R.J. Kfoury, D.W. Orme-Johnson, "Effects of the Maharishi Technology of the Unified Field on the Conflict in Lebanon: A Time Series Analysis of the Influence of International and National Creating Coherence Assemblies," Scientific Research on the Transcendental Meditation and TM-Sidhi Program: Collected Papers, Vol. 4, in press, (MUM Press, 1985).

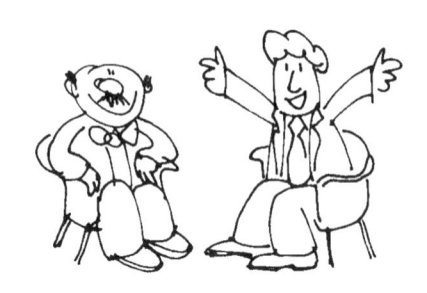

本当に驚くべきことですね。こういった実験はこれ以降も行われているのですか？
＝はい。第一回目の7000人大会以来、世界全体に肯定性の強力な影響力を創造する目的で、ＴＭシディプログラム実践の熟達者による数千人もの集まりが開かれています。そのたびに、国際紛争の減少、経済状態の向上、伝染病と事故率の減少、そして、世界中における調和的関係の向上が明らかになっています。

　この効果を維持させることは可能でしょうか？
＝もちろんです。地上のどこか1ヵ所に、ＴＭシディプログラムを実践する8000人(世界人口の1％の平方根)のグループを一つ設置することにより可能です。さらに大陸毎に8000人のグループが一つずつあれば、さらに効果を確実なものにできるでしょう。

　まさに現在は、悟りの時代です。私たちはもちろん世界中の人々が、平和と繁栄を手にする時代がすぐそこまでやってきているのです。もう一息です。
　私たちは本当にすばらしい、幸福な時代に生きているということなのです。

Ⅳ

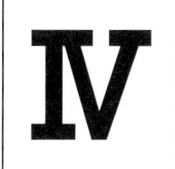

TMを学ぶために

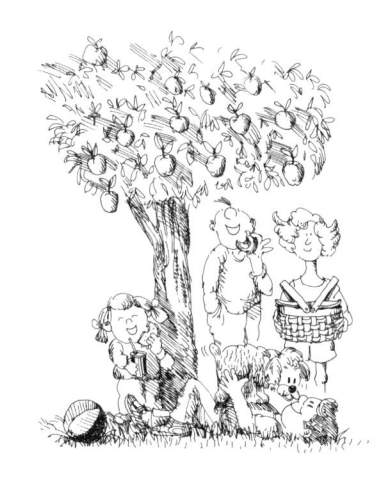

第8章
TMを始めるための7つのステップ

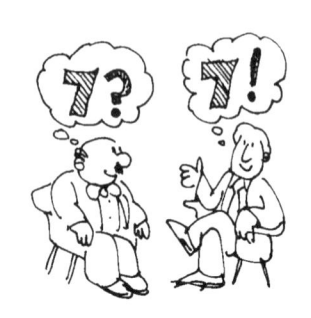

では、実際にTMを始めるためにはどうしたらよいのでしょうか？
＝TMは、7つのステップと呼ばれる手順を踏んで学んでいきます。

● **1日目の講義（2時間半）**
 1. **TM説明会　TMはどのように役立つか**
　　TMの効果とさまざまな疑問点を明らかにします。本書をここまで読んでいただいた方は、十分な予備知識をもって臨むことができるでしょう。
 2. **準備講義　TMはどのようなテクニックか**
　　ここでは、TMについて、その原理、メカニズム、他の瞑想法とどう異なるか、保たれてきた伝統などについて説明します。
 3. **個人面接**　TMを実際に学んでみたいという方が、担当のTM教師と会い、お互いを知り、個人的な疑問をはっきりさせるものです。

● **4日間のコース（1日1～2時間ずつ4日間連続）**
 4. **個人指導**　ここで実際に、TM教師から伝統的な形でTMを学びます。あなたとTM教師との1対1のセッションです。
 5. **1日目チェッキング**　TMを実践する際の細かい点を学びます。体験をチェックしてもらい、アドバイスを受けます。

6. 2日目チェッキング　実際の体験をもとに、ストレス解消の仕組みを学びます。
7. 3日目チェッキング　ＴＭを規則的にすることの意味、そのゴールについて学びます。

それだけでよいのですか？
＝基本的にはこれで充分ですが、さらにこの４日間のコースの後、フォローアップのための各種チェッキングがあります。みなさんの体験を確認しさまざまな疑問をはっきりさせるなど、ＴＭについての理解を深め実践をスムーズにするために行いますので、ぜひ参加してください。
　これでＴＭの実践は誰でも間違いなくマスターできます。

ＴＭは暗示や催眠をかけられたりするものではありませんか？
＝いいえ、暗示とか催眠術の要素はまったくありません。ＴＭでは意識を失わせたり、何かをコントロールするなどということはしません。
　ＴＭを始めると十分リラックスできますが、同時に心は鋭敏になります。はっきり目覚めたその状態でＴＭのテクニックを習うのです。

どのような形式でＴＭを教えてくれるのですか？
＝まず教師が、あなたに適したマントラを選び、その正しい使い方を指導しますので、それにもとづいて実際に自分で瞑想してみます。そして、経験したことについて教師が質問するので、それに対して答えます。このように、教師と生徒の間での簡潔な指示と体験の確認が、教え方の基本になります。その中で、それぞれの生徒にあった指導が行われるのです。

ＴＭを始めるとき、何か条件のようなものはありますか？
＝そうですね。いくつかあります。

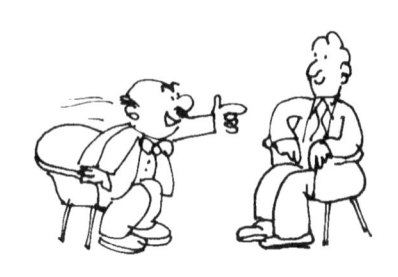

やはりありますか。それはどういうものですか？
＝一つは時間の確保です。7つのステップ全部に参加できるよう予定を組んでいただく必要があります。特に一番大切なのは4日間のコースです。1日も欠かさず連続して参加しなければなりません。さらに、ＴＭを規則的にするために、1日2回、朝夕20分、時間を確保することも大切です。

4日間のコースでＴＭを習得できない、ということはありますか？
＝4日間の初日でやり方を習得することはできますが、それをさらに確実なものにするためにその後の3日間のセッションがあります。このコースは誰でも楽に学べるように組まれていますから、習得できないということはないでしょう。

またもし、万が一それ以上の指導が必要であったり、何か疑問が生じたりした場合は、何回でもセンターで個人的に確認できるようになっています。これは個人チェッキングと呼ばれるものですが、その他、ＴＭの体験だけでなく理論的な面も勉強したい、マハリシ・ヴェーダ科学について知りたい、といった方のためにさまざまなセミナーも用意されています。

わかりました。他にも何か条件はありますか？
＝もう一つ、医師の処方以外の遊びのための薬、たとえば大麻、マリファナ、ＬＳＤ、覚醒剤、シンナー等を服用している場合には、個人指導の前、最低15日間はそれをやめるということです。

どうして 15 日間なのですか？

＝それらの薬が神経系を鈍らせ、感覚を変えてしまうからです（そのために、薬で気をまぎらわせるのでしょうが）。ＴＭを効果的に学ぶためには、感覚はできるだけ自然な状態でなければなりません。この自然な状態に戻るのに、多くの人の体験で少なくとも 15 日間は必要なのです。

市販薬や医師によって処方された薬はどうですか？

＝市販薬や医師が処方した薬をやめる必要はありません。特に医師の処方する薬は、その人の健康のために必要があって与えられるからです。

お酒はどうでしょうか？

＝学ぶ当日でなければかまいません。ただし、指導前 2 ～ 3 日間は二日酔いや飲み過ぎをしないようにしてください。

タバコは？

＝タバコは、ＴＭを始めるのに大きな障害とはならないようです。

条件はそれだけですか？　費用については？

＝コース費については、世界中でそれぞれの事情に応じて決められていて、一般、学生、子供というように、立場や収入によって変わります（日本での費用に関しては、巻末の各地センターにお問い合わせください）。

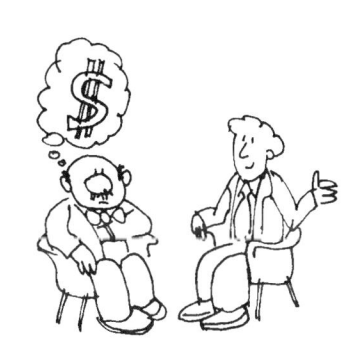

費用は、ＴＭ説明会に行くときに準備しないといけませんか？
＝いいえ、その必要はありません。ＴＭ説明会と準備講義はＴＭを紹介するためのものです。ＴＭに関する基本的なことをお話ししたり、疑問に答えたりすることを目的としていますから、何回でも納得がいくまで参加してかまいません。もちろん無料です。費用はＴＭを始める方だけ、個人指導前日までにお支払いいただければけっこうです。

ＴＭはどこで、いつ学べるのですか？
＝各地にあるＴＭセンターで学ぶことができます（巻末参照）。各センターによりスケジュールが異なりますので、ご都合のよいＴＭセンターに連絡してみてください。スケジュールや会場までの道順などを教えてくれでしょう。

ＴＭシディプログラムはどうすれば学べるのですか？
＝ＴＭシディプログラムの基盤はＴＭです。まずＴＭを実践した上で、一定条件を満たせば学ぶことができます。詳細は、各ＴＭセンターの教師に相談してください。

企業にＴＭを導入したいのですが、どうしたらよいですか？
＝企業向けのコースは、法人事業本部が開催しています。巻末の連絡先（Ｂｅジャパン株式会社）までお問い合わせください。

もう少し質問があるのですが、どうしたらよいでしょうか？
＝最寄のＴＭセンターの教師が喜んで答えてくれるでしょう。

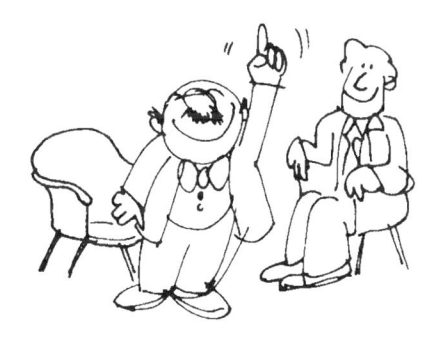

第8章　TMを始めるための7つのステップ

よーし！　TMを始めるぞ！！

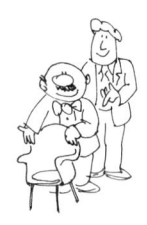

マハリシ総合教育研究所・全国のTMセンター
マハリシ・グループのご案内

超越瞑想公式サイト：http://tm-meisou.org/
TMの最新ニュース：http://tm-meisou.org/blog

【関東】

◆麹　町　千代田区麹町２－１０－１０　パレスサイドステージホームズ麹町302
　　　　　☎ 03-6272-9992　　kojimachi@maharishi.or.jp

◆渋　谷　渋谷区渋谷３－６－４　プライア渋谷705
　　　　　☎ 03-6427-3325　　shibuya@maharishi.or.jp

◆東久留米　東久留米市浅間町３－１２－４－G114
　　　　　☎ 042-421-0276　　higashi-kurume@maharishi.or.jp

◆横　浜　横浜市中区万代町２－４－１　トーカン横浜パークサイド606
　　　　　☎ 045-663-7882　　yokohama@maharishi.or.jp

◆栃　木　那須塩原市木綿畑２２６３－３　ヴェーダの森那須
　　　　　☎ 0287-68-7111　　info@ved-nasu.com

◆群　馬　邑楽郡千代田町赤岩２８８５－８
　　　　　☎ 0276-86-9888　　gunma@maharishi.orjp

【関西】

◆大　阪　大阪府大阪市中央区南船場４－１０－４　グランドシーズ心斎橋Ⅲ 902
　　　　　☎ 06-6243-1540　　osaka@maharishi.or.jp

◆京　都　京都市下京区室町通綾小路上る鶏鉾町４８０ オフィスワン四条烏丸ビル 2F
　　　　　☎ 075-462-7044　　kyoto@maharishi.or.jp

◆京　都　京都市伏見区醍醐御陵東裏町５６ スプリングコート 205
　　　　　☎ 075-950-2464　　cdp.kansai@maharishi.or.jp

◆滋　賀　近江八幡市宮内町１７２－７
　　　　　☎ 0748-26-2794　　shiga@maharishi.or.jp

【その他の地域】

◆札　幌　札幌市豊平区平岸三条３－２－９ アムリタ 2F
　　　　　☎ 011-814-2320　　sapporo@maharishi.or.jp

◆札　幌　札幌市手稲区前田１条９－５－１０
　　　　　☎ 011-682-0815　　teine@maharishi.or.jp

◆名古屋　名古屋市中区正木２－３－３２ プレスイン正木 3E
　　　　　☎ 052-331-6476　　nagoya@maharishi.or.jp

◆名古屋栄　名古屋市中区上前津２－５－７ エスポア上前津 201
　　　　　☎ 052-321-6623　　sakae@maharishi.or.jp

◆広　島　　広島市中区本川町２－１－９ 川本ビル4F
　　　　　　☎ 082-503-4866　　　hiroshima@maharishi.or.jp

◆徳　島　　徳島市南矢三町３丁目６－４７
　　　　　　☎ 088-624-9914　　　tokushima@maharishi.or.jp

◆福　岡　　福岡市中央区大手門２－８－１８　大手門ハウス1001
　　　　　　☎ 092-741-3134　　　fukuoka@maharishi.or.jp

◆長　崎　　諫早市飯盛町開１２３３－２１
　　　　　　☎ 092-741-3134（福岡センター）nagasaki@maharishi.or.jp

◆鹿児島　　姶良郡蒲生町上久徳３１２－１
　　　　　　☎ 092-741-3134（福岡センター）kagoshima@maharishi.or.jp

◆沖　縄　　浦添市屋富祖２－９－１５
　　　　　　☎ 098-874-2546　　　okinawa@maharishi.or.jp

【定期出張地域（担当センター連絡先）】
茨城県つくば市（大阪センター tsukuba@maharishi.or.jp）／石川県金沢市・富山県富山市（滋賀オフィス shiga@maharishi.or.jp）／京都府下・奈良県・福井県（京都センター kyoto@maharishi.or.jp）／島根県松江市・東出雲町・鳥取市・岡山市・広島県福山市・愛媛県松山市・高知市（広島センター hiroshima@maharishi.or.jp）

※センターのない地域でも、人数がある程度まとまれば出張コースも開催いたします。お気軽にお問い合せください。

■マハリシ国際グループ　日本本部事務局
　一般社団法人マハリシ総合教育研究所　栃木県那須塩原市木綿畑２２６３－３
☎ 0287-68-1103　　info@maharishi.or.jp　　http://www.maharishi.or.jp

■マハリシ国際グループ　法人事業本部
Ｂｅジャパン株式会社　京都市下京区室町通綾小路上る鶏鉾町480 オフィスワン四条烏丸ビル2F
☎ 075-468-3123　　ykawai@be-japan.jp　　http://www.be-japan.jp

【アーユルヴェーダ関連施設】
◆マハリシ南青山プライムクリニック　東京都港区南青山１－１５－２
☎ 03-5414-7555　　http://www.hoyurishikai.com/

◆マハリシ・アーユルヴェーダサロン　那須塩原市木綿畑２２６３－３ ヴェーダの森那須
☎ 0287-68-7111　　info@ved-nasu.com

◆アーユルヴェーダ関連商品
マハリシ・グローバル・トレーディング・ワールド・ピース株式会社　　http://m-veda.jp

<編者紹介>

マハリシ総合教育研究所

　マハリシ国際グループは、科学者マハリシ・マヘーシュ・ヨーギーにより、人類の幸福と完全な健康、世界の平和と繁栄を達成するために1958年に創立。オランダに国際本部を置き、世界100か国以上に1,300か所の教育センター、大学、研究所、健康センター等を設立。日本での活動は1974年から始まり、1985年にマハリシ総合研究所、2011年に一般社団法人マハリシ総合教育研究所が設立される。

　教育、健康、ビジネス、行政、リハビリテーションなど世界諸国の各領域において潜在脳力開発プログラム、健康増進プログラム導入を政府および民間プロジェクトとして推進。500万人以上の指導実績を有する。また研究活動、出版活動を行うほか、医薬品、健康食品の研究開発、途上国援助プロジェクトも推進している。イデオロギー、政治、民族、宗教を超えた国際組織として、その活動は高い評価を得ている。1998年には、日本初の本格的インド古代建築スターパティヤ・ヴェーダによる研修センター（木造平屋建てとしては日本最大）を那須に開設。

　関連図書：『超越瞑想』（マハリシ出版）『超越瞑想と悟り』（読売新聞社）『超瞑想法TMの奇跡』（PHP研究所）『瞑想の生理学』（日経サイエンス社）『最古の占星学』（さんが出版）などがある。

超越瞑想がよくわかる本

2012年9月20日　初版第1刷発行

編　者　マハリシ総合教育研究所

発行者　井岡治彦
発行所　マハリシ出版
栃木県那須塩原市木綿畑2263-3（〒325-0116）
☎ 0287-68-1103　FAX 0287-68-1099

発売所　星雲社
東京都文京区大塚3-21-10（〒112-0012）
☎ 03-3947-1021　FAX 03-3947-1617

印刷・製本所　亜細亜印刷株式会社

落丁本・乱丁本はお取り替えいたします。定価はカバーに表示してあります。
© Maharishi Institute of Total Education 2012 Printed in Japan
ISBN978-4-434-17083-6